顱薦生命動力療法入門——
來自生命呼吸的療癒力量

THE BREATH OF LIFE:

AN INTRODUCTION TO CRANIOSACRAL BIODYNAMICS

雪莉歐娜‧曼柴－席爾斯（Cherionna Menzam-Sills）著

黃惠聲　譯

專業人士推薦

● 《顱薦生命動力療法入門》捕捉到了顱薦生命動力療法的核心及本質，曼柴－席爾斯還融入了這專業最重要的感知覺練習。本書在概念與基於人體液態化原理的具體實踐之間創造了平衡。一本了不起的著作。

　　——瑪麗‧路易斯‧穆勒（Mary Louise Muller），RCST®，顱薦生命動力療法國際教師、Lifeshapes Institute 機構共同創辦人

● 這本書是顱薦生命動力學的重大貢獻，它用女性的觀點美妙地闡述了這個專業。曼柴－席爾斯描述了產生和組建我們健康的偉大「生命智慧」，並提供多年臨床經驗的見解，這些見解與體驗式練習交織在一起，帶給讀者這專業最具體的感受。

　　——麥克‧康恩（Michael Kern），倫敦 Craniosacral Therapy Educational Trust 機構的課程指導者、《身體中的智慧》（Wisdom in the Body: The Craniosacral Approach to Essential Health，暫譯）作者

● 在這本新書中，雪莉歐娜‧曼柴－席爾斯將我們帶入了理解和體驗顱薦生命動力的旅程。她用一種個人的、體驗式的方法將我們帶進此一療法的核心，並清晰且有條理地陳述了生命動力的理論基礎。她的風格、描述、穿插的故事、引導式的體驗練習讓新入門者與有經驗的臨床從業者，對此的理解都能更加生動和豐富。

　　——安娜‧區堤（Anna Chitty），BCST，Colorado School of Energy Studies 共同創辦人與顱薦生命動力課程指導者

帶著愛、感恩與感謝之情
將此書獻給我摯愛的先生
富蘭克林‧席爾斯（Franklyn Sills）

譯者序

黃惠聲（職能治療師〔OTR〕、領有顱薦治療證書〔CST〕、領有顱薦生命動力治療證書〔BCST〕）

　　殷殷期盼中，終於有一本淺顯易懂的入門書籍來介紹強調生命動力（biodynamics）自我療癒的顱薦治療（Craniosacral Therapy），這已經是2018年，距離整骨醫學（Osteopathy）之父安德魯・史堤爾醫師（Dr. Andrew Still, DO）在其晚年提出的「自我療癒的生命力量（life force）」概念整整晚了120年；距離顱動節律（Cranial Rhythm）發現者及頭顱整骨醫學之父威廉・沙利蘭醫師（Dr. William Sutherland, DO）在其晚年提出的「相信這力量的自我療癒智慧」也晚了將近80年。

　　如同作者雪莉歐娜強調的，顱薦生命動力療法（Biodynamic Craniosacral Therapy, BCST）強調治療者的執業思維需要改變，從主動發現問題與解決問題，轉變到理解與接納身體內在其實有恢復健康的自我療癒潛能（potential）。這潛能在人類受精，生命開始時就已經存在，每種生物都有此潛能。這潛能同時也是引導胚胎分化成為形體的生命形成的力量（formative forces of life），這是人類與生俱來的能量，我們稱之為生命呼吸（Breath of Life），它也是自我療癒的力量。生命呼吸在身心系統中的表現是一種勢能（potency），在身體體液內呈現一種潮來潮往的波動現象。只要能安頓穩健下來、張開自己的關注視野到整個宇宙能量、感知連結自己與個案的能量中軸，就能幫助個案親近自己的生

命呼吸動力進而自我療癒。所以此療法重視治療者的穩定、感知與接收能力、自我覺察能力與寬廣的關注能力，關注個案全身與天人一體的能量場域。

我本人是一位職能治療師，在2004年接觸顱薦治療（Craniosacral Therapy, CST）之前已經於身心發展障礙領域從事職能復健20餘年。病人在動作、認知、情緒心理與社交溝通上的進步有時很緩慢，讓我感到挫折與無奈，心裡經常在想是否有更根本可直接促進細胞生理功能的療法。當年一次偶然機會下參加了復健科汪作良醫師引薦的顱薦治療體驗工作坊，當透過簡單的輕觸感知覺體驗，親身感受到勢能在身體內的韻律時，心中的震撼與對生命存在的思維顛覆是難以言喻的。如同整骨醫學醫師（Osteopath）也是顱薦生命動力概念的倡議者，貝克醫師（Dr. Becker, DO）說的，這背後自我療癒的力量遠超出我們的想像，而且難以形容。

在臨床嘗試一些個案並看到明顯的療效後，我深入研讀台灣各書局已經進口的有關顱薦治療的書籍，然後驚訝地發現其實還有一套更新近的顱薦治療法，即本書的精華「顱薦生命動力療法」（Biodynamic Craniosacral Therapy, BCST），也了解到這些療法其實是有系統的認證課程，從二年到三年不等。為了更務實具體地學習到完整的概念與執行手法，2011年我飛到加拿大與美國完成了一年的顱薦治療認證課程（CST）與三年的顱薦生命動力治療認證課程（BCST）。這期間透過每天不斷地接觸個案練習，終於可以體會到先進們所說的，身心系統有一種想恢復健康的智慧跟本能，其療癒力量之強大遠超乎我們有限的知能所能想像，只要能安頓穩健下來、信任它、親近它、依賴並跟隨它的療

癒步調與過程，治療者不需要主動分析問題與使用手法。

學成之後，我將此療法融進平常執業的職能治療領域裡，從中風、風濕性關節炎、過敏問題、憂鬱焦慮與失眠、慢性疼痛與頭痛、急性扭傷、五十肩、媽媽手、筋膜失衡、便秘腸胃不順、月經疼痛症候群、剖腹產與開刀麻醉後遺症、自律神經失調、疲勞症候群、創傷後壓力症候群、末期安寧；到一般發展遲緩、自閉症、腦性麻痺、分心過動、視覺障礙、進食與吞嚥障礙；甚至最近的新冠病毒與疫苗後遺症，不分診斷與年紀。我親眼目睹這些個案在一般健康、認知、動作、行為、情緒、溝通及病癒上的快速改變，改變更多的是對自己生活與生命的自信。這種全人式的療癒效果與職能治療全人式的復健觀點不謀而合，這也是我學習此療法的動機之一。它另一個與職能治療精神相符的臨床特質是都是兼具藝術與科學特性的助人專業──以人為本（client-oriented）、從內心出發（heart-centered），具體改變人的生活品質。

就像作者雪莉歐娜說的，很高興這本書在此時與世人見面，更期待本書的內容可以傳播到全世界。這也是我決定要翻譯此書的原因。雪莉歐娜是一位職能治療師，我也是一位職能治療師；她在學習顱薦治療時（CST）連結到顱薦生命動力治療（BCST），我也是，這種巧合的生命歷程也是一種難得的能量共振與共鳴。

翻譯理論的書很不容易，翻譯一位專業臨床者親身體驗的感知覺經驗更不容易。所以我要感謝汪作良醫師於百忙中為我建議專有名詞的翻譯。最後我要感謝我的先生，愛烏及屋，在醫療業務百忙中，全書看完二遍，常常撐著眼皮為我校正錯別字；更要感謝我的女兒時時督促我要快快趕稿，才能讓我在二個月內完成此書的初稿翻譯，而且提醒我要記

得於序文中感謝先生與家人的支持。

　　這本書中有很多自我練習體驗的活動，是一本讀來可以增廣見聞、自我保健的書籍，也可以幫助醫療相關人員思考進一步參加培訓課程取得專業資格來服務別人的入門書籍。在此我也祝福大家與這本書有好的連結，心想事成，常得喜樂。

目次 | CONTENTS

圖表目次　　　　　　　　　　　　　　　　　　　013

推薦序　　　　　　　　　　　　　　　　　　　　015

前言　　　　　　　　　　　　　　　　　　　　　019

第一章　起源：顱薦生命動力學的概觀與簡史　　　023

第二章　練習當下臨在感　　　　　　　　　　　　057

第三章　人與人之間的空間：培育關係場域　　　　083

第四章　原始呼吸：韻律、潮與三體的介紹　　　　117

第五章　頌讚生命的智慧：內在治療計劃　　　　　151

第六章　形成的力量：探索原初胚胎的潛能　　　　191

第七章　從過去到現在：　　　　　　　　　　　　219
　　　　簡介如何處理療程中浮現的創傷記憶

第八章　計劃未來　　　　　　　　　　　　　　　247

第九章　進一步學習的資源　　　　　　　　　　　277

誌謝　　　　　　　　　　　　　　　　　　　　　305

註解　　　　　　　　　　　　　　　　　　　　　309

參考書目　　　　　　　　　　　　　　　　　　　319

圖表目次

圖1	顱薦生命動力療法的治療現場	025
圖2	顱骨的斜面就像魚鰓	029
圖3	生命呼吸進入鼻腔	032
圖4	轉變	033
圖5	薦骨細胞的呼吸	034
圖6	用生物機械力的手法評估顱底骨扭曲和錯位的問題	036
圖7	生命動力控制住阻滯支點	038
圖8	三星期大的胚胎	040
圖9	螺旋狀的星系	042
圖10	三種感知手部動作的方式：實體的手	054
圖11	液態的手	055
圖12	宇宙的手	056
圖13	練習處於當下	060
圖14	多重迷走神經系統	064
圖15	感覺自己的心臟	068
圖16	從心臟出發的關注和支持	070
圖17	治療床上的嬰兒	085
圖18	源頭、存在我、自我的相互關係	089
圖19	媽媽與小孩	100
圖20A	覺察中軸	113
圖20B	從中軸開始擴大意識	114
圖21	原始呼吸	124
圖22	受傷後的張力結構關係	127
圖23	液態體與中潮:吸期與呼期	133

圖24	長潮裡的三體	139
圖25	吸期時自然支點隨著吸期往上移動。	164
圖26	加在身心系統上的阻滯支點	166
圖27	阻滯支點造成局部組織的凝滯模式	170
圖28A	在全面整體的轉換開始之前的狀態	180
圖28B	在全面整體的轉換中感知到全身一體	181
圖29	阻滯支點網絡中突顯出某個阻滯支點	182
圖30A	花托環型生物電場	193
圖30B	花托環型生物電場中的原始中軸	193
圖31	在花托環型生物電場中的早期胚胎	194
圖32	花托環型生物電場與光場域	195
圖33	蕭伯格的能量螺旋	197
圖34	溫弗里滾動環	198
圖35	場域中的場域：溫弗里滾動環內部組織運作中心的景象	199
圖36	胚胎像個細胞團	201
圖37	囊內的早期雙層胚盤	202
圖38	在花托環型生物電場裡，原線與脊索沿著原始中軸發展	204
圖39	原始中軸與量子中軸	205
圖40	體節圍繞著脊索形成	206
圖41	胚胎與宇宙共振	208
圖42	胚胎彎曲內摺	211
圖43	原始中軸沿著脊椎往上延伸	215
圖44	美國的手語「春天」	223
圖45	社交關係神經系統：哺乳中的嬰兒	234
圖46	圖像與背景：人臉與花瓶	263

推薦序

富蘭克林‧席爾斯（Franklyn Sills）（註冊顱薦治療人員〔RCST〕）

　　當我知道雪莉歐娜要出版這本介紹用生命動力（biodynamic）[*1] 觀點執行顱薦治療（Craniosacral Therapy）[*2] 本質與實務的書時，我真的太高興了。這領域大部分的教科書都是由男性撰寫的，但大部分的臨床實務者都是女性。所以，能有一位作者用女性觀點來闡述這個不尋常又精彩的專業是極為重要的。我同時也非常欣賞雪莉歐娜寫作的風格與品質，她所分享與敘述的內容常常觸動我心。我也很欣賞她所繪製的說明插圖。當我搭配這些插圖閱讀時，我能再次感受到這些深刻的體驗。

---

*編註：符號為 *1、*2、*3……的為譯者註，僅有 1、2、3 的為原書註，原書註解見全書最後，譯者註則為隨文註。

*1 biodynamic，在其他領域的用法，有譯為生物動能、生物動力，但因治療過程強調此動能背後的療癒力量，尤其是對造成身心傷病之力的鬆解與再平衡，故在此譯為生命動力。據此所發展的療法不同於治療者使用生物機械力學手法（biomechanical）主動施加外力產生動作的治療過程。

*2 Craniosacral Therapy（CST），顱薦治療是一種徒手治療，一般又稱為顱薦骨治療、頭薦骨治療或顱薦椎治療，為頭顱整骨學之父沙利蘭醫師所創始，強調顱薦骨、硬腦膜、腦脊髓液與中樞神經系統的顱薦呼吸動作的平衡與健康。國際上，RCST 雖是 Registered Craniosacral Therapist 的縮寫，但代表的卻是註冊顱薦生命動力治療者，表示治療者通過了國際顱薦生命動力治療協會（如北美的相關協會 BCTA/NA）的註冊認證，此私人協會機構提供認證給在其認可的教育學院上課，接受顱薦生命動力治療（Biodynamic Craniosacral Therapy）訓練，並通過實習與考試的畢業生。這裡的已註冊（registered）是指此私人國際顱薦生命動力治療協會系統給予的受訓會員註冊，不是一般國家給予醫療專業人員的考試合格認證註冊。

多年前，在美國一場顱薦生命動力（Craniosacral Biodynamics）的研討會上，我遇到了雪莉歐娜，現在是我的太太。那時她在分享介紹「連綿流動技法」（Continuum Movement）*3，那是一種結合了動作、呼吸、聲音與開放的注意力（open attention）的美妙運動形式。雪莉歐娜是一位合格的連綿流動技法教師，而且與她的啟蒙老師，也是連綿流動技法創始者，艾蜜莉・康瑞德（Emilie Conrad）非常親近。連綿流動技法真的可以讓參與者的身心重新液態化而且更為輕鬆，與生命動力的治療途徑非常相似。雪莉歐娜的演說非常吸引我，於是會後我主動親近她，後續也開始了我們戀愛的旅途，我們相愛、心心相繫並結為夫妻。

雪莉歐娜在北美也是一位合格的顱薦生命動力教師，也協助我教授顱薦生命動力訓練課程與畢業生的進階課程，我們先在美國教學，後來在英國美麗的達特穆爾國家公園（Dartmoor National Park）裡的可努納學院（Karuna Institute）教學。可努納學院是一個住宿型的訓練中心，是我在英國創立的。我們在這裡教授顱薦生命動力的訓練課程，這是顱薦治療的一個分支，我們訓練學生也提供畢業生後續的進階課程；我們開創此課程，也不斷進步與發展。顱薦生命動力帶領我們認識生命的形成力量（formative forces of life）*4。我們也教導一種基於正念（mindfulness）的心理治療——核心覺察心理治療（Core Process Psychotherapy）。我的前妻莫娜・席爾斯（Maura Sills）帶領我們創立與發展這些課程。這真是一條了不起的旅程，對我而言這些都是療癒的

---

*3 更多關於連綿流動技法的解釋請見本書21頁。

*4 生命的形成力量指的是從受精卵開始，在整個生命過程中塑造和形成生物體背後的力量或能量，由勢能（potency）所驅動。

藝術，我深深感謝在這教學相長的過程中，老師與學生們的雙向付出。

　　我開始對頭顱整骨醫學（Cranial Osteopathy）感興趣是在一九七○年代，那時我接觸了整骨醫學醫師藍道夫‧史東醫師（Dr. Randolph Stone）。從一九四○到一九七○年代，史東醫師都在發展和教授整骨醫學（Osteopathy）*5。他真是一位具前瞻性的醫師，他覺察到有潛在的力量與生命能量在組織我們的身心系統（mind-body system），讓它成為實體的形體。在一九四○年代晚期，他主張胚胎在懷孕第四周時折疊成身體的過程與基因無關，而是與胚胎內液體的生物電流交換有關。他在他所著的《極性療法》（Polarity Therapy，暫譯）一書中，呈現了一張胎兒在能量場域中組織排列的有趣圖像。但是他身邊的整骨醫學醫師與其他醫師都認為他可笑而且胡思亂想。然而意想不到的是，在2011年，現代的研究發現，懷孕第四周胚胎的折疊和組織形成真的與基因無關，而是胚胎內液體間生物電流交換產生的結果。[1]

　　我對於史東博士提出的靜止（stillness）狀態和他所稱的「中性本質」（neuter essence）的研究和實證深感興趣，這種靜止存在於所有構造和形體（form）中，無論形體本身的條件是什麼或已經變成什麼。因此，我申請進入整骨醫學院（Osteopathic College）就讀。在擔任整骨醫學實習醫師的過程中，我學習到整骨醫學醫師羅林‧貝克醫師（Rollin Becker, DO）的研究，也開始瞭解到頭顱整骨醫學的創始者威廉‧加納‧沙利蘭醫師（William Garner Sutherland）所謂的「潮」（tide），一種人體中存在的液態潮（fluid tide），以及萬物形體與其運作中心的靜止狀態。這

*5 Osteopathy，整骨醫學，也有譯為骨療醫學或整脊醫學。它強調身體結構和功能的相互關聯，主要是治療者主動介入的徒手療法。重點為調整骨結構與肌肉筋膜，以促進個案身體的生理自癒能力，提升身心整體健康。

期間，另一位整骨醫學醫師約翰‧阿普利哲（John Upledger）將顱薦治療（Craniosacral Therapy）從整骨醫學中分支出來，他以早期沙利蘭醫師的研究為基礎，從生物機械力學觀點（biomechanical approach）*6 進行教學。其實，在沙利蘭醫師晚期的研究中，他更強調組織並形成我們形體的基本力量，他稱此力量為生命呼吸的勢能（the potency of the Breath of Life）*7。因此，在他晚期時，他強調「少做」（less doing），多「感知」（perception），感知背後「正確引導的勢能」（unerring potency）與原始呼吸（Primary Respiration）的「潮」。

我和我的同事們花了很多年研究如何教授這個我們所理解到的學問，在可努納學院裡我們邊教邊學，不斷改進。我們稱這此為顱薦生命動力療法（Biodynamic Craniosacral Therapy），我用此名稱與我的資深同事們在世界各地教學。顱薦生命動力學（Craniosacral Biodynamics）像一座兼容並蓄的教堂，有許多途徑能理解這門專業。世界各地都有生命動力教學的相關專業協會，這真是一個令人興奮的年代。

然而，我還是覺得，在這個充滿女性臨床實務者的專業卻缺乏女性觀點的陳述是一種遺憾。大部分這領域的專業書籍都是男性所寫的，缺乏從女性的角度陳述這個專業強調的當下臨在感（presence）、治療性關係和靜止狀態。所以，請用心細讀，並享受雪莉歐娜從生命動力學角度對顱薦治療非常深刻及感受豐富的旅程分享。

獻上最美好的祝福。

---

*6 biomechanical，生物機械力學，強調骨骼結構間的相對動作與移動力的關係。

*7 potency，勢能，是來自生命呼吸的力量，引導胚胎的發展與後續細胞的修復，因此從意譯的角度，也可稱之為生命動能。

前言

　　這本書是我先生富蘭克林・席爾斯所撒下的一顆種子。他是顱薦生命動力領域的先驅。他覺得在這個美好的專業裡應該有一本入門書。而這本書可以真正開花結果則來自於學習頭顱骨療法的學生的鼓勵，他們惋惜這個領域缺乏女性作者，同時也被我在顱薦生命動力課程中教授他們的連綿流動技法所感動。

　　跟著富蘭克林・席爾斯一起學習與教學的這些年裡，我在顱薦生命動力的理解與臨床實務上發生了不可思議的蛻變。我極為欣賞富蘭克林可以深入表達顱薦生命動力細微感知覺和治療過程的能耐，以及他將這些整合連貫，並進而設計出一整套非常有效的教學訓練課程的能力。這套架構清楚的訓練課程解答了我自己與其他眾多學員對感知覺的困惑。

　　在認識富蘭克林並與他交往之前，我已經從事臨床實務與教授顱薦生命動力學一段時間。羅曼蒂克的吸引力常是一種點燃火苗與助長新發現的泉源；但我覺得，我倆間對這個摯愛的專業不斷進行的溝通與討論，才真正助長了這個火苗。

　　我的顱薦生命動力學是向約翰與安娜・區堤（John and Anna Chitty）學習的，而他們則是分別向富蘭克林學習的。我在科羅拉多州的波德市（Boulder, Colorado）跟著安娜學習如何成為一位合格的顱薦生命動力教師時，我們一起突破了教學上的瓶頸。我喜歡安娜在上課時所營造的能量場域，其中充滿無條件的愛。雖然我在跟著約翰與安娜學習顱薦生命動力課程時已經是個專業的身心治療師（somatic psychotherapist），專長在出生前與出生的創傷處理；然而，在他們的教學指導下，我對創傷處理的理解與技巧還是進步神速。在自我成長上，學習這課程的同時，自我調節（self-regulat）的能力也跟著大幅躍進。

我與富蘭克林一起慶祝了他介紹顱薦生命動力療法的第一套書出版。在那之前，我們的課本都是頭顱整骨醫學醫師（cranial osteopaths）所寫的，其中介紹顱薦生命動力章節的內容深淺不一。富蘭克林的書不同之處在於，講解的是顱薦生命動力療法基礎訓練所應該學習的內容，是真正專業養成的教科書。有了這些書，教授顱薦生命動力學變得簡單一些了，然而在教師間還是存在著很多討論，特別是，我們這個專業到底在治療什麼。其中有太多的困惑了。

我跟著富蘭克林學習過二梯畢業生進階課程，但我的疑惑並沒有完全解除，尤其看到有部分教學內容並不在他的書裡。當我們進一步交往後，我才知道，之前出版的第一套書籍只是一種橋樑，目的是讓已經有生物機械力學基礎的學生容易了解與銜接生命動力的治療方法。1992年時，富蘭克林與其他可努納學院的老師們都一致認為，他們教授的和他們在臨床上真正執行的並不完全一樣，而是富蘭克林認為應該要教初學者的內容。之後，他們開始修改教學內容與課綱，讓課程可以更符合生命動力學途徑所進行的顱薦治療。但因為牽涉實務上的問題，富蘭克林在美國與其他地方的培訓課程並不完全是新課綱的內容。很多我們當學生與老師時所產生的疑惑似乎與這種差異有關。

當我倆開始交往時，正好是富蘭克林開始編寫一套新的文本來反映新課綱和他最新的理解之時。我協助他編輯與校對，其中也有我寫的章節。後來，我也開始協助富蘭克林在紐約市的基礎培訓。我的疑雲開始解開了！一次又一次的驚喜！我發現我自己更深深融入此專業。我發現

我對此專業的認知與日俱增、越來越明朗，即使是在我寫這本書的同時也在進步中。我也看到富蘭克林持續在精進，他進一步闡釋及簡化了此專業的各個面向。我深深感激有此機會能與富蘭克林如此接近，得以一窺他對此領域漸趨明朗的理解。

當我在從事顱薦生命動力的臨床實務時，我喜歡加入我自己的做法，一種較女性的做法。我另一個熱中的專業是連綿流動技法，這是由我已過世的啟蒙老師艾蜜莉‧康瑞德所創立的。連綿流動技法是一種正念運動，非常地女性化。動作元素中包含曲線、螺旋、搏動（pulsation）[*1] 和波動。它就像顱薦生命動力一樣，需要放慢，在細微的感知中，深入液態、寬廣的狀態。它用不同的呼吸、發聲方式導入身體組織，帶出身體動作，並喚起細微的自我覺察。我認為它是一種使用身體動作來進行正念的方法，可以改變神經系統，增進健康，提升圓滿與幸福感。

一位激勵型的連綿流動技法老師邦妮‧金堤斯（Bonnie Gintis），她也是一名生命動力頭顱整骨醫學醫師，在她的書，《與生命一起舞動》（*Engaging the Movement of Life*，暫譯）中，她比較了這兩種治療。她引用頭顱整骨醫學創始者威廉‧沙利蘭醫師的觀點說：「沙利蘭醫師認為整骨醫學治療的目的在於恢復人體液體流動的通暢，使其不受阻礙。連綿流動技法有一樣的效果，透過鼓勵學員關注自身的流動性，透過體驗身體這個容器內體液的運動，來解決同樣的問題。」[2] 在顱薦生命動力療法中，我們特別關注組織形成之力（organizational force），這種力量影響體內的液體是否能夠自由通暢地流動。在連綿流動技法中，我們關

---

*1 pulsation，搏動，是指一種較短促的節律。

注並具體表現出這些流動細微的影響，有許多人告訴我，連綿流動技法像是給自己進行顱薦治療或顱薦生命動力治療。

事實上，我與富蘭克林的愛情開始於我在北卡羅來納州的「顱薦生命動力與生命呼吸」會議上的演講。一開始我把這次演講的題目訂為〈連綿流動技法與顱薦生命動力：一個完美的婚姻〉，後來我把副標題更改為，〈連綿流動技法與顱薦生命動力：兩條並行的道路〉。兩年後我與富蘭克林結婚時，顱薦生命動力的夥伴們還調侃我，最開始的演講題目較切題喔！

一位男性學員鼓勵我寫這本書，因為在這個領域缺乏女性的聲音，我知道我必須把連綿流動技法的觀點寫進去。在顱薦生命動力治療中，我已無法不融入連綿流動技法的觀點。這本書中提供的練習，尤其是身體探索的部分，主要是受連綿流動技法的影響。

我的顱薦生命動力治療是視覺型與身體感知型的，我真的可以看到顱薦生命動力呈現出漂亮的光的形狀。要把這些看到的影像繪製在書中對我是一項藝術與與數位技能的挑戰，但是我樂於接受這種挑戰，也希望你能跟我一樣樂於接受這種挑戰。

從某個意義上來說，這本書是我在表達對這兩種愛的結合，希望讀者能感受到我與富蘭克林在討論顱薦生命動力學時的火花，這也是我每次進行療程時感受到的火花。

我在書中寫了很多我自己專業旅程中的一些見解，因為我一直在嘗試釐清和體現顱薦生命動力治療的原理與概念。我歡迎你們進到這個逐漸茁壯和充滿活力的領域，正如你將會看到的，它關乎我們最基本的存在感（being）。

第一章　起源

顧薦生命動力學的概觀與簡史

　　我站在治療床旁，看著我的個案舒服地躺在那裡；我的心柔軟而廣闊，我們正一起經歷一段神聖不可侵犯的旅途。我已經引導我的個案連結她的資源（resource）*1，她回想到她很喜歡而且經常去拜訪的一棵大樹。深呼吸後，她感覺自己像樹一樣根植地面，穩穩地站著，像這棵樹一樣高高地站著，這棵樹是她的歡喜資源。我建議她帶著這種感覺躺著，同時我也引導她感覺自己的呼吸，感覺她的身體與治療床接觸的部位，感覺地心引力在她的身下支持著她。

　　我向她解釋，我站在她的床邊正讓自己與她的關係（relationship）*2更加穩定。我先從自身做起，感覺雙腳穩穩地站在地面，感覺自己的呼吸與自己的身體。我開始更深沉地安頓（settle）*3下來，並讓自己的意識軟化與擴大，感覺全身一體和身體的液態化。我感覺支持我的場域中還有場域，裡面有我與我的個案。我擴大我的注意力，把個案的中軸（midline）*4放在我整個感知場域的中心。此時，我們之間的空間感覺

---

*1 resource，資源。生命動力療法中引導個案連結的資源，是會讓個案感到歡喜、安全的人事物等，故有時亦稱之為歡喜資源。

*2 relationship，參見第三章。這裡指的是治療者與個案間的治療性關係。

*3 Settle，安頓穩健自己的意思，即保持鎮定、穩定的當下臨在感。

*4 midline，中軸。中線的概念，包括有身體結構中軸、量子中軸等，參見112頁。

更柔軟且穩定，因為我與個案間的關係場域（relational field）*5已經安頓好了。

再一次，我感受到這種療癒旅途的神聖，我感謝有此機會與另一個人一起經歷與分享這種生命動力的當下臨在感（presence）……

因此，讓我們一起透過本書開始我們的生命動力療法之旅。和在療程中一樣，我想引導你能夠在大宇宙力量（universal forces）的支持下休息，體會生命呼吸（Breath of Life）*6所帶來的深邃、無限的智慧，和它以潮汐形式表達出來的原始呼吸（Primary Respiration）*7系統。首先，讓我們先來了解這強大顱薦生命動力療法的歷史背景與沿革。

顱薦生命動力療法是一種用以促進健康（health）*8，溫和且細膩的徒手療法，起源自早期美國的整骨醫學醫師威廉·加納·沙利蘭的研究發現，以及他的學生們如羅林·貝克醫師等的後續傳承。近年來，富蘭克林·席爾斯也是顱薦療法領域中的先驅。他藉由釐清顱薦生命動力療法的基本概念和療程，以及開發出條理分明、持續進化的訓練課程，教授在整骨醫學領域之外有心學習的人。顱薦生命動力療法的本質是關注

---

*5 relational field，連結治療者與個案之間關係的潛在療癒空間，參見本書第三章。

*6 Breath of Life，生命呼吸。生命呼吸的力量來自宇宙，在精卵結合時進入受精卵成為勢能（potency）或說是生命動能，形成生命並發展個體，可說是生命存在的原力，因此生命也可以說是宇宙的一部分。生命呼吸的力量也是生命自我療癒的力量。參見本書第四章。

*7 Primary Respiration，原始呼吸系統，指的是中潮、長潮及動力平衡靜止狀態三者。表現為勢能（生命動能）在身體細胞結構與體液內、可被觸摸與感覺的律動；像大海潮來潮去的韻律，尤其是在顱部與薦部及其所架構的身體中軸中最明顯。

*8 health，指的是受精卵形成時已具備的健康驅動力，由生命呼吸的力量所支持，是一種帶來細胞原初健康的原力。

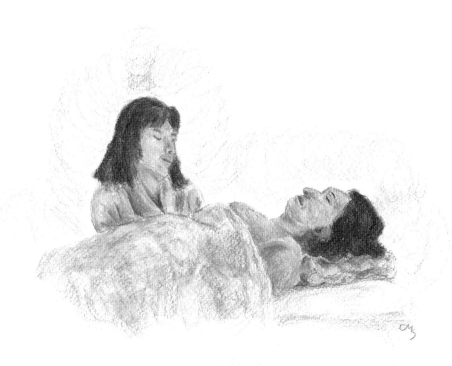

圖 1：顱薦生命動力療法的治療現場

深層的生命形成力量，而非這些力量運作後所造成的結果，例如身體形態（morphology, shaping）、組織結構的改變與症狀問題。就像席爾斯所說：「在這項療法中，我們是要學習與人體系統中形成傷病形態背後的力量（forces）相連結，而非只專注在已經產生的問題模式，與出現代償作用的身體組織上，如異常的液態體模式或阻滯（inertia）狀態[*9]。」[3]

[*9] inertia，阻滯，是物體抵抗運動狀態改變的一種特性，在物理學上常譯為慣性。在顱薦生命動力療法中，指的是一種傷病後身體內產生的失衡形態，這些形態可能是靜止不動或異常移動的狀態，故譯為阻滯。

席爾斯所用的「生命動力」(biodynamic) 這個詞彙，乃是整骨醫學醫師羅林·貝克在一九六〇年代提出的，對身體而言，這是一種「生命動力的內在力量」(biodynamic intrinsic forces)，有別於外來力量施加在身體的「生物運動力」(biokinetic) *10。4 了解這個詞彙的起源很重要，因為還有其他形式的身體療法與頭顱骨療法 (cranial therapy) 也會使用這個詞彙，起源不同常常意義就不同。我解釋的目的在於澄清富蘭克林所發展的方法中使用的意義，同時也尊重其他學門對此生命動力詞彙的不同使用觀點。

當我向人提起我在從事顱薦生命動力治療時，有人會以為我進行的是由可達·博耶森 (Gerda Boyesen) 所創始的生命動力心理治療 (Biodynamic Psychotherapy) *11。或魯道夫·施泰納 (Rudolf Steiner) 創立的生物動力農法 (biodynamic farming)。我不熟悉施泰納的理論，但我知道，就像顱薦生命動力學，生物動力農法是一種全面整體的種植方法。一般農夫跟著月亮節氣栽植不同季節的蔬果與穀物，生物動力農法的目標則是，在順應自然、講究生態平衡的環境中種植食物，鳥類、動物和各種植物，甚至自然精靈和仙子也都受到歡迎。施泰納建立了一種深具靈性，且強調從心出發的生活方式。我從他的追隨者得知，此一農法與我們顱薦生命動力的哲學有相似之處。

---

*10 biokinetic，生物運動力或生物動力，強調生物體在運動和活動過程中的力學生理特性和動態變化。

*11 Biodynamic Psychotherapy 在台灣有譯為生物動力心理治療，但 Biodynamic Psychotherapy 的創始人博耶森對 biodynamic 一詞的定義是生命能量的動力 (the dynamics of life energy)，用生物動力一詞無法反映出 biodynamic 的本質和特色。在本書中，為避免讀者對同一概念的混淆，故譯為生命動力心理治療。

　　一位跟施泰納與沙利蘭同時代的人 —— 埃里克·布萊赫施密特（Erich Blechschmids），一位德國胚胎學家，他也使用了生命動力（biodynamic）與生物運動力（biokinetic）這兩個名詞。[5]因為顧薦生命動力療法與感知大宇宙存在的力量有關，這些力量是我們早期在子宮內形成胚胎的基礎，也在後續的生命中影響我們，所以有些從業者會將這兩個名詞與布萊赫施密特聯繫在一起。其實，布萊赫施密特有興趣的是生物形態學（morphology），生物形態學是生物學的一個分支，其重點在研究生物形態及結構之間的關係。[6]也就是說，布萊赫施密特描述的是胚胎形狀與結構形成時的動態變化。而顧薦生命動力在席爾斯的教學裡，強調的是感知胚胎與組織結構成形時背後的力量（forces）。這兩者的說法雖然相關但不盡相同。生物形態學討論的是潛在形成力量造成的結果（effect），這些力量包括來自宇宙的原始生命動力，以及生命個體經歷生活事件時產生的生物運動力。而本書中我們所探討的顧薦生命動力是感知（sensing）影響胚胎與後續形成個體的潛在力量，並與之互動。我們的目的是從個體內部觀察這些力量的影響，而不是從外部嘗試改變這些已形成的結果。所以，我們學習胚胎學的目的是為了了解胚胎形成和出生之後整個生命個體發展過程中相關的力量。

　　顧薦生命動力療法的基礎是感知覺的體認。我們的前輩們和現在這個領域的教師們一樣，試圖以言語來描述他們的感知覺體認，好讓我們能走上相似的道路。這讓我聯想到佛祖傳法的故事，當他的追隨者懇求這位開悟者開啟他們的智慧之時，佛祖只是指點他們一條可行之道，但這條道路要靠他們自己去走。相同的，在顧薦生命動力療法的教學上，我們也只能打開這條學習的道路，但每個人都必須自己在實踐中學習。

席爾斯能為此提供的幫助之一，是他曾為佛教僧侶的經歷。然而，在更全面地討論席爾斯的貢獻之前，我們必須先回顧顱薦生命動力學一路發展過來的基礎概念。

早期的開拓者

顱薦生命動力學的基礎是由早期整骨醫學的醫師奠定的。整骨醫學之父安德魯·泰勒·史堤爾（Andrew Taylor Still）醫師研究了人體骨骼與其他結構之間的可動度。當時並未包括頭顱骨，因為美國與大部分西方國家認為，頭顱骨之間是不會移動的，但義大利與東方一些地區卻有著不同的看法。[7] 可是史堤爾醫師非常重視包圍著腦部與脊髓的腦脊髓液，他說：

> 有一種想法揮之不去，腦脊髓液是人體內最重要的元素之一。如果腦部沒有充足的腦脊髓液，身體就無法充分發揮功能。有智慧的人都知道，這條生命之河必須立即開通，乾枯的田地必須立即得到灌溉，否則將永遠無法收穫健康。[8]

威廉·加納·沙利蘭醫師是史堤爾的學生，對顱部有極大興趣，後來他成為頭顱整骨醫學之父。沙利蘭醫師的頭顱部研究是被一個不尋常的想法所啟發，他在觀察一個打開的頭顱骨時，想到：「顳骨（temporal bone）的斜面很像魚鰓，這意味著可能有一種『原始呼吸機制』（primary

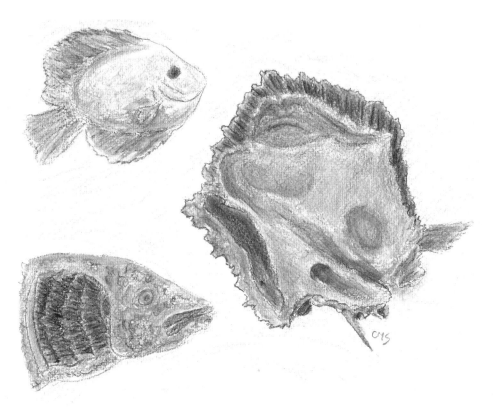

圖2：顳骨的斜面就像魚鰓

respiration mechanism）存在[*12]，這想法讓我很震驚也無法放下。因此，我想要證明成人的顱骨間是不可能移動的。」[9]**圖2**比較了顳骨的斜面與

---

*12 primary respiration mechanism，原始呼吸機制，指的是原始呼吸所引發的組織結構間相對移動的動作（mobility，可動性），是顱薦治療（CST）重視的組織與結構表現；以及組織細胞跟著原始呼吸一起呼吸的動能動作（motility，原動性）。後者是顱薦生命動力療法（BCST）在臨床上強調應評估的生命動力表現。

魚鰓的形狀。這張圖給你的感覺如何？你覺得這二者之間有共同之處嗎？

顧骨的斜面好像已經告訴我們，它與相鄰的顧骨之間接縫的關節是為移動而設計的。沙利蘭醫師於是設計了幾種限制顧骨可能運動的方法，想證明顧骨之間不會移動。

他用各種方法緊緊固定自己的頭，例如橡皮帶、大碗，皮繩，足球手套等，想證明緊緊套住頭顧並不會發生任何事。但他錯了，這也使他的太太艾達很驚慌。他發現這些實驗嚴重影響了他的大腦和神經系統功能。於是他發明了用手撫觸頭顧骨修復損傷的方法。[10]

沙利蘭從事研究與臨床工作四十多年，在這段時間裡，他的感知和理解逐漸從關注骨骼的移動，發展到關注「原始呼吸機制」：包括大腦內部及其外圍的腦膜（meningeal membranes）、環繞大腦與脊髓及其內部的腦脊髓液、頭顧骨到骨盆間的連接（cranial-pelvic connections）*[13]，以及大腦與神經系統。他的原始呼吸機制包括下列五個重要部分：[11]

1. 腦脊髓液的內在固有波動（inherent fluctuation）
2. 神經管（neural tube，即中樞神經系統，簡稱CNS）的原動性（motility）
3. 張力交替膜（reciprocal tension membrane，圍繞中樞神經系統

---

*13 cranial-pelvic connections，顧骨–骨盆連結是指顧骨和骨盆間神經和結締組織的連接。這些連接可能影響顧骨、腦膜、脊髓和下顎的生物力學，也可能影響自主神經系統的功能。

的硬腦膜）*14

4. 頭顱骨間關節的可動性（mobility）

5. 薦骨在髂骨間的非自主運動（involuntary motion）*15

　　這些發現在各種各樣的頭顱骨療法中占有重要地位。但多年後，沙利蘭醫師的頭顱骨概念傾向關注更全面整體與更細微的部分。他開始講述生命呼吸與原始呼吸，強調此呼吸與一般肺部的空氣呼吸是不一樣的，因此肺部空氣的呼吸被稱為次級呼吸（secondary respiration）。他寫道：「根據《聖經》：生命（LIFE）的呼吸被吹入鼻腔後，人（Man）成為有靈的活人（living soul）。注意，這裡指的是生命（LIFE）的呼吸，而非空氣（air）的呼吸。空氣的呼吸只是生命呼吸在地球上生存機制中所使用的一項物質要素而已」。[12]

　　沙利蘭醫師察覺到生命呼吸有一種轉變（transmutation）過程。轉變的意思是指形態的改變，或說是逐漸轉變為更密集緊實的物質形體。例如在圖4中我們可以看到心臟的形成是由生命呼吸的力量組織、指揮能量之力螺旋式地凝聚起來後，引導細胞組織轉變成為心臟實體。

　　沙利蘭醫師認為生命呼吸是一種來自身體之外的神秘力量。他透

────────

*14 reciprocal tension membrane，張力交替膜是指包圍腦與脊髓，並分隔大小腦的硬腦膜，它們在顱骨和薦骨之間形成一個連接。這種連接使得硬腦膜能夠隨著大腦和脊髓的活動及顱薦骨間的動作而有交替張力的變化。這些張力會影響顱骨間的運動，尤其是蝶骨和枕骨之間的關節。

*15 髂骨與薦骨間的關節是活動度很低的關節，只有1-3度的自主移動範圍（可動性），但在顱薦生命動力呼吸的過程，會出現薦骨基部後倒（顱薦吸期）與前傾（顱薦呼期），與薦骨本身收縮（呼期）、展開（吸期）的非自主動作（原動性）。

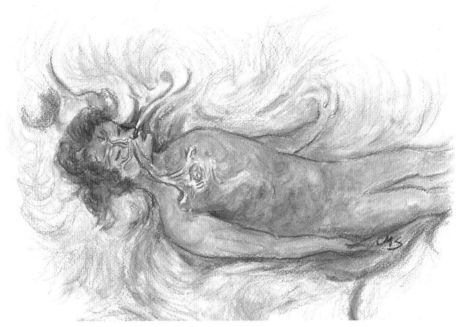

圖 3：生命呼吸進入鼻腔

過「思─覺─察─知的手指」（thinking-feeling-seeing-knowing fingers）
感受到身體內的液體存在著細微且有韻律的波動。他感知到腦室內的
腦脊髓液吸收了生命呼吸的「勢能」（potency），或稱為生命能量（life
energy），這是形成我們生命個體的力量泉源。然後，腦脊髓液將這個
勢能帶到我們身體的每個組織與細胞，帶來生命和健康。[13]

　　在那之後，上面五個構成原始呼吸機制的身體結構部分漸漸顯
得不那麼重要了。反而潛藏在每個細胞中的原始呼吸力量成為我們關
注的焦點。薦骨雖然可以相對於它兩側的髂骨移動，但所有的骨頭，
以及它們之間的結締組織和形成它們的細胞，是一個整體，會一起呼

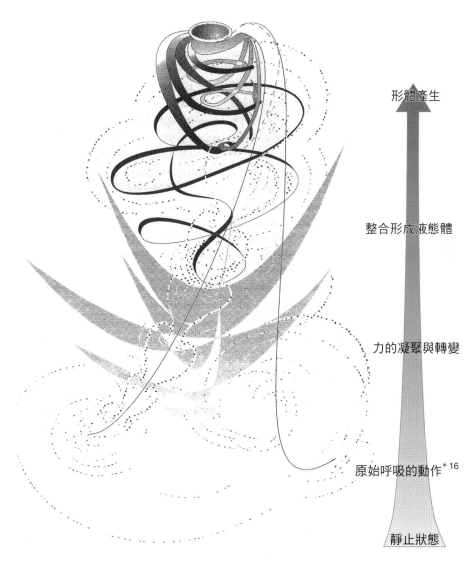

形體產生

整合形成液態體

力的凝聚與轉變

原始呼吸的動作*16

靜止狀態

圖4：轉變

繪圖者：多明尼克‧狄葛藍吉斯（Dominique DeGranges），摘自席爾斯的書（Sills, 2001），圖7.2，p.103

---

*16 受精卵與初期胚胎內部都是液體，由於勢能動力的引導加上地心引力的影響，逐漸形成分化的成長力，進而形成實體。

（exhalation）與吸（inhalation），一起充滿與排空，我們稱此整體性韻律為中潮（mid-tide）。身體的每個細胞與組織跟著原始呼吸一起呼吸的內在動作我們稱為原動性（motility）動作，這與可動性（mobility）動作這個詞形成對比。可動性是指各結構部位之間的相對運動。沙利蘭醫師一開始對顱骨間動作的關注點是它們間的可動與不可動性，以整骨醫學醫師的角度這樣想是很自然的，他會關注骨頭間是否能移動。隨著他的感知覺變得更細微並且更全面整體，他注意到了全身更深層、更內在的原動性呼吸動作，如圖5箭號所示。

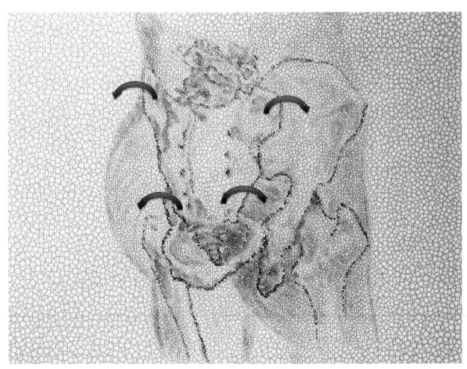

圖 5：薦骨細胞的呼吸

在沙利蘭醫師生命的晚期，在一位在病患親人圍繞的瀕死病人床邊，沙利蘭醫師體驗到了生命呼吸。他感覺到一股來自身體之外的治療力量穿過這個男人，這個深刻的體驗改變了他後來的治療方式。雖然目前大部分的顱薦治療還是延續沙利蘭醫師早期的方法，但顱薦生命動力療法則是從沙利蘭醫師晚期的發現中發展出來的。

在沙利蘭醫師生命的最後十年裡，他已經很少主動治療（less doing），轉而關注更深層次的力量。他建議他的學生應該多「依靠潮」。他寫道：

> 想像一種勢能，一種有智慧的生命動能，它比人類的心智都更聰明……你將會看到它的力量與智慧（Intelligence）*17，大寫字母「I」的智慧，這是你可依靠來幫你工作的智慧。換言之，就是依靠它，信任這「潮」，不要再試圖藉由外力來驅動原始呼吸機制。[14]

然而，他晚期的倡議卻花了很長時間才讓顱薦治療從業人員融會貫通。就像一些人說的，在現代西方世界，要依靠「潮」來工作是一種非常陌生的方法。這是一個重大的專業思維的轉變。這對沙利蘭時代的整骨醫學醫師們來說是一種挑戰，對現在的從業人員與學生們也是如此。所以沙利蘭提出生命呼吸力量模式的時間很短暫，也沒有很好的回響。

---

*17 Intelligence，生命的智慧。指的是生命呼吸的力量所驅動的創造與恢復健康的本能，有著自我發展與療癒的能力。這本能知道身體的問題如何發生、在哪裡發生、該如何修復、用什麼方式與進度修復。因此在本書中也常用大寫I的智慧來指稱它。

許多整骨醫學醫師們拒絕沙利蘭後來的研究，繼續採用他之前發展的，較物理性的手法。

在他早期的臨床工作中，沙利蘭醫師針對顱骨、腦膜、韌帶與體液已嘗試過一些細微手法的操作。大部分的頭顱骨治療者都沿用同樣的方式。這些「生物機械力」的手法沿用一般的概念，把人體想像成一部活機器。機器壞掉時，機械技師會評估問題進而確認該如何修理它。例如，最近我摔斷了手腕，這種情況下拍一張X光片確認哪些骨頭真的有斷裂，然後由有經驗的醫療人員幫忙打上石膏固定，這是一種有效的生物機械力介入的模式。它依靠外來的資源如X光機與技師、醫師等的評估與處置，使用如照X光，打石膏等外力資源來解決問題。

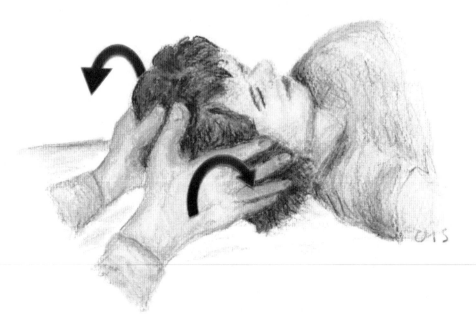

圖6：用生物機械力的手法評估顱底骨扭曲和錯位的問題

　　圖6中描繪了一個以生物機械力手法進行顱薦治療的例子，治療者正在評估顱底骨（包含枕骨、顳骨與蝶骨）的錯位和扭曲問題，如箭號所示，治療者的手正細微地順著這個扭曲作評估。

　　然而，顱薦生命動力療法則是完全不同的方法，沿自於沙利蘭醫師晚期的教學。它強調關注與激發個案身體內部更深層的形成力量，儘量少觸及問題本身。與生物機械力介入觀點不同的是，我們專注的是潛藏在背後的力量本身，而不是它們造成的結果與個案可能出現的症狀。例如在圖7中，你會看到蝶骨與枕骨交會處有一股螺旋的力切入，進入蝶枕骨基底連結處（spheno-basilar junction）已組織好的阻滯支點（inertial fulcrum）[18]。平衡支點（fulcrum）[19]是一個靜止的點（a point of stillness）[20]，它組織（organize）影響身體結構的許多力（參見第五章〈內在治療計劃〉，有更完整的解釋）。在這種情況下，個案顱底骨右邊的動作會因為此阻滯支點的拉力而受侷限。這種身體組織中的凝滯模式（inertial pattern）不只在整個顱部中可以被感覺到，甚至在身體更下部的地方都能同步被感覺到。所以，治療者需在整個身體場域中持續關注這個阻滯支點，而不是徒手操弄身體局部組織來尋找這個凝滯模式，或只關注其所造成表面壓迫的結果。

---

[18]　inertial fulcrum，阻滯支點或稱糾結點。阻滯支點是很多無法通過這區的力糾結在一起達到平衡的支點，這些力其中也包括勢能（生命動能），它牽制住過大的創傷力量或外來刺激，暫時達到阻滯平衡來保護我們的身體不受太大的傷害，等到身體有足夠的生命動能或生命形成之力時，就可以透過它來自我療癒，解開這些阻滯支點。

[19]　fulcrum是支點的意思，各種力在這裡達到平衡，因此譯為平衡支點。

[20]　a point of stillness，靜止的點，一種平衡的狀態，承接各方的力達到平衡。

顱底鳥瞰圖

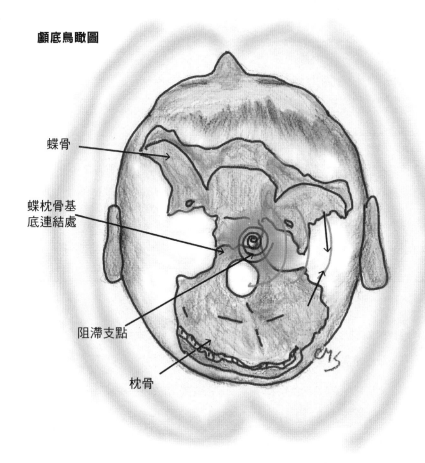

蝶骨

蝶枕骨基
底連結處

阻滯支點

枕骨

圖7：生命動力控制住阻滯支點

　　繼續我個人的例子，我之前摔倒時傷了一邊的手腕，很感謝有顱薦
生命動力治療來幫助癒合，但照X光與核磁共振來確認只有挫傷沒有骨
折是很重要的；我也很高興有使用夾板幫助骨骼從傷害中復原。我很珍
視這些生物機械力學的治療方式，就像重視生命動力療法一樣。顱薦生

命動力療法增強了我身體的自癒力，運動及冥想練習也一起加速了這個康復過程。這讓我想到任何事情發生都有其時空上的因緣。

羅林・貝克

沙利蘭醫師的學生羅林・貝克醫師，他協助沙利蘭醫師晚期對原始呼吸動力的探索，並繼續發揚和闡述這個研究。正如之前所說，貝克醫師創造了「生命動力」這個詞以說明在我們的一生中，影響我們身體形成的，來自宇宙的內在固有力量。[15]他認為這個詞有別於「生物運動力」，生物運動力是與個人生活狀況有關的外來力量。這些外來的生物運動力包括中毒、嗑藥、意外受傷，開刀或其他外部事件，甚至我們基因的影響都是特殊狀況的外力。無論何時，我們都同時都受生命動力與生物運動力的影響。

生命動力的力量與在子宮中引導胚胎成形的宇宙力量相似。貝克醫師說到，「健康的生物能量（bioenergy）是世界上最強大的力量，它是動態的、有韻律的，是一種力的場域（force field），從受精那一刻就開始，直到死亡的最後一刻。」[16]

在我們發育的早期，每個人的胚胎都是相似的。我們早期的胚胎發育，就像圖中所看到的，是受到宇宙能量的引導，而不是受決定我們個體差異的基因所影響。所有胚胎的成形都與能量中軸（energetic midline）有關。

科學家何美婉（Mae-Wan Ho，音譯）的研究表明，即使是微觀生物也都有一條對外界環境有反應的能量中軸，並顯然有組織地引導形成它們的形體。[17]一群科學家最近在研究青蛙胚胎時觀察到，在胚胎實體

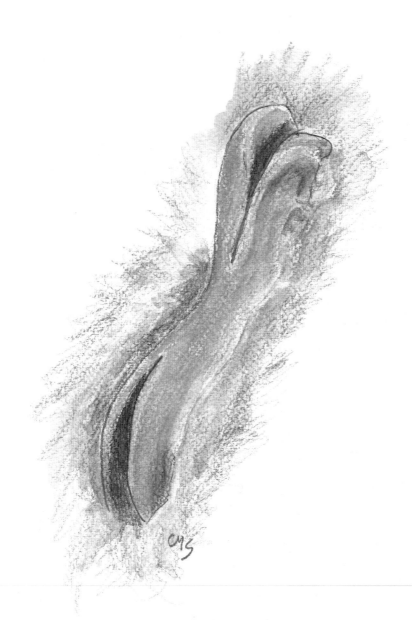

圖 8:三星期大的胚胎

的臉部成形前，細胞間就已存在生物電流的交換，先在能量形態上形成了臉部的雛形。你們可以在You Tube上觀看這個迷人的發育過程，在身體的中軸形成之前，能量中軸就已經出現了。[18]這似乎說明了，在受孕時就建立了一個能量場域，一路引導著胚胎發育形成。[19]為了支持這個能量點燃（energetic ignition）*[21]的事實，研究人員用螢光指示劑研究體外受精的過程，觀察到受孕的那一刻出現了一道閃光。[20]值得注意的是，閃光越強烈，胚胎的存活率越高。顯然，我們身體的形成與存活都依賴這種神祕生物能量的力量。

這種現象表達了真正的宇宙創世原則。無論是宇宙星星的形成或是胚胎的形成，我們都可以看到相同的原則在發揮作用。每一種都是先建立一個能量場域，中心的平衡支點就是靜止點。從這個平衡支點整個場域有韻律地往外擴張和縮回，就像一種宇宙力量的呼吸，它就是形成之力。圖9描繪了一個有中心光點的螺旋星系。當你注視這幅來自哈伯望遠鏡的美麗圖像時，請注意自己的身體與呼吸發生什麼反應。你能感覺到自己的能量場域裡，有類似的螺旋縮放進出嗎？

顱薦生命動力學關注這種細微的能量現象，這種能量有韻律地不斷重演生命力量（life force），並透過胚胎發育表現出這種奇蹟。我們關注這種細微的類似呼吸的現象，稱它為原始呼吸，它以「潮汐」的形式表現，有別於出生時才開始的肺部的「次級呼吸」。

推動這種潮汐表現的生命能量對健康至關重要，沙利蘭醫師稱這

---

*21 ignition，點燃，指點燃生命呼吸動能與能量場域的現象（例如點燃光場域或電場域），就像點燃火種就會帶來光場域一樣。

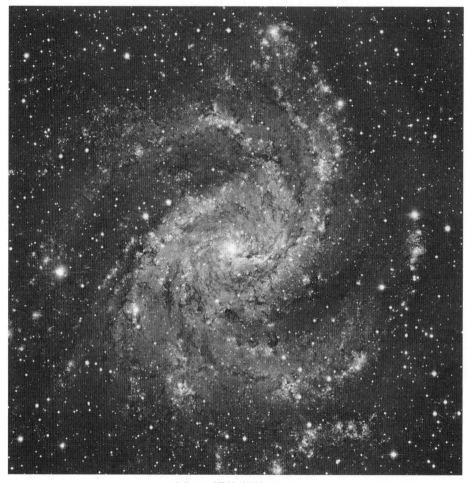

圖 9：螺旋狀的星系

NGC 6946（HST, Subaru）, http://hubblesite.org/image/3678/gallery

引用自：NASA, ESA, STScl, R. Gendler, and the Subaru Telescope（NAOJ）

種能量為「勢能」。[21] 我們認識到，勢能作為一種原始指導的力量，永遠存在我們的身心系統（system）*[22] 之中，儘管有時它被壓縮或束縛在身心系統或身體與心靈的一體兩面中。這些「阻滯支點」其實是生命存在健康*[23] 之力的表現，我們的原始呼吸系統已經盡最大的努力在處理未解決的創傷之力，將它們包裹在身心系統裡成為不同的凝滯模式。就像史堤爾醫師所倡議的，健康之力永遠都在，這是整骨醫學的基本理念。他教導整骨醫師們應關注健康而非疾病本身。他寫道：「醫師的職責是找到健康，每個人都可以發現疾病。」[22] 從這個整骨醫學的觀點，貝克醫師寫道：

> 多年來，我們一直聽說身體內部有能力能維持健康，能自我治癒各種疾病與創傷。這種說法基本上是正確的。身體自己有能力透過內在固有的勢能表現出健康，也有能力使用變異的勢能來形成代償機制，以因應疾病或創傷。整體健康的核心就是，人體存在著勢能，能在創傷或生病時表現出它與身體之間的互動關係。[23]

我們顱薦生命動力治療者的工作就是感知個案內在的勢能與健康，與之共振，支持它們解決問題並能更充分地表現出此勢能與健

---

*22 system，在強調身心一體不可分割的完整性時，經常用 system 一字來取代身體，這是為了強調身體是一個由多個部分組成的整體，而且這些部分之間會相互影響，形成動態的平衡。本書中，有時 system 也用來指個案身心一體的場域。

*23 健康的擬人化，意指健康是人體原本就存在的驅動力量。

康。沙利蘭醫師認為這種引導自我療癒的勢能是一種內在固有的「智慧」（Intelligence，大寫的 I）。[24]個案自己的內在智慧知道它需要做什麼，何時該做什麼。就像貝克醫師說的，它有自己的「內在治療計劃」（inherent treatment program）。[25]顱薦生命動力療法的治療者深深尊重這種身體內在智慧的表現。我們耐心地等待它的帶領與展現，而不是自己決定該做什麼，不應該做什麼或下一步該怎麼做。這是一種非常謙虛的專業。

　　沙利蘭醫師建議他的學生要「靜止而後知」（be still and know）。[26]當他後來的治療越來越顯細膩而非物理性手法時，他經常深切地讚嘆個案身體在治療時展現的內在智慧。貝克醫師更教導他的學生除非感覺到轉換至全身一體（shift to wholeness）*24與原始呼吸，否則什麼都不要做。很多治療者都認為這種狀態出現是治療的結束，但是貝克醫師認為這才是真正治療的開始。[27]因為只有當受治者的原始呼吸系統能在所有表面活動下達到穩健安頓的狀態時，身體的內在治療計劃才能夠展現出來。席爾斯進一步闡釋了這種他稱之為「全面整體的轉換」（holistic shift）*25的感知覺體驗，並描述了「內在治療計劃」（inherent treatment plan）*26展現的詳細步驟。[28]這些在第五章時我會詳細說明。

---

*24 wholeness，指全身一體或天人一體的大場域。

*25 holistic shift，全面整體的轉換。身體的能量場域轉變到受精時原初健康的起始點，達到一種沒有阻礙的天人一體的能量場域狀態。人隨著時間與年紀增長，原初健康狀態都被受精後生命經歷的事件傷痛所遮蔽。

*26 inherent treatment plan，內在治療計劃，即生命呼吸力量的智慧（Intelligence of Breath of Life），是保護身心與修復病痛的自我療癒機制。

■安頓、軟化、深化

要讓內在治療計劃得以展開，首先要讓個案的身心系統放慢下來。我們第一次接觸到個案的身體時，通常會感覺到亢奮的神經系統在快速地搏動。我們經常會感覺到搖動與波動把我們的注意力拉向各個方向。當身心系統存在傷痛或有阻滯點時，我們會傾向把注意力集中在這個問題上，這會讓我們忘記去注意整體身心系統中還有其他歡喜資源存在。

身為治療者，我們要在治療前與治療中讓自己穩健安頓下來，提供個案一種平靜、扎根（grounding）*27的當下臨在（presence）*28感，讓個案的身心場域與我們產生共振，提醒它我們內在原本都有的健康之力，並幫助個案與我們一起關注原始呼吸系統──「靜止而後知」。我們該做的事情是要保持覺知，知道個案身心系統中的問題形態，從更廣更深的角度來觀察產生和維持個體生命的形成之力。我們傾聽生命呼吸所呈現出來的潮動，一種像呼吸一般的微細原始呼吸律動。通常經過一段時間後，個案的場域會在波動、搖動和搏動下安靜下來。這時更深層次的東西會出現。當個案身體更有全身一體的感覺及更液態化時，就會出現一種深呼吸。從這裡開始，個案身體的內在智慧才能更清楚地展現，我們在第五章會詳細說明這個過程。

---

*27 grounding，意指「扎根」或「立足於當下」，意思是將自己與當下的現實狀況連接起來，保持平衡和穩定。物理感覺上即指自己的身體穩健地接觸在地面上或這地球上。

*28 presence，意指「在場」或「存在當下」，在這裡是指一個人或事物的存在感和能量場域。這個詞可以用來形容一個人在某個環境中的影響力和能量穩定性，以及一個人在與他人互動時的意識和專注度。在治療領域中，醫師、治療師的「presence」，也就是他們的存在感和能量場域，對於病患的康復和療效有著很重要的影響。

富蘭克林・席爾斯

　　富蘭克林・席爾斯在倫敦就讀整骨醫學院期間，有幸在一位曾受貝克醫師指導過的整骨醫學醫師那裡實習。這份工作讓席爾斯有機會接觸並學習到這個在頭顱整骨醫學中還不太流行的概念。後來，倫敦忙碌的臨床工作讓他進一步發展了自己的技能。在一位整骨醫學醫師同事要求他開發一套在整骨醫學院外教授此技能的課程時，席爾斯融入了一些他之前學習過的其它技巧。席爾斯是經由極性療法才接觸到整骨醫學的，而且他也持續在發展並教授極性療法。這項源自於藍道夫・史東的療法讓他認識了能量療法，並且教他如何關注能量中軸。

　　正如之前提到的，席爾斯曾經當過一段時間的佛教僧侶，此外，也曾在加州跟隨很高階的老師學過太極拳與氣功。他覺得這些處於當下的正念練習有助於學生、治療者和個案一起穩健安頓（settling）下來，進入一種接收的狀態，能感知並支持細微的能量現象。席爾斯也借用了他跟隨威廉・愛默生（William Emerson）學習到的「出生前和出生療法」（prenatal and birth therapy），和參與核心覺察心理治療（Core Process Psychotherapy, CPP）的經驗——他協助發展了此療法，也教授此課程，此療法是由他前妻莫娜・席爾斯（Maura Sills）所創立的。因為這些療法的影響，讓席爾斯在設計顱薦生命動力的課程時，強調要與個案先建立安全的關係場域（relational field）。包括幫助個案練習當下和正念的感覺，並引導個案關注是什麼幫助自己完成此過程。在一九九〇年代末的一場會議裡，席爾斯遇到了身體經驗創傷療法（Somatic Experiencing, SE）的創始人彼得・列文（Peter Levine），他認為他們的

療法有顯而易見的共通之處。這次會議的收穫加上核心覺察心理治療的背景，讓席爾斯決定在顱薦生命動力療法的培訓課程裡加入對情緒處理及亢奮的中樞神經系統的解析，這包括各種創傷處理的技巧，和用更具體明確的方法來感知自我的歡喜資源與健康安適的狀態（wellness）。

　　除了關注建立關係需要的技巧外，席爾斯在顱部治療中還強調一些在傳統頭顱整骨醫學與顱薦治療（Craniosacral Therapy，CST)）中較不被強調的事項；例如，不只關注韌帶、筋膜等的張力是否平衡，更轉而朝向這些結構背後維持平衡的力量是如何運作的。對於約翰・阿普利哲醫師顱薦治療領域背景的人，席爾斯會向他們強調沙利蘭醫師與貝克醫師的觀點與研究。他會介紹身體「內在治療計劃」，強調原始呼吸系統表現出來的、自然展開的治療過程。正如之前提過的，席爾斯也加入了「全面整體的轉換」這種專業用語，這與貝克醫師的告誡有關──即在沒感受到全身一體與原始呼吸作為整個療程的起始點前，不要採取任何行動。

　　近年來，席爾斯進一步發展了沙利蘭不主動行動的觀念，與身體組織所表現的模式互動的方式已經從相對主動的生物機械力手法，進展到一種與身心系統更細膩的對話技巧，例如「建議」與「邀請」組織間可以開展出一些空間，並協助增強空間中的生命力量或說是勢能。少主動行動，且更加關注身體內部本來已經存在的或正在呈現的事物。例如，與其主動撥開緊縮的顱骨縫，治療者可以使用對話技巧，詢問組織是否考慮給自己多一些空間。席爾斯意識到，即使只是微小的請求也是一種外力的介入，可能會產生不良的影響。因此，席爾斯轉向更不主動，只有在身心系統似乎無法解決一個非常停滯不動的凝滯狀態時，才使用主

動增強的手法。主動增強手法是指在感知到原始呼吸的「吸期」，而且身體組織間的勢能和空間關係自然擴大時，治療者的雙手跟隨著吸期的動作微微地擴大。治療者這種微小的介入改變，可以同時支持個案的身心系統把注意力放在自己的勢能和身體組織空間上。

為了幫助以更不主動的方式與個案的身心系統同在，席爾斯近期也在他的培訓課程中引入了一種練習。這種練習是受他的氣功經驗所啟發。他稱它為「三體氣功」（Three Body Chi Kung）。治療者在接觸個案之前，站在治療床邊，先安頓下來感受三體懸浮系統（three-body suspensory system）[*29]。感覺自己的身體懸浮在更全面整體的液態體（fluid body）中（就是原始呼吸系統中韻律較緩慢的中潮）；進而再懸浮在一個更大的潮汐體（tidal body）（就是韻律非常非常緩慢的長潮）內。關於這部分更多的內容在第四章中再做說明。

一趟生命動力之旅

在席爾斯所發展的顱薦生命動力療法中，我們以溫和的方式發展與個案的關係和進行身體的接觸，希望能增強他們的安全感與信任感。我們透過與個案的呼吸和身體感覺一同保持在當下來支持他們，幫助他們平衡自己不被舊創傷拉走，造成解離或神經系統亢奮的傾向。我們協助他們關注自己的資源，這個詞與彼得・列文所發展的身體經驗創傷治療裡所用的詞很像，指的是有助於我們保持當下臨在感來面對並處理過去

---

*29 three-body suspensory system，三體懸浮系統，或稱三體場域，指的是身體的三種能量場域像同心圓般重疊在一起的系統，即身體結構體場域被包在身體體液為主的中潮液態體場域裡，再一起被包在連接大宇宙的長潮氣態體（潮汐體）場域裡。

經歷的任何事物。資源可以是喜悅的，穩健的，甚至只是還不錯（OK）的身體感覺。當你閱讀此頁時，你感覺到自己身體哪裡是還不錯的呢？其它的資源還可以包括個案生活中美好的事物，例如他們所愛的人或寵物、他們喜愛的活動等。我們要記錄這些歡喜資源，因為這些對個案身心系統的穩定和平衡很有幫助。

　　到了某個時間點，我們就會體驗到個案全面整體的轉換。在這種情況下，個案的身心系統會從注意自己的創傷與不適轉向關注全身一體與原始呼吸。個案身心系統的亢奮反應與混亂狀態最終會安頓下來，達到整體的和諧一致性（coherent wholeness）*30。就像瓶中的水搖晃過後逐漸平靜下來一樣。

　　想像一下，我們身體大部分是由液體組成的，在現代西方社會快速腳步的生活中，我們全身上下的液體好像一直都在搖晃。我們的神經系統不斷地處在一種防衛性的戰鬥、逃跑或凍結（freeze）的狀態*31，這會干擾我們放鬆、修復的本能，和與他人處於當下建立社交關係的能力。在顱薦生命動力療法裡，我們等待個案的身心系統安頓下來，然後才關注身體中的具體問題。一旦安頓下來，勢能自然就會將自己定向到需要它的地方。當身心系統不再需要不斷回應外界刺激時，內在治療計劃就會展開。作為治療者，我們傾聽個案身心系統所選擇的治療方式，然後追隨它的領導。

　　以這種方式傾聽就像進入森林觀察野生動物。如果我們在森林裡

---

*30 coherent wholeness，指全身組織細胞場域達到緊密連結、和諧一致的共振關係。

*31 freeze，自律神經系統（副交感神經）的凍結狀態。此時，身體與自己的感覺解離，無法感覺自己，也無法對外界刺激做出反應。這是一種身體自我保護的本能。

東奔西跑，特意去尋找狐狸或鹿，得到回報的可能性會比我們靜靜坐著等待要來得小。如果我們安靜坐下等待，動物們就會感到安全，覺得可以探頭出來看看我們是誰。如果我們繼續保持安靜，動物就會更靠近我們，並好奇地開始嗅探。如果我們保持安靜並尊重牠們的存在，牠們可能會繼續做自己的事，並允許我們從中向牠們學習。

　　液體的行為也是如此，當我們安靜觀察時，它們就會向我們展現其真實的本質。如果我們企圖干預，它們就會對我們的行為和意圖做出反應。即使只是直視動物這麼微小的干預，都可能改變牠的行為。在生物機械力學的方法中，聚焦仔細觀察有助於診斷；但在顱薦生命動力療法中，我們則必須重新學習如何以更平均分散的方式感知，像小孩子一樣全面地觀察接受，而不是狹隘地只專注在一個問題。當我們將個案局部問題視為整體的一部分全面接受，甚至懸浮在整體場域中得到支持時，個案就能更容易獲得整體內可利用的資源。

　　我們可以從量子力學的角度來理解這個過程。在量子世界裡，每件事物都存在著以不同方式表達的可能。想想知名的雙縫實驗吧，光子（光子包）以波的形式通過兩道狹縫，有時被認為是波，有時則被認為是粒子。它表現為哪一種，是受實驗者注意的方式影響。也就是「量子現象似乎是由我們向自然界提出的問題所召喚出來的；在那之前，它是以一種未定義的模糊狀態存在。」[29]在顱薦生命動力學裡，我們更聚焦在波而不在粒子，我們支持波動或潮汐表現出來的益處。這是一種比只關注粒子更寬廣更具包容性的方式。當我們融入在更為流動、更寬大的波流中時，一種連貫和諧的整體感就會出現。每一次變化都反映在整個系統之中。這與只專注整體中某個局部的細節是不同的，例如只關心骨頭

如何相對於另一塊骨頭移動，這種方式在生物機械力學的方法中較有用。

雖然生物機械力學使用外力巧妙介入的方式也會有立即的效果，但個案的身心系統同時也需及時努力整合因這外力介入造成的變化。反之，若是藉由內部產生的力來啟動改變，個案的系統就能根據內部需要進行適應。當身心系統準備好時，這些變化就會被整合起來。

從某個角度來說，顱薦生命動力療法的方式對治療者來說更加容易。我們不需要太多主動的努力，不需要聲稱或假裝知道需要什麼，也不需要承擔責任。因為這療癒工作是生命呼吸透過個案與治療者一起進行的。治療者與個案之間存在著共振，這是顱薦生命動力治療的關鍵。簡單地說，我們可以說，雙方都是富含液體的生物，治療者身上的水與個案身上的水進行了溝通。我們都知道，水是一種高度共振的物質，它已經被證明可以對言語及想法產生反應。[30]當治療者的身心系統安頓下來並變得更平靜時，就可以提醒個案的身心系統也有能力這麼做；當個案的身心系統安頓下來且變得更加液態化時，治療者的系統也同時一起變得更液態化。所以我們說，「治療別人，同時也在治療自己」。我從來不覺得這個治療過程會累，就算我一直覺得生活疲憊不堪，在進行個案的顱薦生命動力療程後，我感覺也變得更好了。

對我們的自我（ego）而言，這種療法確實很挑戰。因為我們小小的自我常想要控制、想要被感謝、想變得重要。每次我為個案進行療程後，都感覺必須放下小小的自我。我認為這種治療像是在進行一種靈性課程。我最早的顱薦生命動力療法老師安娜・區堤指出，這治療像是與個案一起進行冥想。[31]我們坐在另一個人面前，一起處於當下，一起練習靜心，觀察我們的呼吸與身體感覺。通常，我們會與躺在治療床上的

個案一起進入一種非常平靜的當下臨在感。雖然我們小小的自我還是會想努力掌控局面，但它也有機會休息和體驗，體驗自己是如何在這大場域中浮現並被支持著。形成我們的神秘源頭就是生命呼吸，她擁抱著我們輕輕地搖晃著。當我們與個案坐在一起時，要否認此生命呼吸的力量和支持就更加困難。

隨著時間過去，我們會越來越深入地融入原始呼吸的韻律中，一切感覺變得緩慢，直到我們感覺自己比平時的個性更深沉、更緩慢、更平穩，更柔軟和更寬大。我們發現自己與靜止合而為一，已超越原來的自己。我們感覺與個案一起回到了生命的開始，回到我們受創之前，就像一開始的胚胎一樣，漂浮在生命所能提供的發展潛能裡。這就是顱薦生命動力療法的核心。

探索並體驗我們身體能量的本質

我們一般都認為身體是一個堅實的物質結構。就算之前不知道這件事，學校裡也會這樣教導我們。我們知道自己無法穿牆，即使想試著進行也會受傷。然而，我們正活在一個科學思維快速轉變的世界裡。我們都知道萬有引力，也知道它在牛頓力學裡的運作方式，但我們也沐浴在量子力學革命性的論述之下。在量子力學的世界裡，所有事情雖然有各種不同的面向，但都是一個連續性的整體。就像物理學家戴維·波姆（David Bohm）所敘述的：「相對論和量子理論都認為，我們需要把世界看作是一個不可分割的整體，這個整體就像宇宙所有的部分，包括觀察者跟他的觀察儀器，合為一體。在這個整體中，原子形式只是一種簡

化和抽象的觀察角度，只在某些情況下有意義。」[32]

我們是光和空間組成的存在體，並不是我們通常看到和摸到的實體形式。就像細胞生物學家布魯斯·立普頓（Bruce Lipton）指出的，我們可以看到彼此是因為光子反射出原本看不見的人體能量。[33]或許，我們的身體是由死亡的星星和銀河星系爆炸後抵達地球的星塵所組成的。[34]

顯然，我們的身體有其神秘之處，它看起來像是實體，但實際上卻是由能量和光組成。與其進一步解釋此一現象，不如從顱薦生命動力中直接感知它。我想藉由你自己身體的體驗，引導你對這個問題進行簡短的探索。如果你有興趣，請採取一個舒適的坐姿靜心下來，讓我們開始這個旅程！你可以用自己的聲音把接下來我要說的指導語錄下來，以便你可以閉上眼睛聆聽並進行探索，但不是一定得這麼做，你也可以上網聆聽我已經預錄好的指導語。（www.birthingyourlife.org/the-breath-of-life-book）

花一些時間調整自己的坐姿，讓自己舒適地坐在座位上。注意這個過程中你有什麼感覺？現在，請意識自己的一隻手；花點時間握緊跟放鬆這隻手三到四次，讓自己真正感覺到肌肉的運作，還有組織的收縮和放鬆。這些感覺是怎樣的？感覺是硬或是軟？溫暖或涼爽？是緊繃或鬆弛？是緊張或放鬆？（請見**圖10**）。

現在，請將動作放慢，讓自己更關注移動過程的感覺，而不是最後握緊拳頭或打開拳頭的感覺。當你放慢進行這個動作時，有不一樣的感覺嗎？你只有感覺到你的手在動嗎？或你有感覺到身體的其他部位也跟著受到了影響？你可能會開始感受到更多流動感，輕鬆感，整體液態化的感覺，感覺身體有更多部位參與其中。也許你會感覺到身體其它部位

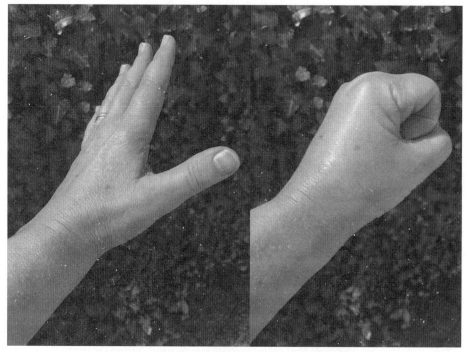

圖10：三種感知手部動作的方式：實體的手

有能量感，或有一種波動從你的手上傳到你的手臂，再傳到你的胸膛。你的頭和脖子也許會想動一動，甚至你的腳也想動一動。讓自己保持好奇，把動作慢下來、再慢下來，感覺看看。（請見圖11）。

　　經過幾分鐘探索這種更加液態化的狀態後，讓動作更慢一點，讓它像是要靜止而不是在做動作。把你的注意力更集中在手指間和手周圍的空間上，而不是注意手部微小的動作。現在有怎樣的感覺？在這種緩慢的狀態下，你會更關注在廣闊的場域上，你會開始感覺到你的手不再是那麼實體；它可能開始感覺更像能量體，懸浮在更大的能量場域中。注

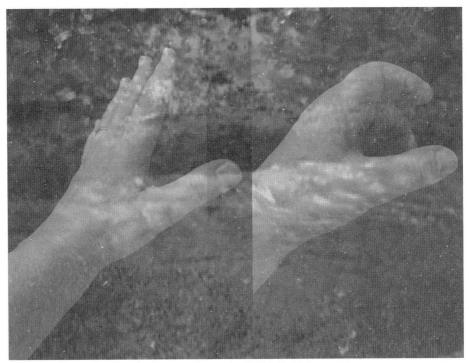

圖 11：液態的手

意你現在的感覺如何？（請見圖**12**）。當你覺得已經完成這個過程或不再對此感興趣時，請把注意力拉回到你實際的身體和手的感覺，抬頭看看四周讓自己找到定位。

如果你反覆體驗這個探索，你可能會發現你的動作可以更慢而且對能量更有感覺。如果你持續一直做，你也許會發現一些熟悉的疼痛慢慢消失了，這就是你的內在治療計劃自然而然地出現，並進行了自我療癒。我們現在已經進入這個奧妙的顱薦生命動力領域了，歡迎大家！

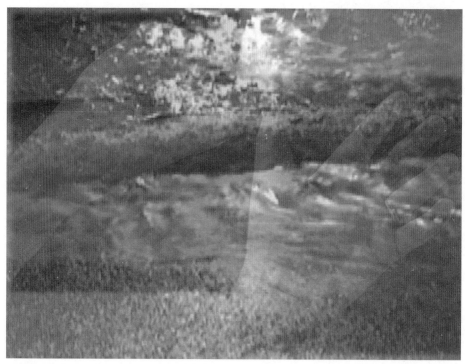

圖 12：宇宙的手

第二章　練習當下臨在感

找到你的位置，閉上你的眼睛
這樣你的心才能開始看見
……你的存在將成為一個偉大的共同體

——魯米（Rumi）

　　身為一位治療者，我們要將處於當下視為是顱薦生命動力療法的第
一步。如果無法覺察當下，就無法與個案建立關係。我們與個案一起處
於當下可以創造一個安全的關係場域，這裡與個案之前發生創傷的環境
不同。在這個場域裡，個案的身心系統和組織可以安頓下來，不受先前
創傷的影響。當治療者在這關係場域裡持續保持當下臨在感，並關注更
深層次的宇宙力量——原始呼吸時，個案的身心系統就可以藉由共振，
進一步深化。因此，治療者處在當下是此一療法的重要元素之一，可以
支持與幫助個案的身心系統平靜下來，也可以幫助治療者本身更敏銳地
感知到個案的身體及情感經歷，還有健康狀況。

　　保持當下臨在感不是顱薦生命動力療法所獨有的，但它真的很重
要，所以我決定用一整個章節來討論這個主題。「當下臨在」基本上指
的是一個人覺知「此時此刻」的能力，包括在與他人（例如個案）的關
係中保持專注。這個章節將討論處於當下在顱薦生命動力療法治療關係
中的重要性，並且教導如何深化自己與自己、自己與身體，以及自己與
身邊任何人在一起時能保持處於當下的能力。我們會討論練習與自己及
與他人保持當下臨在感的最新科學研究，並探索這些當下臨在感如何影

響顧薦生命動力的內在治療計劃。

　　現在讓我們從探索當下臨在感開始，把它當成是「存在」（being）的一種表現和通往存在的途徑；這是一種自然的存在狀態，我們不需要做任何事情。在下一章中，我們會討論能讓小孩（如新生兒、兒童還有個案的小孩意識）在安全的關係場域中休息的重要性。就像兒科醫師與精神分析學家唐納德・威尼科特（Donald Winnicott）所指出的，小孩可以「單純地存在」（simply be）。[35]在這種狀態下，小孩或個案可以按照自己天生就有的內在智慧自由發展。我們天生就處於一種存在狀態，威尼科特認為此與需要應付諸多環境挑戰的狀態是不同的。[36]一個在缺乏安全感與不和諧的關係中長大的個體，會發展出強烈的自我防衛機制與行為。這會在身體中呈現出緊張和糾結的狀態。若治療者自己也有未解決的個人經歷，在接觸個案時有時會錯誤地感知個案身心所呈現的敘述，把自己的需求和故事投射到個案身上。這個問題我們在後續會有更多討論。我們這麼強調當下臨在感的目的，是為了讓各有生命經歷的治療者與個案雙方，彼此更加深化自己，讓兩個存在體進入一種真正的共振。只有在這種處於當下的場域裡，療癒和我們原本的潛能才會自然而然地出現。

　　當下臨在感，就像存在感，什麼都不需要做。我們只是單純地在這裡，不需要做任何事。這同時是一種靜止和活著的感覺。藉由練習，我們也能在活動時保持當下臨在感。例如，在你讀這本書的此刻，你意識到你的呼吸了嗎？

當下臨在、呼吸、存在

　　在這一節中，我們要練習簡單的呼吸覺察，並了解它如何影響我們與自己及與他人同處的能力。我們活著就在呼吸，也就是說，呼吸通常是可以被覺察的。冥想課程也通常是從覺察呼吸開始練習。對大部分的人來說，需要靜靜地坐著才能練習；但是，一旦我們習慣注意自己的呼吸，我們就可以很輕鬆地在活動的狀態下覺察自己的呼吸。剛開始時，我們需要在相對安靜的環境中練習，直到我們發展出可以感知到更微細呼吸的神經通路。

　　現在花點時間安靜地坐著，觀察你自己的呼吸。去覺察自己正有意識地注意自己的呼吸。你可以感覺到自己的呼吸嗎？如果感覺到了，是從身體的什麼部位感受到的呢？是一種什麼呼吸狀態呢？很快還是慢？是輕鬆的還是費力的？是深層的還是淺淺的呼吸呢？

　　剛開始關注自己的呼吸時，我們通常會發現它是快而淺的，這代表了我們神經系統的狀態。在現代西方世界中，很多人大部分時間都被亢奮的交感神經影響。交感神經系統讓我們可以戰鬥或逃跑，讓我們在白天保持警醒。為了隨時可以與敵人戰鬥或逃跑，交感神經系統必須加速我們的呼吸，指示血液遠離我們的消化與生殖器官，流進我們的心臟、肺臟，和手、腿及下顎的大肌肉。呼吸加快時我們會喘，無法將呼吸更深入地帶到腹部。

　　當我們坐下並開始放鬆時，通常呼吸會變得比較慢且可以吸得更飽，空氣可以吸到腹部，因為這時候副交感神經——也就是放鬆和修復的神經系統比較活躍，血液會被引導回到我們腹腔的器官裡。（可以上

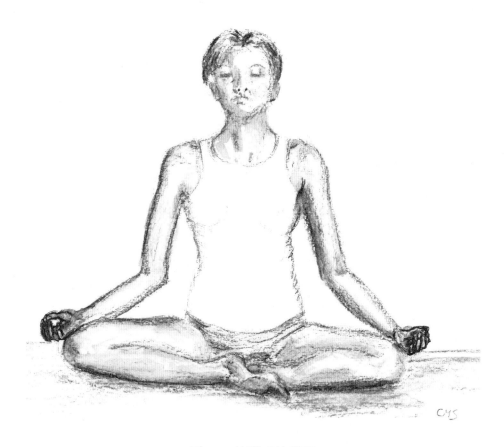

圖 13：練習處於當下

網到www.birthingyourlife.org/the-breath-of-life-book/. 取得這一段練習
的錄音。）

現在讓我們花一點時間再來注意自己的呼吸。現在呼吸的速度多快
或多慢？你在身體什麼地方感覺到呼吸？你感覺是鼻孔在呼吸嗎？是胸
部在呼吸嗎？還是胃和橫膈膜附近在呼吸？這並不是要你改變自己的呼
吸方式，只是要你知道自己是如何呼吸的。你的呼吸有深深地到達腹部

嗎？你可以把一隻手放在你的胸前，另外一隻手放在你的腹部來幫助你感覺呼吸的動作。這兩個地方是否隨著每次吸氣和呼氣而移動？也許其中一邊移動得比另一邊還多？或有時候你會感覺到只有胸腔或只有腹部在呼吸。

我注意到隨著瑜伽及其他形式的身體療法和放鬆技巧日益普及，人們傾向用腹部呼吸，因為大家都被教導要這樣做。但是，我們的肺在我們的腹腔上方，當肺部充滿空氣和排空時，胸腔就會跟著擴大和收縮，胸廓跟附近的結締組織也會跟著橫膈膜收縮或放鬆。若我們把呼吸動作只局限在腹部，那我們上半身的組織，包括心臟附近的組織可能會變得僵硬，最後導致健康問題，甚至限制了呼吸。相反地，長期處於戰鬥或逃跑模式下的人，通常都只用胸腔呼吸，而且橫膈膜的動作很少，以致於呼吸得不夠飽滿。

還有一些人幾乎不太呼吸。你現在呼吸的情況如何呢？你可以感覺到自己的呼吸嗎？我猜想，應該有一些讀者會發現，他們的呼吸太微弱了，以致於很難被感覺到。這沒有什麼好擔心或羞愧的，這僅僅是你的起點，只是當下呼吸的現狀，你有潛力隨著時間而改變。

覺察自己的呼吸是練習正念的基本功，正念源自佛陀的教導。佛陀從自己的修行中發現，只要如實觀察，不試圖改變或控制任何事情，練習保持覺察與平等心（equanimity，同等地接納和接受所有情況），就能從痛苦中解脫。練習覺察自己的呼吸時，有時思緒會飄移，覺察自己什麼時候失去專注，承認自己的思緒在遊走，然後輕輕引導自己再回來注意呼吸，或回到你原先專注的事物上，這些是正念冥想的一部分。要對自己和自己所體驗到友善一點，這可以幫助你學習，並感知平等心。最

近的研究顯示，這種覺察練習可以改變我們的神經生理狀況，讓我們容易感覺幸福和滿足。[37]

隨著我們不斷練習處於當下，大腦中覺知當下的區域也會進一步活化。這需要不斷地練習，因為我們大部分時間都不處在當下。佛教導師塔拉‧布萊克（Tara Brach）指出，每當我們聽到自己說「應該」的時候，例如：「我應該是不同的」，這就表示我們並沒有與當下同在，因為我們需要它有所不同。[38]你多常感覺到「應該」或說出「應該」這個詞呢？

一樣的，當我們感覺恐懼時，這個恐懼通常與當下無關，而是與過去經驗有關，同時也擔心未來會發生一樣的事。對我們來說，能預測我們的行為會發生的影響很重要，因為這關係到未來會怎麼做；能從過去的經驗學習也很重要，很多人覺得痛苦是因為我們陷在過去或已經活在未來。你是否曾對某個尷尬時刻久久無法忘懷？或你是否曾經擔心即將到來的事，然後整個晚上焦慮到無法睡覺，因為你的腦海裡一直在準備應付未來的這件事？當你回憶這些情況時，你注意到呼吸發生了什麼變化嗎？你現在的呼吸狀態如何呢？當你回到關注自己的呼吸時，你的內在發生了什麼變化嗎？

當我們恐懼地回想過去或焦慮地擔心未來時，我們負責防衛的神經系統──杏仁核（amygdala），就會被啟動。它是大腦中一個長得像杏仁形狀的區域，是我們感覺的前哨站。當我們面臨危險與挑戰時，它會從過去的經驗衡量我們現在所處的狀態有多危險。如果輸入的刺激類似過去遭遇過的危險，那杏仁核就會警告我們潛在的危險。我們的交感神經就會被啟動，進入戰鬥或逃跑狀態。我們會保持警覺，準備在危險出現時自衛。你可以注意觀察閱讀這些內容對你呼吸的影響。當你將注意

力集中在自己的呼吸時，另一個大腦區域——前額葉皮質（prefrontal cortex）會被啟動。這個大腦是最近才進化出來的區域，與我們覺察當下有關，也是我們社交關係神經系統（social engagement system）的一部分，這是由神經科學家史蒂芬‧波吉斯（Stephen Porges）所提出來的觀念。

　　一九九〇年代，波吉斯提出了他的多重迷走神經理論（Polyvagal Theory），心理治療和創傷治療領域從此有了革命性的改變。[39]你也許在學校學過交感神經跟副交感神經系統必須保持平衡，我們才能維持健康。交感神經系統負責戰鬥與逃跑，與分布在我們脊椎兩側的交感神經鏈有關。副交感神經系統則負責放鬆和修復，與迷走神經（vagus nerve）相關。迷走神經是腦神經的一部分，負責提供訊息給多個內臟。迷走（vagus）是「漫遊者」（wanderer）的意思，迷走神經是人體最長的神經，它有許多分支漫遊到軀幹中不同的器官。波吉斯發現迷走神經實際上不只是一條神經，而是來自腦幹中不同的神經核或神經中樞。（因此這個名詞「多重迷走神經」的「多重」代表許多迷走神經的意思）我們以前知道的舊迷走神經，與副交感神經系統相關，是從脊髓背根的神經（dorsal nucleus）延伸出來的。而新的迷走神經，對我們來說是新的知識，也是新進化出來的。它從腦部的疑核（Nucleus ambiguus）延伸出來，而且與負責臉部表情、語言及社交互動有關的腦核（腦部的神經中心）密切相關。波吉斯將這個新的迷走神經系統稱為社交關係神經系統。從演化的角度來看，這是最近才發展出來的系統。

　　在演化的早期，相對簡單的生物在遇到危險時，會出現類似副交感神經的反應，遇到危險時會縮回、靜止不動和減少氧氣攝入。而交感神

經系統的功能，包括戰鬥或逃跑的反應，是較晚期才演化出來的，脊椎動物有四肢可以支援這個反應。社交關係神經系統則是在哺乳類動物身上發展出來的，哺乳動物的幼兒需要父母長時間的照顧，直到足夠成熟可以獨立生活。社交關係神經系統在靈長類動物的身上演化得更明顯，它支持親密關係、依戀感和保護後代。

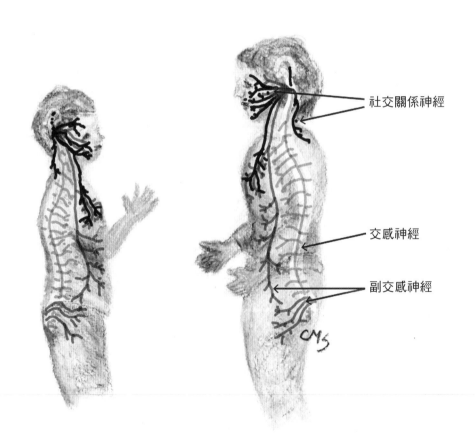

社交關係神經

交感神經

副交感神經

圖 14：多重迷走神經系統

　　人類是一種體型相對弱小的動物，社交關係神經系統可以幫助我們合作與共生。人多勢眾我們就會覺得安全，我們可以互相保護，利用我們合作的技巧與語言來建造庇護所和防衛工具。波吉斯指出，當我們遇到潛在危險時，我們的神經系統會按照演化的順序進行不同層次的反應。身為人類，我們面對威脅時的第一個反應是使用我們的社交關係神經系統關注其他人類。我們會觀察是否有其他人在附近，他們對可疑的的聲音、動作有何反應等。如果是一群人在一起，我們就會互相交流經驗，並一起尋找應對問題的方法。作為靈長類動物，這是我們遭受威脅和壓力時的第一個本能反應。如果這個較晚才演化出來的神經系統無法應付現場的局面，我們就會轉而使用在它之前演化出來的防衛系統，也就是交感神經系統來處理。如果交感神經系統也無法順利幫助我們，我們副交感神經的凍結反應就會啟動。

　　副交感神經系統不僅能讓我們可以放鬆和從威脅下恢復時放慢速度，當交感神經無法保護我們時，副交感神經還能讓我們進入凍結或「裝死」狀態。假設有劍齒虎逼近，我們會評估是否有能力與這隻老虎搏鬥或逃跑。如果這兩種選擇都不可行，我們就會進入副交感神經系統的麻痺或凍結狀態。這種極端的副交感神經反應是為了減輕我們不幸被獵食時的痛楚，或讓我們對不吃死肉的獵食者不再那麼有吸引力。它能讓我們的身心分離，也會讓我們感官麻痺。我們會變得麻木、同時也會癱軟。

　　我們從嬰兒身上可以很容易觀察到這種反應。例如，有什麼事讓他們感到壓力時，他們會先發出一種社交性的哭聲或聲音，感覺好像在說：「嗨媽咪，我需要你，請你過來」。如果媽媽沒有反應，嬰兒的哭

聲就會越來越生氣、越來越具要求性,這就是交感神經被啟動的表現。「媽媽!你在哪裡!現在就過來!」如果媽媽還是沒有來,這個嬰兒最後就會停止哭泣,變得安靜無聲。在自然界中,這是一種適應機制,因為一個安靜的嬰兒比較不會引起獵食者的注意。但不幸的,這種副交感神經的解離反應常被大人錯誤解讀。大人會認為這個嬰兒很棒,不哭泣、不找麻煩,也不提出要求。然而,如果你仔細觀察這樣的嬰兒,你會發現他的眼神看起來遙遠而空洞。在顱薦治療中,如果你看到處於這種解離狀態的嬰兒或個案時,會感覺他像是「不在家」,有一種死氣沉沉、麻木或空洞的感覺。

我們會在第七章進一步研究個案的創傷反應,並討論如何處理。現在我們只要知道,理解未解決的創傷對我們身心系統的影響對自己是有幫助的,創傷會影響我們的當下臨在感、讓我們無法覺察自己當下的呼吸和身體感覺。這可能是因為交感神經被啟動的關係,我們會隨時隨地都在警覺危險;這也可能與我們的副交感神經系統習慣性處在解離狀態有關,這讓我們感覺麻木、感受不到當下的感官刺激。波吉斯認為,如果這些防衛反應可以緩解,社交關係神經系統就可以重新被啟動。[40]我們的感知覺會發生實質性的轉變,因為社交關係神經系統讓我們可以準確地判斷社交關係,並在安全的環境下能感受到安全。然後,我們就能適時建立當下的人際關係。我們可以保持在沒有恐懼的情況下,在感覺安全的關係中放鬆。

當下臨在、心臟、存在

　　覺察呼吸是把自己拉回當下現場的簡單方法。你現在覺察到自己的呼吸了嗎？花點時間深入地覺察自己的呼吸。將心臟納入我們的覺察可以更快速地喚醒社交關係神經系統。新迷走神經連接心臟跟肺臟，傳達從心臟到腦部和從腦部到心臟的重要訊息。呼吸和心臟功能密切相關，當你專注呼吸時，你能同時感受到你的心跳嗎？為了能做到這樣，我建議你把一隻手放在你的心臟上。現在你感覺到什麼了嗎？把你的手放在你的心臟上是什麼樣的感覺？感覺到手觸摸胸口的感覺了嗎？你的手感覺到胸口了嗎？你的胸口能感覺到你的手嗎？現在花點時間聆聽你的心臟。你能感覺它在跳動嗎？心跳的快慢如何？跳得很用力還是很輕柔？有時可能感覺跳得很微弱，有時卻跳得好像快蹦出你的胸腔，也可能是介於兩者之間。

　　我發現「心能商數研究所」（HeartMath Institute）的研究可以幫助我們更深入當下的感覺，特別是與心臟有關的部分。從一九八〇年代開始，這個機構一直致力於研究心臟的智慧（intelligence）和生理機制，以及如何利用這些資訊來幫助我們更輕鬆、更成功地應對生活壓力。心能商數研究所的研究顯示，有意識地覺察心臟會影響心臟的功能，進而調節生理、情緒和行為，使人能更協調、有彈性和有效地對應壓力和生活。只要有意識地覺察心臟就可以產生平靜和調節的效果。這個機構使用的技術包括用簡單的方法來測量心跳與心率變異性（heart rate variability, HRV），心率的節律變化被發現與我們的健康及適應力有關，也會影響我們是否能視當下需要來調整行為。心能商數研究所的研究還

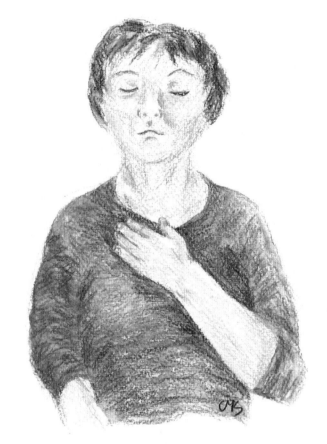

圖 15：感覺自己的心臟

顯示了心率變異性與身體內振盪系統（body's oscillatory systems）*¹間的和諧性，也與人和人之間的和諧性有關。

---

*1 body's oscillatory systems，身體內的振盪系統，是指人體組成成分的生物電磁場域或生理活動，包括細胞、組織、器官和結構系統的振動和韻律。人體中存在各種振盪系統，包括心跳、呼吸、血壓、腦電活動等，它們都在身體內進行周期性的運動或變化。

我們身體中的一切就和自然界中的一切一樣，一直都在振動與細微地呼吸。我們會在第四章結合我們在顱薦生命動力中所感知到的細微韻律來進一步探討這個問題。

身體中的每個器官都有自己的韻律，並隨著顱薦生命動力中原始呼吸的潮動一起細微地移動。在現代西方世界裡，我們傾向認為是大腦在主宰我們的身體和行為，但研究顯示，心臟才是真正的主導者。心臟的生物電場（bioelectric field）比大腦大60倍，而它的生物磁場（biomagnetic field）更大，比大腦大5000倍。[41]這些場域顯然在人與人間和人體內傳遞著訊息。由於顱薦生命動力主要是透過與治療者的能量共振來進行治療，所以心臟的場域在此療法中更加重要。因此當我們和個案一起時，我們常常會讓自己在心臟裡放鬆，讓我們的當下臨在感從心臟散發出來。

正如前面提過的，迷走神經在心臟和大腦之間傳遞訊息。事實上，從心臟到大腦的神經通路遠比從大腦到心臟的要多得多。心臟到大腦間的訊息為自我調節提供了重要的訊息。心臟是一個感覺器官，它所傳達的資訊對於健康和安適感很重要。我們都知道「傾聽自己的心臟」很重要，但是我們有多常這樣做呢？現在給自己一點時間傾聽自己的心臟。再次把手放在你的心臟上聆聽並感受一下，你感覺到什麼了嗎？感覺是否和先前不同？現在能感覺到你的心跳嗎？是更容易還是更困難呢？當我們可以安靜下來時，心跳通常也會比較緩和。但是藉由練習，你的感知覺也會變得比較敏銳。

如果你持續進行這種探索，你可能會發現自己能更加清晰地感受到自己的心跳。同樣地，如果你專注於呼吸，它也會變得更加清晰。你現

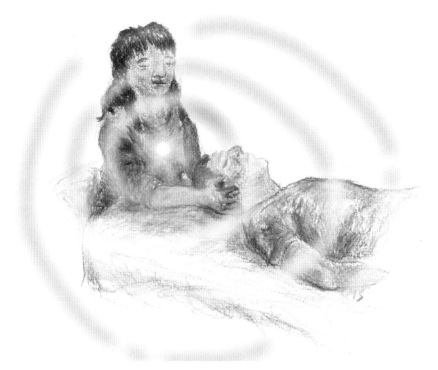

圖 16：從心臟出發的關注和支持[*2]

在能感受到自己的呼吸了嗎？它有變化嗎？我建議你停下閱讀，花至少
10到20分鐘專注於自己的呼吸和心臟。如果你無法同時感受到兩者，不
用擔心，先關注自己的呼吸一段時間後，再改為關注自己的心臟，然後

[*2] holding from the heart，可以理解為從心臟出發的持續關注和支持，也可以解釋為
一種以心靈為基礎的接觸和建立關係方式。在治療過程中，治療者通過將注意力集
中在自己的心臟上，並從內心散發出平靜、溫暖、支持和同理等積極情感，來支持
和幫助受治療者。這種方式有助於治療師和受治療者之間建立更加深入、有意義的
連接，讓受治療者感覺到被關懷與安全感，幫助受治療者緩解壓力、恢復平衡和增
強身心健康。

再回到自己的呼吸，繼續這樣反覆練習一段時間。之後你可能會發現自己是對呼吸或對心臟較感興趣。若你發現你比較喜歡其中一個感覺，那就多花一點時間專注在這個感覺上。然後擴展你的學習，也花一點時間專注在另一個感覺上。這是關於平等對待（equanimity），不是只加強自己的習慣和偏好；這是關於與之同在（being with），不要試圖採取什麼行動。

你從出生的那一刻開始呼吸，但你的心臟在受精後第四周就開始跳動。那時你還不像現在這麼活躍，你只是漂浮在母親的體內，什麼事也不用做，只是單純地「存在」。所以，花點時間與你的心臟和呼吸同在，可以幫助你回到最初的存在狀態。回到你還是個小胚胎，只是存在和成長的時候，你的感官在你出生前就開始發展了。在下一節中，我們會探索如何喚醒心臟和呼吸以外的感知覺。

當下臨在、感覺與覺察

杜菲先生離自己的身體感覺有點遠。

——詹姆斯·喬伊斯，《都柏林人》

你對自己的身體靠在椅子上或坐在任何東西上的感覺有當下臨在感嗎？即使是閱讀這種簡單的行為都會分散我們的注意力，讓你無法專注在自己身體的感受上。問題來了，如果我不是和我的身體在一起，那我在哪裡呢？

現代西方世界的大多數人，就像詹姆斯·喬伊斯筆下的人物杜菲先

生一樣，與我們身體的感覺分離。我們從小就學會與我們的身體感覺分離。我記得在我六、七歲時，學校要求我坐在課桌前，雙手緊握放在身前，擺出端正的「完美」姿勢。我想這是為了要讓我們成為有良好學習習慣的好孩子（就像我們認為的「乖」寶寶。他們不哭不鬧，因為他們都處在分離的狀態，這些寶寶當時並不是真的處於當下）。現在我知道對一個年幼的孩子來說，在缺乏活動的狀況下接收和處理訊息有多麼困難。我們是透過身體來學習的。有學習障礙的孩子往往可以從練習發展性動作中受益，例如回到地板上爬行，因為這有助於神經系統在某種程度上重新連結和整合，這可能是之前缺乏的部分。

　　有許多情況可能會妨礙或減少我們在兒童時期應該進行的活動，這會抑制或干擾我們的學習。例如，父母有時會把嬰兒放在汽車安全座椅上帶來讓我治療。他們解釋說嬰兒正在睡覺，這樣帶過來比把他們搖醒容易。但這些情況通常讓我很不安。不僅因為我覺得攜帶安全座椅比抱著嬰兒對爸媽的身體負擔更重，而且在一個空間侷限的方盒座椅裡，嬰兒會錯過很多重要的動覺刺激與動作協調經驗。抱在身上帶過來的嬰兒，可以感受到爸媽身體擁抱嬰兒的姿勢變化，獲得各種不同的感覺刺激。父母的身體提供了溫暖的感覺，心跳和呼吸的共鳴，以及心跳和靠近的聲音。這與坐在安全座椅裡的感覺是不一樣的！坐在安全座椅裡意味著孩子失去了伸手與父母互動的機會，失去了和父母的手及手臂接觸的感覺，也沒有機會體驗地心引力的變化。偶爾坐坐安全座椅無妨，而且現代生活的速度和複雜度也可能必須讓孩子坐在座椅上；但是，一直用這種方式將孩子帶來帶去一定會產生影響。如果這個孩子之前就有類似我們上面所說的解離經驗，那安全座椅可能會增強這種解離的傾向，

而不是提供一種療癒的機會。在學校被要求要好好坐著不動也只會更雪上加霜。

　　不幸的是，對我們之中有些人，就像我小時候一樣，安安靜靜坐著當個乖孩子並不是那麼困難。其實，多年前我就已經跟我的身體感覺分離了。我母親在我出生時打了全身麻醉，這對我們兩人都產生了影響，我們沒有辦法充分參與生產過程。我是被產鉗夾出來的，這讓我和我母親都失去了在自然生產過程中共舞的機會。也就是說我缺少了在母親子宮收縮時雙腳有韻律地推擠子宮壁的過程。也許有部分是因為這個原因，我當時才會被認為有發展遲緩。我從來沒有爬行過，到快兩歲才開始走路。因為我們沒有在生產過程中與彼此同在，所以直到五十年後，透過動作，我和我母親才第一次真正連結在一起。當時我們在一起跳舞，這是我人生中第一次在家庭聚會上跟我的母親跳舞，當我們凝視對方的眼睛時，我們的心產生了共鳴，我們的社交關係神經系統在那時被喚醒，就像母親和新生兒在剛出生時的互望一樣。（你看，療癒可以在任何時間點發生！總是有希望和可能，因為「健康」一直存在，而且不停在尋求方法展現）。

　　嬰兒出生時就已經有警覺性和活動能力。我第一次參與的分娩中，嬰兒在身體還未完全出生以前就抬起頭來環顧房間裡的每一個人，並與在場的每個人眼神接觸。連結（bonding）是學習來的。我們深深凝視對方的眼睛和內心，互相了解彼此及建立關係。若我們的感覺被切斷，就像被麻醉或被某種創傷後的凍結阻斷，我們就很難移動。如果我們與我們的身體動作分離，例如在學校裡被迫坐著不動、或被罰坐或站在角落，或被綁在娃娃車裡而不是被媽媽抱在身上，我們就會難以感知。當

我們面臨無法忍受的經驗卻無法逃跑時（逃跑是交感神經系統功能），那我們就會不反應（副交感神經系統的凍結狀態）。當我們有情緒及生氣時卻被處罰，而不是被了解與安撫，就會讓我們學會不要去感覺情緒和生氣。

　　和許多孩子一樣，我在七歲前就已經學會了忽略身體感覺帶給我的重要訊息，轉而聽從自己的理智。童年時期的其他創傷事件也增強了我出生時因麻醉而產生的解離感。重新找到身體的感覺需要多年的正念冥想、各種形式的身體療法、身體經驗心理治療（somatic psychotherapy），以及對我出生及出生前經驗的探索。因為進行這些治療的效果實在是太好了，所以我才會在這裡把這些經驗傳授並書寫出來。我無法想像，如果我沒有進行這些療癒，如何能夠與我的個案同在，或感知到顧薦生命動力療程的細微現象。我知道學習顧薦生命動力療法的過程中，多年的內觀（Vipassana）靜坐給我帶來極大的幫助，它教會我覺察呼吸和身體感覺，並能夠在靜止中發現微妙的生命力量。（內觀冥想源自佛陀的教導，要我們觀察呼吸跟身體的感覺，練習覺察和平等心——不帶偏見地接受任何出現的事物。）

如何在身體中找到感覺

　　我們已經開始藉由關注呼吸和感受心跳來覺知感覺了。如果感受不到呼吸在身體中進出的感覺，你就無法意識到呼吸。你可能會感覺氣息在你的鼻腔或鼻子下方、上唇上方進出；或是感覺到胸部、肚子或身體其他部位隨著呼吸做出動作。現在我想邀請你花一些時間來探索這個感

覺。

　　找一個安靜的地方舒適地坐著，如果你覺得夠舒適，就可以閉上眼睛，或你也可以睜開眼睛柔和地注視著某個地方。這樣做的目的是減少外界的干擾，增加你對呼吸和身體的覺察。再次讓自己覺察呼吸。在這麼做的時候，你可以進一步好奇地感覺呼吸的品質，還有呼吸在體內哪裡移動。例如，如果你發現你的呼吸快且費力，你是怎麼感覺到的？你感覺到呼吸在鼻腔裡移動嗎？你感覺到胸部的動作嗎？當你和呼吸同在一段時間之後，或許你會發現呼吸變慢了。你是如何感覺到它變慢的？是什麼感覺告訴你呼吸已經變慢了？你可能會發現你開始覺察到腹部比胸部動得多，但一開始是胸部動得比較多。你能感受到這個動作帶給你的感覺嗎？

　　覺知感覺的方法之一，是藉由關注身體與物體表面接觸的地方。當你坐著時，你可以感覺到你的座位嗎？你可以感覺到身體的重量放在椅子上嗎？還是你感覺有一股遠離椅子的拉力？你甚至可能有一種漂浮在椅子上的感覺。你也可以在躺下時探索這個感覺。仰躺提供了更多可以覺察的接觸點。你可以先閱讀下面的指導語並記住，然後再躺下來觀察，或者你也可以自己錄製這些指導語，在你躺下練習時聆聽。（www.birthingyourlife.org/the-breath-of-life-book. 裡也有已預錄好的音檔。）

　　在你轉換到仰躺姿勢的過程中，你感覺到你的身體了嗎？躺下後，請探索你背部不同部位的接觸感。感覺你的上背部，中背部跟下背部。頸部和下背部後方有一個自然的拱形。這個拱形有多大？你能把手放進你的下背和地板／墊子／床之間的空間中嗎？如果可以，就表示背部這裡弓起太多，表示你身體的這部分遠離了地心引力。你覺得背部這裡很

緊嗎？

　　我喜歡想像地球母親總是在我們下方，把我們擁在她的懷裡。我們能讓自己多麼倚靠這種支撐？你能感覺到身體有什麼地方貼近地心引力嗎？你能感覺到身體的重量沉入地面嗎？你的肩膀碰到地板了嗎？或是肩膀被舉高離開地板？兩側是一樣的嗎？你的身體左右兩側有差別嗎？再次強調，這不是要讓身體變成某種特定的狀態，只是要覺察此刻身體實際的狀況。你的上臂感覺如何？你能感覺到手肘、前臂、手腕、手掌嗎？你的髖部和骨盆有順著地心引力放鬆嗎？順著地心引力的感覺是什麼？你可以感覺到重量交給地球的感覺嗎？你同時也可以感覺一下腿與腳的背側。

　　覺察身體背部也可以讓你從不同的角度感覺呼吸。當你呼吸時，身體與地面的接觸會隨著每次呼吸微微地變化。吸氣時身體的體積會稍微增加，身體給地面上的壓力也稍微增加；呼氣時身體體積會稍微減少，給地面的壓力也會稍微減輕。你感覺到這些了嗎？慢慢來，讓自己感受這些感覺。讓自己好奇一點。你能感覺到什麼？感覺不到什麼？當你這樣感覺一段時間，或過一段時間再回來感覺時，是否有什麼變化？如果你覺得你的感覺不是很明顯，請關注這一點。你是否對自己缺乏覺知感到好奇？是什麼原因造成的？如果你覺得自己覺察不到應該覺察到的事物，你能對自己有點同情心嗎？。這只是你此時此刻的狀況。它會改變，就像所有事物都會改變一樣。

　　傳統正念冥想的方式是靜靜地坐著，覺察自己的呼吸，然後開始擴展你的覺察到身體其他部位。你可以從頭到腳逐一掃描你的身體，檢查每個部位你覺察到的感覺。或者，你也可以從感受呼吸開始，再慢慢

包括身體其他部位。在我連綿流動技法的課程裡，會引導大家從通常呼吸流過的地方感受呼吸，如鼻子、胸部、橫膈膜、腹部；然後指出呼吸是設計來將氧氣和生命帶到身體的每個細胞，同時帶走二氧化碳和其他廢物的。因此你可以在身體的每個部位都感受到呼吸。你可以感覺到呼吸在你的腹部以下，進入你的骨盆、髖部、大腿、膝蓋、小腿、踝關節和腳嗎？你身體的每個細胞都在呼吸。你能感受到嗎？你能感覺到你的意識所到之處身體有膨脹充滿跟消退排空的感覺嗎？有感覺到一種細微的擴張跟收縮嗎？繼續這樣掃瞄你的身體，即使你感覺不到這種細微的呼吸，但當你把注意力帶到身體的每個部位時，你可能會覺察到一種活力、甦醒、刺痛，或溫暖的感覺。當你把注意力帶到每個部位時，注意一下你的肩膀、上臂、手肘、前臂、手腕、手掌，甚至每個手指和腳趾。你是否能感覺到背部的呼吸，還有與地板、墊子、床、椅背，甚至是與你衣服接觸位置的變化？你能同時感覺身體多少部位在呼吸呢？我要再次強調，這裡沒有對錯之分，這不是一場競爭。這是在發展你的覺察力。從覺察你已經覺察到的和你還沒覺察到的開始體會吧！

當你已經練習覺察身體的感覺一段時間後，就可以開始嘗試增加一些細微的動作。你可以在躺下或坐著時，留意身體不同部位的感覺，試試用手指做一些非常微小的動作。可以從一根手指開始，動作越小，你就越能對它有感應。你也可以做一些微小到連旁邊觀察你的人都看不到的動作，只有你自己能感覺到的動作。你可以感覺到你身體中想做動作的意圖嗎？也許你不只感覺手指想做動作，同時也感覺到身體其他部分想動起來。讓你自己好奇一點。你現在感覺到什麼？在哪裡感覺到？你一次可以探索跟感覺身體多少部位？你可以試著用不同的手指進行這個

練習，然後再進一步嘗試到用腳趾。動作要小、慢和細微。你感覺到什麼變化嗎？如果你做出更大、更快的動作，你會有完全不同的感覺，如果有興趣可以嘗試看看。你也許會發現你的呼吸變得更急促，專注力改變了。較細微的動作會讓你的神經系統安頓下來，增加你的專注力和覺察力。

當你花一段時間覺察自己的身體之後，就可以開始提升挑戰程度，將你的覺察帶入與別人的關係中。

當下臨在感與關係的建立

你是否曾注意過，當你與另一個人建立關係時，你與呼吸及感覺同在的能力會發生變化？現在請花一些時間來感覺你的呼吸，當它在你的身體內進出時，請意識你所覺察到的任何感覺。一旦你感覺到呼吸的流動，想像有一位親友穿過門走進來，現在你的呼吸發生了什麼變化？你覺察到呼吸變化時感覺如何？你一樣感覺得到呼吸嗎？

我們遇到人時，通常呼吸會出現變化，這也許是一種殘留的動物本性，因為我們需要感知身旁的人以確定我們是否安全。當負責戰鬥或逃跑的交感神經啟動讓我們提防某人的時候，呼吸就會加速。而當我們將注意力轉向注意這個人時，我們常感覺不到自己的呼吸，因為我們進入了關係場域（relation field）。如果我們再次沉澱下來，回到感覺自己的呼吸，會發生什麼事？

此刻，是什麼阻礙了我們在這關係中保持當下臨在感？阻礙了我們關係的存在？身為治療者，盡可能保持當下臨在感是很重要的。思考過

去的關係會如何影響我們在當下與個案互動的能力也很重要，這有助於培養當下臨在感。在強調建立關係的療法裡，我們需要進一步了解「移情」（transference）與「反移情」（counter-transference）這兩種現象。

「移情」是精神分析領域中的一個專有名詞，由佛洛伊德首次提出，意指下意識將當前遇到的人（如治療師、上司或情人），視為過去經驗中的某個人（通常是童年時期的父母或其他權威人物）並予以連結。這是一種潛意識想修復過往關係的努力。當在治療過程中出現移情作用時，個案會傾向在治療者身上重演過去的關係。精神分析的一個重點就是治療者要能辨認出移情，並幫助個案意識到這種移情正在發生。儘管這需要治療者保持一定的中立，但治療者自己也可能有來自童年時期未解決的創傷。「反移情」正好相反，是治療者把個案當成是過去的某個人。雖然顱薦生命動力的治療者不是精神分析學家，但在顱薦生命動力療程中，相對中立地處於當下也是有用的。我們致力於盡可能在治療個案時保持當下臨在感，某種程度上也是為了提供這種中立性。

我們在這個關係中是否能真正處於當下？或者我們與對方互動時會表現得好像處在過去與某個人的關係中？當我們面對權威者、父母、祖父母或生病的手足時，我們可能會變得像小孩子一樣，也可能會成為像父母或其他年長者一樣的照顧者角色。從這些角色模式中學到的東西可能有其用處，但若無意識地這樣做，可能會影響我們在現在的關係中維持當下臨在感，導致不適當的行為或干擾。

我想起弗雷德里克·勒博耶（Frederick Leboyer）在他的《無暴力的出生》（*Birth Without Violence*，暫譯）一書中說，急著剪斷臍帶的急迫感，有時是投射出助產士自己出生時的急迫感。[42]在嬰兒剛開始適應

新的呼吸方式時不恰當地剪斷這條必要的生命線，可能會延續了助產士選擇這個職業時希望可以療癒的創傷。對顱薦療法的治療者來說，情況也可能相同，他們可能急著想解決個案的痛苦，讓個案在療程中感覺有顯著的變化，出於自己需要被看見、被認同、接納、喜歡或感謝等的需求而採取行動。在治療者這些反移情的情況下，個案通常會感覺自己未被看見和需求未被滿足。治療者急切想治療個案的需要可能主導了這次療程，導致雙方都對這次的治療不滿意。當然，若這名個案也對這位治療者產生移情，那事情就更加複雜，個案可能會期望或認為治療者是以前的某個人。

我們常會投射過去未解決的問題或創傷並依此行動。因為早年的創傷常常發生在人際關係中，所以往往會在類似的親密關係中重新出現，例如治療者與個案之間的關係。後面我們會再討論這些是如何在個案身上出現，以及我們在治療的過程中該如何處理這些問題。在這裡我們關注的是治療者的當下臨在感，以及我們自己的過去經歷為什麼會阻礙我們與個案單純同在當下的能力。我們可能會在潛意識的驅動下，試圖去了解和治癒我們自己的過去，而不是專注在個案身上。

該怎麼做才能讓我們與個案同在當下的能力更好呢？第一步，也是我們在本章中一直練習的，就是更加與自己同在當下。在某種程度上，「當下臨在」就是關係的本質。

下一章我們會繼續討論這個如何安頓自己和安頓對方的旅程，我們將探討與個案一起深化進入存在當下的療癒潛能，以及當下臨在感在顱薦生命動力療法中對穩定關係場域的影響。在後面的章節中，我們會探討「當下臨在感」的共振如何支持內在治療計畫的開展，同時也促進了

安全感與安頓感，讓治療者與個案雙方都能深入到生活窘況與創傷所造成的表面波浪之下，回到天人一體的感覺和生命呼吸的力量所支持的健康。

第三章　人與人之間的空間

培育關係場域

社交關係神經系統讓人與人之間能夠彼此碰觸。我們不是只走到某人身邊就觸碰他，還有整個互動過程，包括臉部表情、聲音、其它身體暗示等，以此判斷彼此是否感到安全。然後我們才能觸碰。

——史蒂芬·波吉斯[43]

當個案與治療者第一次相遇時，兩個存在個體（being）之間的會面就開始了。我們每個人都帶著自己過去的人際關係史，這會影響我們的認知、行為和身體。一開始我們會有一個出自本能的生物性評估，試圖瞭解另一個生物可能是誰。就像所有動物一樣，我們會對陌生人進行評估，以判斷對方是安全的還是具威脅性的。正如我的導師艾蜜莉·康瑞德所說：「我們會相互嗅探」，直到我們了解夠多對方的訊息，確認我們是安全的，我們才會安心下來。在本章中，我們將探討在生命動力療程中，安頓「關係場域」的重要性。

富蘭克林·席爾斯認識到貝克醫師描述的「內在治療計劃」的展開，實際上始於個案與治療者之間的關係。[44]我們把個案與治療者之間的這個潛在療癒空間稱為「關係場域」。如果個案在與治療者之間的關係場域中覺得不安全，個案的身心系統可能會因為防衛機制被啟動而無法安頓下來，就不容易感知到更深層次的生命動力。這時，一些舊的模式會持續，因為它們是為生存和保護個體而產生的。在這種慣性狀態下，個

案的身心系統會更專注於過去已適應的狀況，而不是當下可用的資源。只有在個案身心系統能夠安頓下來，且能感覺到全身一體和原始呼吸時，內在治療計劃才會展開。我們在下一章中會更深入討論這種「全面整體的轉換」（holistic shift）。現在我們只要注意，只有當個案體驗到充分的信任與安全感時，這種轉換才會發生。然後，個案的身心系統才能不受之前的防衛模式影響而安心下來，才能夠感受到當下關係場域中提供的療癒潛能。

我們與個案的關係，從第一次接觸時就開始了。我們傳達專業訊息的方式——個案與轉介者的關係，對推薦者的尊重與信任，我們通過電話、電子郵件等方式的首次接觸等——都對建立一個好的治療關係場域很重要。我們的言詞，語調，面部表情和行為，都在向個案發出信號，表明我們是安全的、歡迎他的，還是有危險的、令人害怕的。

人類是動物，不管我們是否願意承認。我們會（通常是潛意識的）偵測對方是否安全可靠。我們會確認是否能放下警戒，能放鬆到什麼程度。在很多身體療法裡，這點並不是那麼重要，至少不太受強調。但因為顱薦生命動力治療過程是和更深層次的宇宙力量一起工作，此力量之前就存在且不受創傷經驗的影響，所以我們不能忽視這治療性關係的重要性。如果我們曾關心過我們的創傷經驗是怎麼來的，就知道這是有道理的。

我們的人際關係史是從家庭環境中開始的。我們與人最早的互動模式在出生時甚至在子宮內就已建立。早期的家人關係是否是關心我們、滿足我們、支持我們，包括我們如何被對待，會影響我們後來一輩子的行為和對人際關係的體驗。身體療法涉及身體的親近接觸，這可能會輕

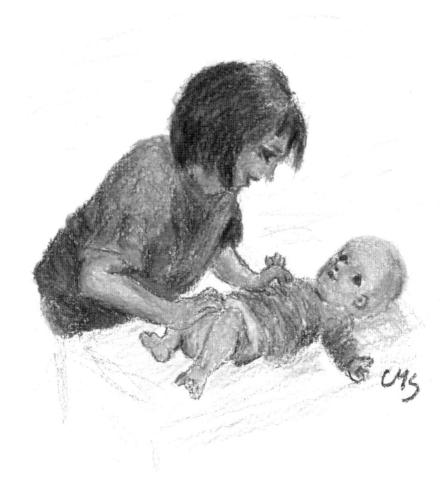

圖 17：治療床上的嬰兒

易地勾引出我們與他人初次親近接觸時的早期記憶。雖然這些記憶通常都是有語言能力之前就有的，而且常是潛意識的，但我們的身體還是會對此做出反應，就像這些記憶情境就在當下重複出現一樣。如果我們平躺在治療床上，讓醫生在我們身上進行治療，這可能會讓我們回想到最

後一次以這種方式被接觸時的情景，通常是小時與母親或其他照顧者相處時的情景。

在許多形式的身體療法裡，為了幫助放鬆，通常不鼓勵交談。但在我們小時候，可能就已經有人未經說明或獲得我們的同意，就對我們採取行動。對嬰兒而言，這不僅剝奪他們的權力，還可能讓他們困惑、不知所措，甚至感到恐懼。此外，嬰兒和幼兒的神經系統尚未發育成熟，因此處理訊息的速度比成年人慢，節奏過於快速的處理或轉換可能會讓他們不堪負荷或驚嚇到他們。治療床上的個案可能會重新進入類似小孩的狀態，變得無法言語、不敢回應，一味地順從，只為了不被傷害或被拒絕；或者為了避免感到不舒服而變得麻木或解離。我們將在第七章更詳細地討論這些反應，以及如何處理。在這裡，我要強調的是，在顧薦生命動力的治療過程，與個案建立好關係是至關重要的，這能幫助個案與我們一同臨在當下，也才能支持個案的內在治療計劃展開。正如第二章所指出的，只有治療者一直保持與個案同在當下，我們才能更好地支持個案，讓他們覺得安全，他們的需求才能被滿足。如果我們沒有意識到自己可能存在過去的創傷，我們可能會在下意識中以對自己和個案都無益的方式進行治療。

源頭、存在我、自我

隨著我們個性的發展，我們人際關係的能力也會受到影響。席爾斯提出了三種「我」的狀態，他稱之為源頭（source）、存在我（being）與自我（self）的狀態。他寫道：「這些名詞來自佛教『菩提心』（bodhicitta）

的概念，指的是一種已經開悟的基本狀態。citta（心），是我們人類存在最核心的表現；而atta（我）是我們對應生活狀況而生出的自我（self）。這些概念並不相互排斥，而是彼此緊密交織、相互包容，且自發性地一同出現。」[45]

源頭可以說是一種內在的靈性狀態，具寬大性、開放包容、無偏見，其存在與我們的生活狀況無關。單純的存在我是小孩天生的狀態。正如第二章提到的，威尼科特強調了一個共情與包容的環境的重要性，可以讓小孩在沒有防衛的狀態下擁有「存在的連續性」（continuity of being）*1，受照顧者的保護，不受外來的侵害。[46]無論在我們生命的哪一個階段，只要是在單純「存在」的狀態下，我們就已敞開自己連結到源頭或說是最根本的「資源」了。當生活遇到狀況時，我們會學習以社會期待的方式來面對並具體行動。由此發展出一種自我狀態，由防衛策略與個人特質共同形成。當我們從這個自我、或說是小我來面對他人時，我們對他人的感知會受限於我們的生活經驗，包括會受因經驗影響的信仰、期望、判斷和需求等的限制。個案往往就是以這樣的狀態前來，自覺或不自覺地期待治療者以某種方式表現；或擔心自己可能會重演過去人際關係中的行為。當我們的自我與個案的自我相遇時（self-to-self），我們的關係會受雙方過去生命經驗的影響。這常是很多伴侶最後因爭吵

---

*1 continuity of being，存在的連續性。這是一個心理學專有名詞，由精神分析學家威尼科特首次提出。它指的是個體在時間中的持續存在和一致性。這個概念強調個體在生命過程中經歷各種變化和發展，但仍然保持其獨特性和一貫性。這種狀態通常與嬰幼兒的心理發展相關，指出在安全、支持性的環境中，嬰幼兒可以放下防衛機制，自然地展現自己的本性和存在。這對於嬰幼兒的心理和情感發展非常重要，有助於建立健康的自我形象和自我認同。

或錯誤地彼此解讀而分居或離婚的原因。

　　佛教導師、作家與心理學家塔拉・布萊克指出，情緒是一種自然天性。[47]所有動物都有情緒，但問題在於，人類會藉由思考和分析事物的特殊能力，重複循環和認同我們的情緒。這種認同是自我的一個部分。雖然用頭腦理解是有趣且有幫助的，但它會使我們脫離單純的存在我。**圖18**中的箭號指出不同層次的人際關係：自我與自我（self-to-self），自我與存在我（self-to-being），存在我與存在我（being-to-being）。

　　如果我們能安頓下來，不受過去生命經歷的「自我」的限制，就可以進入一種和諧的、具同情心與同理心的「存在我」狀態。在這裡，我們可以感覺來自「源頭」給我們的支持，不受自己的自我／個體需求所驅使。我們有更廣闊包容的視野，有助於理解他人的觀點。這種練習對治療者是有幫助的。

　　在顧薦生命動力療法中，我們用各種方法讓自己在生活狀況的限制下安頓下來，讓我們可以用一種「存在我」的狀態來面對個案。這是一個重新父母化（reparenting process）[*2]的過程，在過程中個案可以被承認、接納和無條件接受，就像每個孩子需要的那樣。在夠安心的關係場域裡，我們的治療工作才能開始深化。只有把治療關係建立好，處於自我狀態的個案才能和我們一起安頓下來，我們之間的關係才能從存在我與自我（being-self）轉變到存在我與存在我（being-being）。威尼科特描述為：「一個我們可以依靠的環境，讓我們能創建一個可以放鬆的地

---

*2 重新父母化（reparenting process）是一種心理療法，目的是幫助個案處理和療癒早年的創傷，以及情感需求未得到滿足的經驗。

自我與自我，存在我與自我，存在我與存在我的關係

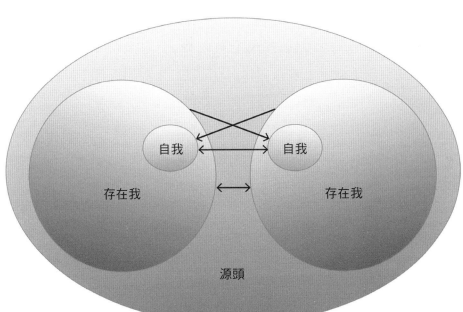

圖 18：源頭（source）、存在我（being）、自我（self）的相互關係
（感謝富蘭克林・席爾斯協助構思這張圖，詳細觀念請參閱他的書《存在與轉變》（*Being and Becoming*，暫譯）

方，讓我們單純地存在著。」[48]在這樣的背景下，個案天生的潛能才能展現，就像被威尼科特經常說的——被「足夠好的」母親所擁抱的小孩。[49]在這一章裡，提供了如何安頓關係場域的方法與見解，以期創造一個能滋養、有包容性的治療性環境。

存在與當下臨在

關係場域在第一次療程之前就已經開始了，甚至在我們見到個案之前就開始了。若治療者想在一種存在我的狀態下與個案見面，那麼在與個案實際會面的時間之外，治療者要培養自己內在的存在狀態，這樣就可以在個案到達辦公室時保持這種狀態。

正如第二章所討論的，在顧薦生命動力療法的培訓課程中，會教導學生各種讓自己可以安頓下來進入存在我狀態的方法。這些方法包括簡單的正念練習，如觀察呼吸吸進與呼出的過程。你現在感覺到自己的呼吸了嗎？通常我們越放鬆，就能呼吸得越深，也越能安頓在存在當下的狀態中。胸腔式呼吸通常代表交感神經較活躍，此時，大都處在一種過度亢奮、焦慮或快速的狀態；腹部呼吸時則代表神經系統較穩定，副交感神經正在運作，這種呼吸幫助消化與生殖系統有效得到養分，讓身體能夠放鬆與修復。

如同上一章所提到的，呼吸會把氧氣運送到身體的每個細胞，並將二氧化碳與其它廢物排出，所以，身體中的每個細胞都有可能在呼吸，而且能夠感覺到呼吸。要能覺察這一點，必需放慢節奏，才能進入更細微的感知覺領域。我們必須放下對生存的危機感，才能感知到這個層次。我們在第二章時已體驗過這種感覺，現在讓我們再來練習一下。花些時間觀察你的呼吸。你與呼吸同在時有感覺到呼吸變慢嗎？你的呼吸在你與它同在時是否有任何變化呢？你可以在閱讀此頁時也同時覺察你的呼吸嗎？

覺察是處於當下的重要元素。若你和某人在一起，心裡卻在想著

購物清單、下句話要講什麼、會議後準備去哪裡，那你實際上並沒有與他們同處於當下。你甚至可能沒有與自己同在。研究指出，無論使用哪種療法，療癒效果都決定在治療者與受治者之間的關係，同處當下的感覺可以促進此關係。[50]你是否曾與某人在一起，卻感覺他們並不真的在這裡與你共享當下？對你來說，那是怎麼樣的體驗？當你回想這個經驗或類似的經驗時，你的身體有什麼感覺？你可能發覺自己在退縮，身體緊繃想遠離對方。努力與一個並不真實在場的人建立連結有何意義呢？如果你感到不安全或不受歡迎，可能會出現副交感神經凍結的傾向，甚至可能會出現解離現象。或者，你可能會格外努力想讓這個人真正回應你，與你同在。這種不安心的感覺可能會伴隨著生理變化，因為你的動物本能偵察到潛在的威脅，此時你的交感神經被啟動、你童年時期的依戀模式也被挑起。你的心跳加速，呼吸變得又快又淺，因為你迫切地在尋找與對方可以互動的方法。

　　寫到這裡，我想起了我的童年。我經常感覺母親沒有與我處於當下。經過多年的心理治療和創傷研究，我現在可以知道，她因為自己的生命史而解離得很厲害；我出生時她也用了很多藥，所以大部分的分娩過程她都是沒有知覺的。這影響了我們的連結。正如第二章中提到的，直到五十年後，我終於感覺我們建立了連結。對一個剛出生的嬰兒來說，感覺媽媽不在是可怕的事。小生命的生存仰賴照顧者的同在和覺知。對我來說，在心理治療治好我之前，每當我和那些同樣解離的人在一起時，那種恐懼感就會重新浮現。如果有人不是與我同處於當下，我不是避開他們，就是幫助他們能夠處於當下。真有趣，我現在竟然是教授「當下臨在感」的老師。

你在這裡現在感覺如何？讀這些字句對你是什麼感覺？有引起什麼共鳴嗎？你在閱讀時有與自己同在嗎？你有感覺到你的呼吸嗎？你能感覺到你的身體嗎？「覺察身體的感覺」是練習正念的重點，也是進行顱薦生命動力治療不可缺少的。這種身體覺察不僅幫助治療者進入當下臨在感，而且正如之後你會看到的，也會促進個案的覺察與療癒。

當我們開始覺察自己的感覺 —— 腳踩在地板上的感覺、呼吸的感覺、身體的重量被地心引力支撐的感覺，我們就能開始更完全地進入當下臨在感。彷彿是這些訊息在告訴我們，我們在這裡，我們可以在這裡，因為我們是安全的。如果我感覺到地球在我下方支撐我，我就可以開始更全面地進入當下。因為這訊息讓我有了安全感，可以感覺自己存在當下。此時，我們的神經系統從防衛性的戰鬥、逃跑或凍結狀態開始轉變，我們感到更加處在當下、能夠放鬆和互動。神經科學家史蒂芬・波吉斯在第二章提到的「多重迷走神經」理論中提出了一種看待自律神經系統的新方法。[51] 他提出，當我們從防衛狀態轉換到他所謂的社交關係神經系統時，我們的感知覺會發生變化。此時，我們從神經層面上就可以感知當下的安全感，不會再像危險還追著我們一樣地反應。在顱薦生命動力療法裡，治療者的目標就是要能處於這種覺得安全的狀態，並且支持個案與我們一起安頓下來。

在資源中放鬆

個案到來時通常都處在一種相對亢奮的狀態中。在現代西方世界中，到達治療室的方式也是快速而且緊張的。生活本身可能就令人不堪

負荷！我在寫這個章節時，是坐在紐約市的一個公立圖書館裡，雖然圖書館裡相對安靜，但就像這個城市一樣，擠滿了人。真的到處都是人！除了服務台以外幾乎沒有什麼人在講話，但我的旁邊還是充滿了電腦打字的聲音、手機此起彼落的聲音、椅子摩擦的聲音、還有偶爾咳嗽跟清喉嚨的聲音，有時候還有關門和高跟鞋的響聲。但圖書館在城市中算是一個相對安靜的地方了！在外面的街道上，我的神經系統被車聲、警笛聲、喇叭聲、說話聲和音樂聲疲勞轟炸。到處都是閃爍的霓虹燈、各種標誌、臉孔、各種動作、色彩繽紛的衣服等，讓我無法同時完全接收。我把這個情境與我在英國居住的安靜小城「伊麗莎白市場小鎮」（Elizabethan Market town）做比較。在那裡，我每天走路經過的路上都可以跟兔子、綿羊、牛打招呼。雖然在那裡人們還是會趕赴約會、塞在車陣中、因逛街而分心等等。在現代世界中，我們無時無刻都在接受刺激，而且大部分刺激都是快速且頻繁的。儘管我非常理解這種狀況，但我動物本能的神經系統還是會做出反應，試圖評估某個時刻是否安全或是受到威脅。在這樣繁忙的情況下，我怎能放鬆呢？

　　是有可能放鬆的，只要我的神經系統有能力處理它遇到的狀況。如果輸入的刺激遠多於我們可以承受的狀態，我們就會不堪負荷。例如，試圖覺察所有事就是一種負擔過重的做法。我們這些有創傷史的人可能會發現自己過度警覺，被每一個微小的聲音、從眼角檢測到的每一個動作，以及我們環境中的每一個變化分散注意力。當然，有時候我們需要這麼敏銳的偵測力來保障生存。例如，我們可能需要預測什麼時候會有下一次攻擊，以便保護自己。在我們學會只專注於當下實際存在的事物之前，很難不被過去的創傷影響。

　　什麼能告訴我現在是安全的？那就是，我感覺得到自己的呼吸，這告訴我我是活著的。生命在哪裡希望就在哪裡；我感覺得到我的腳，這告訴我我站在地面上，有東西支撐著我。正念覺察可以把治療者或個案帶回當下，這能實際改變我們神經系統的運作。視覺上的覺察可能也有幫助。我環顧四周，看到當下這個房間的形狀和顏色。我練習覺察什麼是「現在」。我可能會聽到外面的聲音，但我知道我已經很多年沒有被攻擊過。當我允許自己去聆聽，我會發現這些聲音是來自車聲、松鼠，或其他可能的聲音。我開始感覺到安全，可以再次放鬆。透過對當下現場的覺察，我們可以放下心來放鬆。

　　但對某些人來說，這種轉移注意力的方式可能比較困難。遠處傳來的聲音總是意味著危險，很難感受到安全。然而，我們都有資源或某些事物可以支持我們，幫助我們找到安全感和幸福感。在顱薦生命動力的療程中，我通常會先確認個案的情況，然後帶領他們關注他們擁有的資源。我可能會先簡單地問：「在你感覺困難的時候，你最大的支撐力量是什麼」？

　　在第二章我們曾經提過，「心能商數研究所」從1991年起就一直在研究，當我們改變神經運作方式時它如何轉變我們的感知覺。該研究所出版過一本小冊子，其中指出：「目前的證據顯示，這種自我調節能力主要是依賴一種類似能量的內在資源，可以中斷訊息和行為的能量流，也可以改變它們」。[52]對一個遭受過創傷或被過載的情緒影響過的人來說，他的能量會習慣性地用來自我保護，以免情緒或痛苦的經驗再次出現。神經系統因反覆被過去的不愉快經驗所刺激，所以需要花更多努力讓自己能關注當下，例如，感覺自己現在是安全的。持續練習可以建立

新的行為模式，讓新的自我調節模式可以自動運作，我們覺察內在資源的能力增長了，就不需要再消耗太多能量來練習處在當下。

「資源」這個詞是指我們生活中所有支持我們的東西，使我們能應付各種困境和獲得幸福感。從事身體創傷經驗治療的治療師黛安・普利・海勒（Diane Poole Heller）與拉里・海勒（Larry Heller）指出，資源是「讓你感到安全和舒適，幫助你釋放緊張和激動的情緒，可以讓你放鬆的任何事物。」[53]這些資源幫助我們建立及平衡內在的能量狀態。這些資源可以包括你喜歡的任何東西，如衣服、珠寶、玩具、寵物、朋友、家人、興趣、地點、活動，或是對這些事物的回憶或想法。這些都是外在資源，即在我們外部支持我們的事物。如果有人想不出任何外在資源，也可以想像或視覺化一個資源。例如，虛構一個可以讓我們感到安全和被滋養的地方、或記憶上某個讓我們覺得有安全感的人，例如祖母或過去的某個人，或某種精神上的存在，可以給我們支持的。我們同時還擁有內在資源，包括各種優點、智慧、專注能力、溫暖、親切友善，特殊才能等等。我們身體實質的感覺也可以是一種資源。

在治療個案時，一開始我們可以先解釋資源這個概念，並詢問個案什麼是他的資源。我們希望療程能夠盡可能在安定的狀態下開始。思考和談論資源通常會產生安定的效果。但對某些人而言，詢問資源並沒有幫助。因為他們想不到自己有什麼資源，甚至因此感覺更加糟糕。但有時稱讚他們的珠寶好看或引導他們關注呼吸或腳會有一些幫助。有一些人覺得談話本身就有安定的作用，但對另一些人來說，可能反而會讓他們不安。我們的目的並不單只是要談論資源，而是要將注意力轉向資源，不要把注意力只放在創傷和困難上。我們可能需要一些創造力來幫

助個案取得他們的資源，並幫助他們培養此一能力及認識使用資源的好處。如果治療的是小孩子，我通常不會談論資源的概念，但可能會提示他們一個他們最喜歡的東西，這可以從他們父母的口中得知，或從小孩的行為中觀察出來。如果小孩帶了一個可愛的玩具，這很可能就是他的一個資源。對他帶來的玩具表現出興趣也可以幫助孩子注意到這個玩具和玩玩具帶來的效果。通常情況下，我們會希望父母也是孩子的資源，所以我會鼓勵小孩在需要時向父母尋求安慰。

　　現在請花一點時間想想，你自己的資源是什麼？我建議你拿一張紙，列下「我的外在資源」和「我的內在資源」兩個清單。然後花一些時間寫下你認為適合的項目。當你在思考這些資源時，注意一下你身體的感覺。你的呼吸狀態如何？你覺得更加興奮或是更加安定呢？是什麼感覺告訴你這一點？

　　個案常常回饋說，與自己的資源連結會感覺更加安定。他們常用柔軟、融化、放鬆、平靜，更溫暖、更順暢、更穩定這些字眼來形容。有時候他們會更加覺察到身體的下半部，例如，腳踩在地板上的感覺、身體與椅子或治療床接觸的感覺。通常這時個案呼吸會變得更深、更慢、更輕鬆，說話也會變得更慢，並且開始覺察當下，以及與治療者當下的關係。這就是我們說的，關係場域開始安頓下來了，這就是顧薦生命動力療法的起點。

關係場域與信任

　　顧薦生命動力療法中使用的「關係場域」一詞，是從核心覺察心理

治療借用的，這個療法是一九八〇年代由莫娜・席爾斯在富蘭克林・席爾斯的協助下創立的。[54] 而關係場域的概念則是受到精神分析學家唐納德・威尼科特的影響，他曾談到對小孩來說，一個「足夠好的守護環境」（good-enough holding-environment）的重要性。[55] 在這裡，母親或其他照顧者對孩子有足夠的關注和反應，保護他們不受外界傷害，讓他們能夠保持在單純存在的狀態中。此外，威尼科特還談到了母親和孩子之間的空間，馬丁・布伯（Martin Buber）也提到了這一點，他在他的著作《我與你》（*I and Thou*）中寫道：「一開始就有了關係——單純的存在、準備好的，互通理解的形式*3、靈魂的鑄造模具*4：這是一種早就存在的關係，與生俱來的你。」[56]

　　缺乏關係生命會變得脆弱。例如，嬰兒被忽視和缺乏依靠就可能無法健康地成長。[57] 現在我們知道，嬰孩大腦及神經系統的發展取決於與照顧者之間夠安全、可滋養的社交互動。從表觀遺傳學的角度來看，我們也理解到，基因作用的開啟和關閉與環境有關（包括周圍的人）。[58]

---

*3　在馬丁・布伯的理論中，grasping form（互通理解的形式）指的是人類與他人之間的互動和關係，即通過相互接觸和交流，形成的一種形式化的模式或模型。這種模式可以是人與人之間的語言、行為、情感、信仰、文化、價值觀等的互動和表達。grasping form 強調了關係中的互動和交往，以及人與人之間相互影響和共同塑造關係的過程。在布伯的哲學中，grasping form 是實現「我-你」（I-Thou）之間真正關係的重要元素，而不是簡單的「我-它」（I-It）之間的客觀、功能性關係。

*4　根據布伯的看法，人類可以通過兩種方式來對待他人：一種是「我-你」的方式，即真正與他人建立聯繫，尊重他們的獨立性和內在價值；另一種是「我-它」的方式，即將他人當作客觀的物件來對待，只關注他們在滿足自己需求時的使用價值。布伯認為，「我-你」關係是一種靈魂的鑄造模型，因為它能夠說明人們真正地理解和體驗到彼此之間的共同性和聯繫，從而使靈魂得以充實和成長。布伯的理論強調了人際關係中的相互關聯性和相互尊重的重要性。

胎兒從在子宮裡，就開始從基因層面為出生時能更好地進入這個世界做準備，他們藉由媽媽的情緒狀態與感知覺來學習瞭解。如果媽媽認為這個世界是安全且豐富的，那寶寶也會覺得一樣。如果媽媽覺得世界是不安全且匱乏的，那寶寶的發育也會對應這一點。在生理上對壓力的反應較多，能夠支持戰鬥和逃跑反應的身體部分發育就較多，涉及推理與社交互動的大腦區域發育就較少。[59]我們的身體、大腦甚至細胞的發展、成長、交流，都是在關係中進行的。這一過程從受精時處於父母的關係場域中就開始，而且延續一輩子。

正如治療者與個案之間的關係一樣，母親與嬰兒之間的關係對生命至關重要。對嬰兒而言，這關係到生存；對我們的個案而言，通常更多關乎成長的突破，以期能更茁壯地迎接生命提供的潛能、得到更多的生命能量。因為個案面臨過威脅，他們的生活和對生命與關係的看法都是在求生存，因此他們需要學會可以有另一種不同的關係。顱薦生命動力療法的目標是提供一個安全與資源豐沛的關係場域，有別於之前經歷過的惡劣環境，讓信任感可以在被安全保護的感覺中出現。

嘉柏‧麥特（Gabor Maté）醫師認為，許多醫學問題是「早期環境」造成的，他以注意力缺陷問題為例，他說：「對發展遲緩最好的良藥就是發展；而要有發展，就必須要有適當的條件……我們雖然無法下一個醫藥處方叫做『發展』，但我們可以提供促進發展的環境。」[60]

一個安全的關係場域就像一個具備適當條件的環境，可以讓過去因為缺乏滋養而無法發展的部分繼續發展，讓過去因生活窘況而產生的創傷得以修復，這包括心理和生理兩個層面的發展和療癒。

威尼科特在描述關係場域的影響時寫道：「嬰兒與母親間、嬰兒與

家庭間、個體與社會和世界間潛在的空間如何，取決於有沒有信任經驗。這個空間對個體來說是神聖的，因為在這裡可以充分發揮自己的潛力。」[61]

如果在早期的母子關係或類似的關係中沒有建立信任，或曾經信任後來被背叛，通常都需要在治療關係中重建信任。所以治療者提供一個「足夠好」（good-enough）的守護環境很重要，就像初生嬰兒需要與母親建立的那種環境一樣。這能成為建立信任、心胸敞開和放鬆的基礎。請注意，一切不需要完美，完美有時候不是最好的，我們只需要做到「足夠好」。這意味著是讓小孩或個案，以相對一致的方式感覺到被同理、被傾聽、被看到、被接納。若我們有遺漏的地方，就必須修補。我記得曾接過一個八星期大嬰兒的個案，療程似乎進展得很順利。但在療程的某一個時間點，我突然意識到他在向我展示他的出生過程，這是治療小小孩時常見的。他好像對出生過程有點意見，雖然大家都覺得那過程順利又美好。他做出類似記憶中旋轉及鑽出產道的動作而且哭泣，看到那過程我向他道歉，意思大概是，我很抱歉，我剛才沒有注意到你有這些感覺，我沒有馬上理解這一點。」這小孩看了我一會，然後開始大笑起來！他的父母都堅持認為是他覺得我向他道歉很好笑。但小孩顯然非常高興，而且好像接受我的道歉！

總有些時候，我們不能完全理解別人對我們提出的要求或向我們表達的意思。我們可能會根據過去幾次的談話來推測個案的需求。但我們只是個人，重要的是要放下我們的自尊，向個案承認，就像我向小嬰孩解釋一樣，說我錯了，或其實我剛才沒有完全理解你的意思。

只有在這種關係場域裡，防衛性的神經模式可以隨著社交關係神

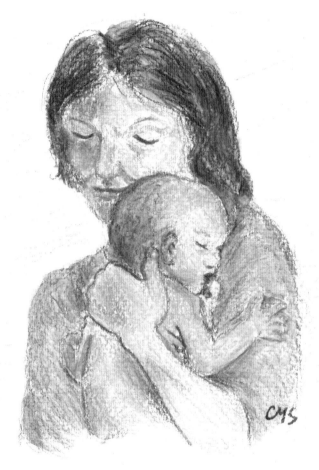

圖 19：媽媽與小孩

經系統出現而安定下來，進而誘發關係性的互動。為了幫助達到這種狀況，顱薦生命動力療法的治療者在接觸個案時必須處在以心（heart-centered）為中心的接納狀態，讓自己安頓在靜止和單純的存在中。

富蘭克林・席爾斯寫道：

在顱薦生命動力療法裡，我們學習建立一個根植於當下和存在的守護場域（holding file）。在這個基礎上，我們以寬闊且柔軟的感知場域（perceptual field）來容納個案，並通過覺察我們自己和個案身心系統中的原始呼吸來做引導，關注他們內在的健康，進而深入到靜止的狀態。靜止是存在的源頭，也是支撐所有生命的宇宙之力。隨著這一點越來越清楚，我們感覺到一種真正的相互連結，而不是從治療者或個案過去的創傷出發的連結。「同理」是彼此的橋樑、它是在痛苦面前自然流露的同情心，兩個存在個體間的交流。因此，治療者才能對個案的實際狀態做出適當的回應，無條件地接納個案的呈現。所以，任何治療過程的第一步，都是將關係場域安頓到一個基本的信任狀態。這可以從治療者和個案的身心及彼此間關係都安穩下來感受到。[62]

空間、接觸、尊重

威尼科特描述「足夠好」的守護環境的要素為「擁抱」（holding）、「處理」（handling）與「展示物體」（object presentation）[*5]。[63]在顱薦生命動力療法中，這些都是相關的。我們與個案進行身體與能量的接觸時，

[*5] 威尼科特描述「足夠好」的守護環境的要素有三，holding（擁抱）：指母親或照顧者提供情感和身體上的支持，給予嬰兒一種安全感和保護感。handling（處理）：指照顧者對嬰兒的照料和處理方式，包括滿足他們的生理需求（如餵食、更換尿布等）以及提供適當的觸摸和身體接觸。object presentation（展示物體）：指照顧者向嬰兒展示和提供刺激誘發的物體，促進他們的感知和探索能力的發展。

要牢記這些要素。我們的目標始終是支持與個案間關係場域的安頓和深化。

在碰觸個案身體前，我們要事先告知，或確認他們已經準備好可以被接觸。這樣做的目的是在接觸或轉換接觸點時不會驚擾到他們。很多個案之前曾有過不愉快的碰觸經驗。可能是他們的父母或照顧者在他們很小的時候接觸的方式不夠溫柔；也可能遭受過父母、老師或其他人對身體的虐待或性侵。甚至於，他們可能之前接受過讓他們覺得被侵犯或被虐待的身體療法，或執行者沒有保持醫病關係間的界線。即使個案因為太年輕或創傷太嚴重而似乎不記得這些事，但身體會記得，之後有新的接觸時會反應得好像是再次經歷過去的事件一樣。

這種感覺與反應會因為個案的姿勢是平躺在治療床上而更明顯，這種姿勢會讓個案聯想到嬰兒時期經常躺在床上，或性侵可能發生的方式。這姿勢也可能喚起在醫院裡生病需仰賴他人的身體記憶，當時可能服了藥而無法主動保護自己。躺在治療床上讓一位治療者任意調整身體確實容易引起過去覺得恐怖或危險的記憶。在這種情況下，個案通常會自動調整到防衛性的神經通路。如果他們的交感神經被啟動，他們可能會躁動不安、準備從治療床上跳起來逃離房間。或他們可能會陷入副交感神經的凍結狀態而無法反應。這些我們在第七章會進一步說明。我想指出的是，如果一個人的身心系統存在著未解決的創傷，這創傷可能會重新浮現，並干擾關係場域內的安頓。也有時只是跟某人在一起就會觸發交感神經啟動。在顧薦生命動力療法中，我們可能以較為親密的方式與個案同在，這可能會讓某些療程中的狀況很像過去引發創傷的事件。所以，在有創傷的情況下，我們不能假設我們在開始療程時關係場域已

經有了信任感。我們通常需要在彼此間播種並培養信任感。

　　事先知會個案我們將要進行接觸這種簡單的提醒，有助於建立信任與安全感。接觸個案後也要向個案確認這種接觸是否舒適。我通常會向新個案解釋說，在這個療法中，讓個案覺得舒適極其重要，因為成效取決於個案是否能安穩舒適，如果不舒服就很難放鬆。為此，我會向他們解釋，我會在轉換接觸點時告知他們，並且每次都會確認這樣的接觸是否舒適。我會請他們有任何不適一定要告訴我，因為我可以進行調整，讓他們更加舒適。這需要一些教育。因為文化上我們一向都被要求要順從、不要抱怨、不要表達需求，或不要留意我們還需要什麼。在過去，表達不適還可能被阻礙、遭遇危險，甚至可能威脅生命。學習溝通我們的需求，是在建立安全與互相尊重的關係場域過程中極重要的一環。

共振場域內的關係

　　建立舒適的身體接觸感牽涉到與能量體和身體做協商。在顱薦生命動力療法裡，我們會去感覺治療者與受治者之間的能量距離，並可能以口頭要求受治者與我們一起探索不同的能量接觸距離，以便我們能調整空間的遠近。我們很快就會討論該如何進行這一步，但首先要知道，存在我們之間的空間，還包括一個能量空間，我們的能量場域在這裡重疊。

　　科學現在已經證明治療師們幾個世紀以來一直感知到的事實。我們是能量的存在體。我們的身體透過共振彼此溝通。就像琳恩・麥塔嘉（Lynne McTaggart）在她的著作《療癒場》（The Field）中所說：「一個人身上的振動會被另外一個處於或接近其頻率的振動所增強。」[65]我

們天生就能感覺到另一個人身體的振動。你是否曾經走進一個聚會裡，立刻對某人產生被吸引或排斥的感覺？我們傾向靠近振動頻率和我們更相近的人（共振）；而避開那些能量不同的人（不協調）。或我們可能會被那些與我們過去經歷較能相共振的人吸引，他們代表了我們內在的某個部分。例如，有些人結婚的對象就像是自己的父親或母親。我們可能認為自己與父母不同，但通常我們是在與他們的關係中發展出對自己的認知。即使我們讓自己與父母完全相反，他們也仍然是我們的參考點。如果我們被一個和父母很像的人吸引，通常是因為那個人和我們與父母相似的內在能量部分有共振。我們會下意識地尋找熟悉的人事物，因為這讓人覺得放心和舒適。如果這涉及到我們過去的親近關係，也是有了一個療癒的機會。如果我們有意識地去覺察熟悉的人事物，我們過去的問題模式就會開始轉變。然後，我們可以開始與不同的人產生共振。總之，在能量上，我們往往是通過共振來確定是否相互吸引。在這種情況下，個案通常會根據他們能量共振的感覺來選擇治療者。他們會回來找我們，是因為他們感覺很舒適。我們希望支持這種共鳴感，因為它可以幫助建立安穩的關係場域，達到更好的療癒效果。

了解我們能量的特質可以幫助我們建立有效共振的關係場域。為什麼我們會在能量上互相連結呢？因為我們是通過一個能量的「零點場」（Zero Point Field）連結在一起。[66] 在這個場域裡，我們可以用我們的當下臨在和意識影響彼此。例如，一群冥想者集體意圖改變某個人的健康狀態，似乎確實會產生預期的效果。[67] 琳恩·麥塔嘉是《療癒場》、《鍵結效應》（*The Bond*）、《念力的科學》（*The Intention Experiment*）和《8的力量》（*The Power of Eight*）等書的作者，她監督並觀察一項有數千

人參與的網路實驗，結果真的很驚人。這個研究支持了在徒手能量療法的過程確實存在著能量共振的關係。一樣的，詹姆斯・奧斯曼（James Oschman）在他的書《能量醫學：科學基礎》（*Energy Medicine：The Scientific Basis*，暫譯）中提到，能量治療的方法牽涉到治療者與個案間的互相影響或共振。[68]「心能商數研究所」的研究人員認為，我們透過心臟磁場互相溝通和感知，這種互通的能力在彼此一起共振達到同頻時更加明顯。[69]

　　想想我們主要是由水組成的這件事吧，只要知道這件事，這種一起共振的現象就不是那麼難瞭解了。成人的身體70%都是水。[70]我們開始時幾乎全身都充滿液體，年紀越大身體就越乾燥，從受精卵的96%都是水，降到嬰兒的只有80%，再降到成人的只有70%，最後當我們年老時，身體就只有60%的含水量。[71]水是一種可以高度共振的分子。日本的研究者江本勝博士（Masaru Emoto）很好地證明了水是如何接收來自語言的振動訊息的。江本博士把水與「愛」、「謝謝」、「我恨你」等不同詞語及和不同音樂共振的結晶圖拍照下來，根據暴露其下的詞語和音樂不同，拍攝到的結晶圖看起來有很大的不同。[72]儘管江本博士的研究受到質疑且難以複製，但另一位研究者威廉・提勒（William Tiller）也證明了水可以對人類的意念產生反應。他藉由測量冥想者的意念改變水酸鹼值的成果來證明，即使在遠距的情況下，意念也能發揮作用。[73]

　　如果水真的可以反應意念，而我們的身體大部分是由水組成的，那我們就可以理解，治療者的意念也會對個案的身體產生影響。事實上，提勒還研究了冥想者的意念是如何降低受試者的焦慮和憂鬱的。[74]似乎我們的身體在能量層面對他人的臨在與意念有著本能的敏感度，這似乎

是我們人類與生俱來的特性。作為液態的、有能量的存在體,我們都參與了一種連貫性。連綿流動技法的創始者艾蜜莉・康瑞德也指出:「所有的液體,無論是細胞內的、身體內的,還是地球上的,都是一個共振的智慧體,整體運作,不可分割。」[75]你的液態體(fluid body)跟我的液態體從能量、共振的層面上來看,是緊密相連貫的。細胞主要由液體組成,所以細胞間可以共振與共鳴。我們的健康取決於細胞內部和細胞之間的溝通。我們與所有其它液體、振動體、身體及整個宇宙,都在持續地共舞著。

在顱薦生命動力療法裡,我們需要注意我們所接觸的液態體有極度敏感的特性。所以,我們會盡最大努力用尊重和謹慎的態度和個案的身體與能量體接觸及協商,因為一個具敏銳意識和反應的身體就像嬰兒般脆弱。治療者要盡可能地意識到這一點。因為初學者會急切地想要知道自己感覺到的細微韻律或相關的身體結構代表什麼,就會過度集中意識在這個部分。在這種狀態下,個案通常會感受到壓力,這是來自於治療者意圖的壓力。當治療者過度在能量上對個案的場域進行感知或尋找特定現象時,個案可能會抱怨有疼痛,躁動不安,或其他被刺激出來的反應。這時,我會提醒學生擴大並放鬆他們的注意力,這是培訓從業人員時會強調的一個基本重點。

我再次建議,面對個案時可以像走進森林裡尋找野生動物一樣。如果我們亂闖,製造噪音或撥動樹枝葉子來尋找我們的目標,那應該找不到任何動物。因為聰明的動物們會躲起來保護自己,直到入侵的威脅安靜下來。如果我們靜靜地坐著,靜靜觀察這個場景,不久,我們就會發現自己被一群好奇的動物圍觀。面對個案時的心態也是類似。如果我們

企圖達成目標以至於過度急切與嘈雜，個案的身心系統就會撤退。而當我們安頓下來時，個案就會開始與我們產生共振，就像我們提醒個案的身心系統它也能這麼做一樣，此時個案也會開始平靜下來，我們也會感覺到躁動平息了。當治療者被認為安全的時候，我們希望感知到的韻律與解剖結構就會更容易呈現。此時個案身心系統的意念開始浮現，內在治療計劃就會開始展現。

探索你的關係場域

本節提供了幾個類似我們從業人員培訓時使用的練習，目標是探索你在關係場域中的體驗。第一個練習可以憑藉一些想像力自行完成。其他練習你可能需要一位朋友、同事做為搭檔。你可以把指導語用自己的聲音錄下來，閉著眼睛聽並跟著做，或你也可以一邊閱讀一邊探索自己的體驗。（錄音可上網查詢 www.birthingyourlife.org/the-breath-of-life-book.）

體驗與自己相處、與他人相處

首先，以一個舒適的姿勢靜靜地坐著。慢慢讓自己安頓下來，注意這個過程是哪些感覺在引導你？當你把身體調整成較舒適的姿勢時，是什麼感覺告訴你你需要調整？是什麼感覺讓你感覺舒適或不舒適？你可以感覺到你的重心在移動嗎？可以感覺到你的身體與地板、坐墊、椅面或任何其他你所坐的物體接觸的地方嗎？當你讓自己安頓下來時，你可以感覺到自己的呼吸嗎？你感覺到身體的哪裡在呼吸？呼吸速度是快還

是慢？是什麼感覺告訴你你正在安頓下來？也許呼吸變得更加緩慢柔和了。也許你會感到身體的感覺更清楚了，或可以抓到更多感覺了。

當你感覺自己已經安頓下來了，讓自己想像有人走進房間。你的呼吸發生了什麼變化嗎？你安頓的感受發生了什麼變化嗎？現在想像走進來的是一位陌生人，你的呼吸與感覺發生了什麼變化？現在，想像走進來的是一位你喜歡的密友或家人，這又會如何影響你的呼吸與身體感覺？在哪裡發生改變？你感知呼吸與身體的能力及方式有何不同嗎？你能感覺到你的臉嗎？覺得臉有亮起來嗎？或表情有變化嗎？你的心臟感覺如何？當你覺得你已經充分探索了幾分鐘後時，花一點時間慢慢睜開你的眼睛，看看四周並把注意力帶回自己身上。注意在這個過程中你的呼吸與身體感覺有什麼變化？

請把剛才的感覺寫下來以便日後參考。

接下來的練習需要一位同伴。請與你的同伴一起安靜地坐著。重複上面的練習再做一遍，注意自己的呼吸、身體的感覺與心臟。和你自己一個人體驗時相比有任何不一樣的感覺嗎？如果有，有哪裡不同？把這種不同的感覺記錄下來，然後花些時間與你的同伴分享。分享後，再次一同靜靜地坐著，再次觀察自己的呼吸與身體。在與同伴分享交談後，這些感覺有什麼改變嗎？請自由地與你的同伴分享你的發現。

協商能量空間與距離

這是一個需要兩人合作的體驗。兩個人面對面站著。一位擔任A，另一位擔任B。A保持不動，B可以慢慢前後移動，同時詢問A對這些距離變化有什麼不同的感覺。進行這個體驗的同時，雙方都要關注自己

的呼吸、身體感覺和情緒變化，並與同伴溝通彼此的體驗心得。在你們找到感覺舒適的距離時，請互相告知。你們可能想進一步探索，比現在感覺舒適的距離近一點或遠一點，然後再回到感覺舒適的地方。當你們對這個體驗滿意後，坐下來，在這個新的位置上再各自觀察自己的呼吸與身體的感覺。你可能會發現，坐著會改變你想要的遠近距離，根據你們的感覺調整一下你們的距離，並在坐著的狀態下重複這個練習。當你們都感覺找到了合適的距離時，花一些時間一起安頓下來。以這種方式一同坐著，現在感覺如何？與之前的練習相比有何不同？你對你們之間的關係場域感覺如何？是否感覺到你的同伴與你同在當下？你與你的同伴同在當下對你來說是什麼感覺？

　　這些體驗對你瞭解自己在人際關係中的風格與傾向是非常有用的，同時也能幫助你建立與他人同在當下的技巧。在進行這些練習的過程中，你感知自己呼吸與身體的能力有變化嗎？通常，大家都覺得與另一個人在一起時，感知自己的呼吸和感覺會更加困難，有如全部注意力都被吸引到另外一個人的身上。這可能是因為想搜集對方的資訊以確保自身的安全。當然，確認自己的安全的確很重要。但如果注意力全部放在對方身上，就可能錯過自己身體提供的重要訊息。例如，如果我是和一個讓我不安的人在一起，我的心跳可能就會加快，因為交感神經會被啟動，隨時準備戰鬥或逃跑。如果我把注意力全部放在對方身上，我可能就不會注意到自己的身心系統也在加速運作。而且我也會錯失自己對對方的直覺，這種直覺通常是藉由自己身體的感覺來與我溝通的。

　　在顱薦生命動力療法中，與個案接觸時，特別重要的是要意識到自己在關係中的傾向，並避免讓這些傾向影響療程。刻意想介入對方的

傾向可能會被個案的身心系統解讀為是一種侵入性的力量，個案因而需要自保或調適。在這種狀況下，整個療程就可能都處在防衛機制的攻防戰中，干擾個案內在治療計劃意念的安頓和展現。同樣的，你可能會發現，和另一個人在一起時，你傾向自我退縮。這也是一種保護性的防衛姿態，目標是避免自己被傷害或攻擊。這種習慣性的防衛常源自過去的關係經驗。這種防衛習慣會降低我們與對方純粹同在當下的能力。

　　與一個退縮到自己之內的治療者一起進行治療的個案，通常會覺得需求無法滿足。在能量場域上，他們可能會主動要求更靠近一點。不幸的是，我真的看到過某些治療者在進行顱薦療程時，本身就處在解離狀態，並不是真實的存在於與個案的當下關係中。治療者可能還是會在這種情況下享受共振出現的漂亮影像或光感，或他們認為的長潮，但其實他們並沒有同在當下。再次強調，個案在這種情況下可能一樣無法滿足自己的需要。

　　作為治療者，我們應有能力感知到當個案需要或想要更緊密的能量接觸時，如何調整我們的能量距離，以支持個案在能量接觸的感覺上得到滿足。這需要治療者保持一定的中立。

　　了解自己的傾向是擺脫束縛的第一步。隨著我們覺知能力的發展，我們會更有能力做出其它選擇，延伸我們的行為技能。學會面對自己過去的創傷可以帶來深層的療癒。通常，在這個過程中，有其他人的治療支持會有幫助。發生在關係領域中的創傷，往往在關係場域內最容易癒合。這也是顱薦生命動力療法一個有益的面向，我們的目標就是帶給個案安全、滋養與支持的關係場域。

關係場域中的接觸手法

顧薦生命動力療法牽涉到身體接觸與能量接觸。為了確保安全感與能夠安頓，我們會協商與個案接觸的方式，而不是單純只把手隨意放在某處，或毫無預警地移開。下面的練習就是關於接觸的協商方式。（預錄好的內容可在下列網址中找到：www.birthingyourlife.org/the-breath-of-life-book.）

第一個練習是與自己的身體進行接觸，然後感覺。首先，與之前的練習一樣，先安靜地坐好，感覺自己的呼吸跟身體感覺，包括傾聽自己的心跳 1-2 分鐘。當以這種方式讓自己安頓下來後，舉起雙手互相搓揉掌心 1 分鐘。之後，在掌心相對的狀況下將兩手拉開約 30 公分，再慢慢靠近回來。到了某個點，你是否能感覺到兩手之間的能量？可能會感覺熱熱的或刺刺的，有時會感覺到雙手之間有阻力，需要努力才能再靠近。讓自己更好奇一點。我們是能量體，我們可以感覺到我們身體的能量。你是怎麼感覺到這一點的呢？當你感覺到能量時，你雙手的距離有多遠？需要時可多做幾次，多搓揉掌心以增加能量的感覺，如果你對能量沒有很強烈的感知，這樣做對你會特別有幫助。

當你對前面的探究已經覺得滿意了，慢慢將一隻手靠近你的大腿上方。你是否能感覺到大腿散發出來的能量？你的大腿是否以某種方式感覺到你的手靠近？例如，感覺到熱熱的，或有輕微的壓力靠近？當你覺得可以時，讓你的手實際接觸你的大腿。注意自己的感覺，你怎麼知道這個感覺是好的或是不好的？你的手放在好的位置嗎？如果不是，調整一下，直到感覺舒服為止。你如何感覺這個位置是好還是不好？接下

來，感覺一下你接觸的品質。用你的手多壓一下你的腿，增加接觸的感覺如何呢？接著，輕壓一點，再看看感覺如何。找到一個感覺「剛剛好」的接觸。你怎麼感覺到「剛剛好」的？是什麼感覺在引導你？

你也可以再調整你接觸時的能量空間。一旦你確定這個接觸感覺是好的時，試著將你的注意力移到更靠近你手的地方，但不要改變實際的接觸距離。就像先前靠近或遠離你同伴的練習一樣，你可以移動你注意力的距離。想像你的注意力從你的大腿上移開。那是什麼感覺？通常，個案對我們的實際接觸感覺不是那麼舒適時，事實上接觸並沒有問題，而是他們需要更大的能量空間。這時把你的注意力往後退一點可能會有幫助。擴大自己感知覺的注意力也會有幫助。在你的手仍放在你的大腿上時，試著想像擴大你注意力的覺察範圍。這並不是要你注意力越大越好甚至失去了對自己身體的感覺。相反地，你必須保持對你身體中心的覺察，即擴大你的覺察範圍也不要失去對身體中心的感覺。

在顱薦生命動力療法裡，我們是與所謂的中軸（midline）共同工作，這是一個縱向貫穿身體中心的靜止空間（still space）。有一個方法可以感覺到我們的中軸，就是觀想你的脊椎，脊椎是身體的結構中軸（physical midline）。現在，讓你的意識集中在脊椎部位，然後開始把你的意識往兩邊身體的邊緣擴大。你感覺意識可以拉得多寬而且不會失去對自己中軸或脊椎的意識？你可能會發現你可以把你的注意力擴大到你身體的邊緣之外，擴大到你所在房間的邊緣，甚至拉得更大到地平線。要做到這一點而不失去對自己和自己中軸的意識，是需要練習的。因為顱薦生命動力療法是一種相對關係的療法，所以保持與自己同在當下非常重要。關係是兩個人之間的互動。如果其中一人不在現場，那就沒有

真正的關係存在了！

　　花點時間來練習擴大感知覺的範圍，但仍同時保有你對脊椎或中軸的意識。然後一邊練習，一邊感受這會如何影響你對手放在腿上的感覺。當你變換你的注意力時，可以感覺到任何變化嗎？當你擴大或縮小注意力，或把你的注意力從腿上移開或靠近大腿時，就是在改變對能量空間的接觸。找到對你來說感覺適當的距離。再次問問自己，是什麼感覺告訴你這個距離是否適當？這是一個轉變我們感知覺模式的練習。

在現代西方世界裡，我們通常學會的是縮小我們的注意力，把注意力專注於在我們感興趣的事物上。儘管這種專注對收集細節資訊可能有用，但如果我們以這種方式專注在個案身上，那個案可能會覺得侵入感很重。這也可能干擾我們感知個案全身整體的能力，包括感知顯薦生命動力中重要的能量場域現象。當我們在練習擴大我們的感知覺時，我們會開始感覺到更大的整體。然後，細微的生命能量韻律就會自然而然地出現在我們的視野中。

　　當你在寬廣的感知場域裡安靜休息的能力增長時，你可能會

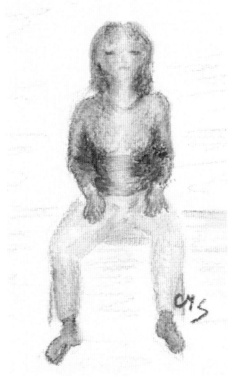

圖 20A：覺察中軸

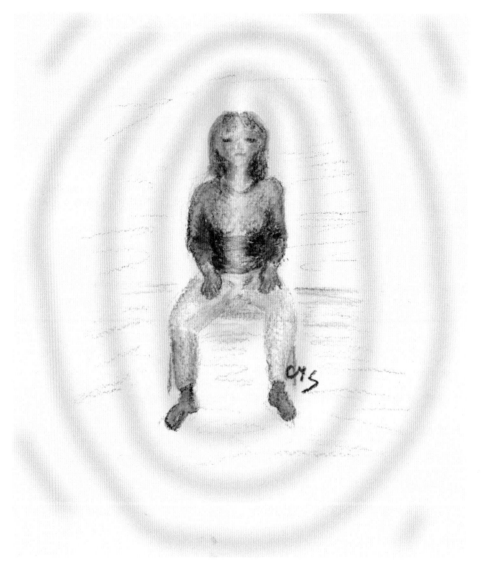

圖 20B：從中軸開始擴大意識

發現與自己的身體建立聯繫更加容易了。下一步，我們就來體驗如何與
同伴協商接觸的距離。首先，肩並肩地坐在一起，找個舒服的位置讓兩

人都能得到支撐，而且距離上可以讓你的手在很輕鬆地放在同伴的手臂或大腿上。你可以先詢問你的同伴你的手應該放在哪裡。花點時間靜靜地一起坐著，讓自己進入呼吸和感覺的覺知中，就像之前體驗過的一樣。之後，詢問你的同伴是否已準備好讓你進行接觸？如果是，讓他知道你正開始把手放在他剛剛選定的位置上。然後非常非常緩慢地將你的手逐漸靠近選定的接觸點。在移動手放在同伴身上時，你們可以互相討論確認彼此的感覺是什麼。請注意這樣做時要保持寬廣的注意力，而不是把注意力集中在你的同伴身上。

　　你可以感覺到彼此的能量嗎？是什麼樣的感覺？一旦接觸後，就可以嘗試調整接觸的力度，就像你之前對自己大腿所進行的那樣。彼此分享調整手法時的感知覺，請同伴告訴你他覺得怎樣的接觸才是好的。然後，就像之前和自己大腿進行的練習一樣，開始嘗試調整能量的距離，將注意力從自己中軸向外擴展或向內縮回。彼此分享每次轉換練習時的感覺。再一次，請同伴告訴你怎樣的接觸他感覺比較好？那時你自己的感覺是什麼？一旦達到「剛剛好」的感覺，花一點時間停留在這種感覺上。這是種什麼感覺？你們現在感覺到了什麼？當你體驗完成後，告訴你的同伴你將移開你的手，然後慢慢移開你的接觸。感覺一下整個體驗過程中你們兩人都感受到的事。花點時間彼此分享這個體驗的感想。交換角色再互相練習一次。

　　這基本上是我們在顱薦生命動力療法中接觸個案的基本方式，儘管還有很多我們需要去感知的面向。這種建立接觸的方式你覺得如何？透過這個過程，你了解到自己的關係傾向了嗎？當你轉換接觸方式和能量距離時，感知這些變化對你是簡單的、還是困難的？這種練習可以告

訴你，哪些方式對你建立關係來說是容易的，哪些方式對你是有挑戰性的，也可以建議你在哪些方面進行更多的練習，或尋求專業的支持。

我們如何建立關係和進行接觸，為進行顱薦生命動力療法奠定了基礎。我深深為此而感動，因為一開始的安頓關係場域和如何與個案接觸，對治療者與個案的影響是這麼地深層。當我詢問個案接觸的感覺如何時，有一些個案甚至感動地流下眼淚。他們告訴我「從來沒有人問過我這個問題。從來沒有人在乎！」但我很在乎，我的個案不但感覺到我很在乎而且可以接收到我的在乎。這可能需要一些練習和適應，但是，與個案討論「接觸的感覺」本身就可以是一種治療的過程。在下一章中，我們會探討在關係場域安頓下來後會出現的事情。當我們可以深入到過去的生命歷程和創傷帶來的影響之下時，更深層的事物就會浮現。沙利蘭醫師稱之為「生命呼吸」，而它在我們生命中是以原始呼吸的形式表現。

第四章　原始呼吸

韻律、潮與三體的介紹

海洋中的每一滴水，即使在深不可測的深處，都知道也回應那些創造潮汐的神祕力量。

——瑞秋·卡森（Rachel Carlson）
《大藍海洋》（The Sea Around Us）

在頭顱骨整骨醫學之父沙利蘭醫師生命的晚期，他談到了生命呼吸這個神聖現象的存在，是生命呼吸產生了沙利蘭醫師所謂的原始呼吸（Primary Respiration）的現象。原始呼吸和我們平常經由肺部呼吸空氣的呼吸（也稱為次級呼吸）並不相同。顱薦生命動力學是從沙利蘭醫師所感知並描述的生命呼吸，及其所衍生的原始呼吸的功能與表現，發展而來的。

在顱薦生命動力中，我們感知到原始呼吸是從動力平衡靜止的基地（ground of dynamic stillness）中產生的，在這裡我們能感覺到有一股極其緩慢而且細微的湧動，我們稱之為湧泉（groundswell）。原始呼吸的表現是一種非常緩慢且有韻律的現象，我們稱之為長潮（long tide）；和另一種稍微快速，感覺更具體的潮，稱為液態潮（fluid tide）或中潮（mid-tide）。長潮從湧泉中升起，支持我們形體與生命的特定表現。我們感知這些潮在能量場域或身體內進行呼吸，稱之為潮汐體（tidal body，長潮場域）或液態體（fluid body，中潮場域）。這就像是一個密

度較高的、物質性的身體，也就是由細胞和身體組織組成的場域，懸浮在液態場域（fluid field）中，而這個液態場域又懸浮在潮汐場域（tidal field）內，且這些全部都懸浮在動力平衡靜止基地上。在本章中，我們要開始探索這個三體懸浮系統（three-body suspensory system），並進一步了解原始呼吸系統如何在其中作用。

原始呼吸系統

想像一股強大的氣息從遠處吹來，有如漩渦且螺旋狀地朝向你身體的中心吹來，將你的靈魂隨之帶入，它把遇到的液體聚集在一起，最後形成一個有中線的形體。就像胚胎分化形成形體一樣，這股氣流與它的液態螺旋引導我們的細胞逐漸形成我們所熟知的人體形態。這就是你的身體，從空間、能量與液體中形成的一個整體連貫的細胞—組織場域（cellular-tissue field），我們稱之為身體。它與各處的液態系統共振、呼應著新星、銀河與星球的誕生，這種融合（enfolding）帶領我們在子宮內發育，在我們整個生命中也持續幫助我們重生。我在一次顱薦生命動力治療的過程中，透過雙手與個案的接觸，感知到這個過程。

我們感知到生命呼吸從靜止（stillness）的深處湧現，支持著一切創造物。它有一種巨大的引導力量（ordering force）*1，可以組織星系、

---

*1 在生命動力療法中，「ordering force」可以理解為「排序力量」或「指導力量」。這是指生命呼吸所產生的一種力量，可以組織排序和協調宇宙中的各種層次，包括星系、太陽系、行星和生命體。這種力量也可以被視為一種智慧或引導力量，能夠維持整體系統的有序運作，使身體內甚至宇宙中的各個元素相互作用並和諧共舞。

太陽系、行星跟生命。沙利蘭醫師所關注並與之工作的就是這個重要的引導原則——也就是由生命呼吸產生的原始呼吸。原始呼吸本質上是一種穩定的指揮力量，從地平面四周朝向或遠離人體中心明顯地內外移動。原始呼吸產生局部的引導場域（local ordering fields），並以一種具體的生命能量（bioenergy）或說是生命力量（life force）形式在人體系統的液體中顯現。沙利蘭稱這種具體顯現的力量為「勢能」（potency）。這個勢能表現在胚胎的液體裡，並在整個一生中成為一種基本的指揮準則。這類似於中國哲學中對「精」的理解，它是一種凝聚在人體體液中的「宇宙之氣」；具有指導、保護和治療的功能。我們將在下一章中探討勢能在身體內在治療計劃中的更多功能。

　　沙利蘭醫師是一位非常有靈性的人，他所使用的生命呼吸一詞是來自於《聖經》裡面所說：「神用地上的塵土造人、將生氣（breath of life）吹在他鼻孔裡、他就成了有靈的活人」。[76]有趣的是，在這節經文之前還有一段與水有關的描述，也和顱薦生命動力療法高度相關，「但有霧氣從地上騰，滋潤遍地。」[77]

　　一旦地球上有了水，它就成為了植物與其他生物的生命之源。就像其他生命體一樣，人類只能從液體的環境中孕育出來。不只最早的生物是從海洋裡面孕育出來的，人類也是如此，胚胎需要在母親子宮內的液體中發育。我們的受孕只能在液體中發生，並且我們在子宮內和一生中，都依賴周圍和體內的液體滋養。我們的身體主要是由水組成，如果沒有水，我們通常在幾天內就會死亡。整骨醫學之父安德魯・泰勒・史堤爾醫師堅持認為液體（尤其是腦脊髓液）對健康至關重要。「有智慧的人都知道，這條生命之河必須立即開通，乾枯的田地必須立即得到灌

溉，否則將永遠無法收穫健康。」[78] 從某種意義上來說，顱薦治療的最終
目的就是要促使被阻礙的液體恢復流動。

沙利蘭醫師的遺贈

因為整骨醫學的背景，沙利蘭醫師接受的是針對骨骼與結構間相對
運動關係的訓練。他對顱部的探索始於他還是一名年輕的整骨醫學院學
生時，對一個拆解開的頭顱骨的觀察。他在觀察連接顱骨和蝶骨的骨縫
時，腦海中產生了一些想法，「這斜面構造就像魚鰓，且關節的動作就
像是一種呼吸機制。」[79] 但是，就像其他醫學院的學生一樣，他覺得自己
的想法很瘋狂，因為他們學到的是顱骨間的骨縫是固定不可移動的。這
個發現與想法一直困擾著他，他迫切想知道這種斜面構造有什麼作用。
最後他發現身體裡面有一種類似呼吸的現象，在體液和身體組織中表現
出一種有韻律的波動。他稱這種波動為原始呼吸。而且，早在出生時肺
部開始呼吸之前，就已經開始作用了。

當沙利蘭醫師首次感知到原始呼吸時，他將其視為是身體內部一
種「不自主」運動的機制。不自主的意思是說，這種運動是由一種內
在固有的生命力量（life force）驅動的，他稱之為「勢能」。這些細微
的運動無法由自主意識來啟動或控制。沙利蘭最初用他熟悉的生物機
械力（biomechanical）的名詞來形容他所感知到的這些運動，如彎曲
（flexion）、伸展（extension）、內旋（internal rotation）和外旋（external
rotation）。後來，當他更深入地了解生命呼吸之後，他的語言改變了。
彎曲、伸展只適合描述結構之間相互的運動，如蝶骨在蝶枕骨基底連結
處相對於枕骨的運動。當他開始理解到生命呼吸是更全身整體和更能量

形式時，他理解到原始呼吸動作不僅僅與不同結構間的「彎曲」和「伸展」有關，它更牽涉整個身體原始的「呼」與「吸」，是全身液態場域內的呼吸。「原始」的意思指的是身體內在固有的生命呼吸現象，比出生時呼吸空氣的次級呼吸更早就存在了。

　　透過他那「思—覺—察—知」的敏銳手指，[80]他感知到身體液體內細微且有韻律的波動。沙利蘭醫師理解到人體腦室中的腦脊髓液（CSF）接收了生命呼吸的勢能或說是生命能量（life energy）。他覺察到是生命呼吸「轉變」（狀態改變）為內在的生命力量（或勢能），引導組織了我們的形體。腦脊髓液隨後將這種勢能傳遞到身體內的每一個細胞和組織，賦與我們生命與健康。我將勢能視為一種潛能（potential）的載體，或者是能提醒身體組織應用其原始潛能（original potential）*2的載體，這種潛能可能被生活中的窘況和創傷所掩蓋。

　　在沙利蘭之前，史堤爾醫師就已經發現到腦脊髓液對健康的重要性。正如之前提到的，史堤爾醫師認識到，「腦脊髓液是人體中最重要的部分之一；若腦部沒有提供充足的腦脊髓液，身體就無法正常運作。」[81]沙利蘭在此基礎上進一步擴展，他感知到腦脊髓液中存在著他所謂的「液態光」（liquid light）或「勢能」。他覺察到這個勢能在身體裡面執行生命呼吸的工作。

　　沙利蘭醫師在探索頭顱骨系統時，遠遠超出了一名整骨醫學醫師研究頭顱骨和腦膜的範疇，他強調了液體（尤其是腦脊髓液）和其中的勢

---

*2 original potential，原始潛能，指的是生命動能的原始特質，感覺像是平衡靜止與均質，看似無波卻具無限能動性與表現性，隱藏無限潛力。

能對健康的重要性。他寫道：

> 我認為腦脊髓液內的波動是頭顱部療法概念的基本原
> 則。這個「樹木裡的汁液」含有生命的呼吸，而不是空氣的呼
> 吸——那是一種看不見的東西。史堤爾醫師認為，它是身體裡
> 最重要的部分，會不斷地更新補充。也許我們不會知道它真正
> 是從哪裡來的，但它確實在那裡。這就是我們需要知道的一
> 切。除此之外，還有更深層次的活動存在著，這幾乎沒有被深
> 入觸及過。這更深層次的活動是一種能量形式，它組織形成有
> 生命、有活力、生理平衡的個體。有一天，它們會被理解，它
> 們的法則也會被理解。[82]

沙利蘭醫師開始認識到，這個更深層次的活動就是生命呼吸，是神祕而且難以解釋的，它存在所有生命當中，產生他稱之為「原始呼吸」的韻律現象，這也是本章要討論的主題。這種細微的、互相呼應的、整體擴張與收縮的呼吸，早在出生時進行空氣呼吸（次級呼吸）之前就已經存在，在整個身體內及身體外產生潮汐般的運動。

在他晚年時，沙利蘭在治療時變得不再那麼主動積極使用手法。他在靜止中感知，並越來越相信那神祕力量或生物能量有在發揮作用。他建議他的學生：

> 想像一種生命動能，一種有智慧的勢能，它比你自己
> 的人類智慧還聰明……你將會看到它的生命力量和它的智慧

（Intelligence），大寫字母「I」的智慧。你可以依賴它，它能
為你完成工作。換句話說，不要試圖藉由任何外力來驅動原始
呼吸機制，依賴潮吧。[83]

前幾章中關於處於當下與安頓關係場域的幾個練習，就是為了可以
更容易感知與支持勢能／生命呼吸有效地進行工作。我喜歡把自己看成
是生命呼吸的載體，盡量不要擋路，讓自己成為一個盡可能純粹處於當
下的載體，讓生命呼吸透過我來工作。這需要讓自己處在單純的存在狀
態中，讓相對的靜止（stillness）來支持自己，而不是一味強調治療結
果和外在表現的自我狀態。

生命呼吸的展現

正如前面提到的，生命呼吸是一種神聖的存在，它產生了一種被沙
利蘭醫師稱為「原始呼吸」的引導規則。沙利蘭感知到生命呼吸的這種
「轉變」（狀態改變）過程，原始呼吸在體液中產生了勢能，一種具體的
生命力量。正如顱薦療法教師麥克・康恩（Michael Kern）在他的著作
《身體中的智慧》（*Wisdom in the Body*，暫譯）中所說的：「生命呼吸的
細微韻律本質上是一種健康安適（wellness）的展現，它也將我們原初
就有的健康藍圖帶入身體。」[84]

當我在治療個案時，我感覺到有一種能量現象在個案的身心系統中
閃爍。這讓我想起上帝吹了一口氣，賦與我們黏土的肉身生命氣息的老
者形象。但我感覺這能量現象並不是那麼具體的神，而是一個寬廣無限

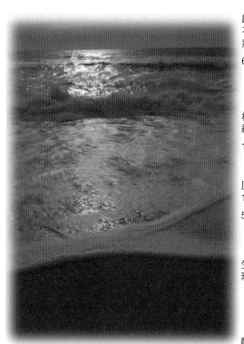

顱薦反應波（Cranial Rhythmic Impulse, CRI）
不穩定的表面波浪，過往未圓滿解決的經歷與特殊
狀況的表現，不屬於潮

6-14 循環／分鐘　　　　　圖：（不規則的波浪圖）

中潮／液態潮（Mid-Tide / Fluid Tide）
相對穩定的潮，具體生命力量、勢能的表現，具有
組織、保護與治療功能

1-3 次循環／分鐘

長潮（Long Tide）
原始呼吸的穩定支持根基
100 秒一個循環

50 秒吸期（inhalation）／50 秒呼期（exhalation）

湧泉（Groundswell）
生命呼吸產生的一種慢速噴泉，原始呼吸的具體呈
現由此產生，負責居間調解與雙向聯繫

動力平衡靜止（Dynamic Stillness）
靜止的基地，潮由此產生

圖 21：原始呼吸（Primary Respiration）

的當下臨在（infinite presence），我只能說「愛」的是它的特徵。當它
吹入個案的場域時，我感覺到一種光照，光粒子在能量場中閃閃發亮，
注入個案的體液，喚醒細胞與身體組織的實體部分。在不同層次的場域
中，會有明顯的不同現象。通常，在第一次接觸個案身體時，你會感覺
到較密集、較實質的結構現象。當我們與個案一起深入沉澱下來時，身
心系統中的細微現象就更明顯了。我們這章節要介紹的就是這種不同感
知覺層次的差異。

　　我們可以把這些層次用海洋中的現象來比喻。我們第一次接觸海

洋時，我們先意識到的是海洋表面的波浪。這些波浪會受當時氣候、風向等因素的影響而變化。在海面上漂浮時，我們可能會有搖晃與暈船的感覺。這種波動是我們在顱薦治療一開始接觸到個案身體時，可能感受到的動作。我們會感覺搖晃、快速搏動、擺動、左右搖動等許多不同的模式。我們也可能感覺到相對較快的韻律，就像是海面上波濤洶湧的波浪。在顱薦生命動力學中，我們將與個案生活窘況相關的這種表面波動模式叫「顱薦反應波」（Cranial Rhythmic Impulse, CRI）[*3]。下面我們會從這些表面的波動開始探索、感知海洋裡不同層次的潮動表現，然後我們還要深入探討更深層次的內容。

表面的波浪：顱薦反應波和身體

沙利蘭醫師一開始對頭顱骨間的動作、腦膜及其他身體組織和體液的研究與此層次波動有關。在這個層次感知到的是對局部的意識，在這個層次中，我們意識到的是未圓滿解決的凝滯模式及此顱薦反應波相對快速的韻律。例如，一個腿部的舊傷，表現出來的可能是受傷部位周圍的局部波動、或因受阻而停滯不動。這些表面波動的韻律大都是一分鐘8-14個循環，可能會有個別差異。頭顱整骨醫學的研究已注意到顱動節律（cranial rhythm）有幾種不同的韻律，這可能受治療者的經驗與測量

---

*3 顱薦反應波（Cranial Rhythmic Impulse , CRI），由於沙利蘭醫師最早是在頭顱骨發現這種波動的，因此當時他命名為顱動節律（cranial rhythm）。但後期學者發現這種波動大都是顱薦治療中常見的問題波，故本書翻成顱薦反應波，以示意此波的易變性與不穩定性，即易受事件變數影響而反應出不同的波動。如緊張激動時或感染發燒時，此波會有快速跳動或抖動的現象。

方法影響，就像不同條件下的律動表現。[85]這些顱薦反應波與被生命呼吸及其勢能所驅動，相對較穩定的潮汐韻律大不相同，接下來我們就會詳細討論到。

身體是生命最密實、最具體可見的表現形式。我們第一次接觸個案時通常最先感知到的是身體。如果我把手放在某人的腳上，我通常會先感覺到皮膚，然後是身體的溫度。我也可能感覺到與循環系統相關的脈搏及與呼吸相關的波動。通常，我會感受到與神經系統亢奮有關的快速跳動或與各種生活壓力相關的緊實與僵硬。在更細微的部分，可能會有一種波浪或波動朝不同方向移動的感覺，有時甚至會拉向我手底下的某一個特定點。這些模式都是在生命事件和特殊狀況影響下身體細胞－組織場域的表現。

在沙利蘭醫師早期的探索中，他注意到頭顱骨間的運動和動作受阻時的運動模式。因為骨骼的可動性是整骨醫學主要關注的方向，他的專業旅程很自然地會從這個地方開始。這種受阻的動作模式可能來自早期的生命經驗，如出生時因堵在產道被產鉗夾出的創傷；也可能是來自後來生命事件的創傷，包括跌倒、撞到頭、車禍或生理上的創傷，如中風、腦瘤、不當使用藥物、酗酒，甚至是基因的一種表現等。

雖然顱薦反應波所表現出的緊密或凝滯的模式也可能對身體其它部位產生影響，但往往都是局部現象。它們對身體其它部位的影響可以透過生物機械力原理來解釋。例如，枕骨受傷會壓迫到相鄰的蝶骨，改變或抑制它的運動。同時也可能壓迫到通過附近枕骨大孔或頸靜脈孔的神經與血管，影響這些神經或血管供應的功能。此外，也可能導致硬腦膜變緊，而這種緊的張力也會經由「張力結構關係」（tensegrity relationships）造成其他連結的結締組織緊張。（tensegrity這個字是巴克敏斯特．富勒〔Buckminster Fuller〕提出的一個專有名詞，結合了張力和整體性這兩個詞。它指的是結構的整體性平衡依賴各局部張力的平衡，這些部位不一定彼此直接接觸，例如透過軟組織的肌腱、韌帶等來固定的骨骼結構就是一個例子。）在這種情況下，局部問題會拉扯影響其它相連局部的區域，如圖22所示。這名女性傷到她右邊骨盆／薦髂關節（sacroiliac），這裡的張力會牽引整個身體的張力結構。這個牽引可以在右腿和身體其它部位被感受到。

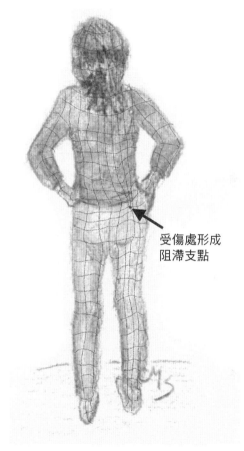

受傷處形成
阻滯支點

圖22：受傷後的張力結構關係

　　在顱薦反應波的層次上，我們可以感知、也可以治療各別區域，將它們視為各自獨立的問題，就像單獨的波浪一樣。然而，當我們深入到海面下時，我們會進入一些區域，在這些區域中，造成這些狀況的背後力量遠比這些表面的局部狀況重要。例如在更深層次的感知中，我們會感知到產生如圖22所示張力線所呈現出的未解開的力量。（在第五章的

內在治療計劃中，會有更多關於此部分的說明。）

在療程中，我們通常會先感覺到個案身心系統表現出來的快速顱薦反應波，和身體局部組織表現的異常模式。當我們和個案一起深沉地安頓下來時，通常硬而緊實的局部組織就會感覺變得柔軟，波動也會變得更慢，就像波浪逐漸平息一樣。隨著我們更深入到生命的海洋底部，我們也常會開始感受到更全面的潮汐現象。席爾斯稱這種改變為「全面整體的轉換」（holistic shift）。[86]在下一章中我們將更詳細地討論這種轉換，以及在中潮與長潮感知層次上常見的其它現象。

體驗安頓顱薦反應波的過程

如果你想實際體驗在顱薦反應波之下安頓的過程，請花幾分鐘時間與我一起探索。你也可以把下面的指導語錄下來，再放出來聽，這可以幫助你的靜坐冥想達到更深層次的體驗。（預錄好的指導語可以在下列網址找到：www.birthingyourlife.org/the-breath-of-life-book/.）

就像我們先前的探索一樣，讓自己找到一個舒適的坐姿，注意在這個過程中引導你這樣做的感覺是什麼。是什麼讓你感覺舒適？或需要調整哪些部分讓自己更加舒適？在你安靜地坐好之後，將雙手分別放在你的大腿上。注意，你是怎麼知道你的手是放得太輕或是太重的？所有這些感覺都提供了重要的訊息。把手放在大腿上一段時間，注意那裡的感覺。你的大腿感覺溫暖還是涼爽？兩邊的感覺是相同的還是不同的？感覺到的是硬還是軟？有感覺到任何動作嗎？是搏動、冒泡泡或波動的感覺？也許在你手下有一種靜止感？如果是這樣，你覺得這種靜止的感覺

有多飽滿或是多空虛？你能感覺你的大腿處在當下嗎？當你探索與大腿的接觸感時，你的呼吸如何？你可以同時感覺到呼吸與自己雙手的位置嗎？這全部狀況有多少感覺呈現在你面前？

這些都可能是我們初次接觸個案身體時可能感受到的感覺。如果感到一種動作感，請注意運動的方向。是朝同一個方向移動嗎？是哪個方向？它們是否顯得混亂？例如，一部分向一個方向移動，另一部分向另一個方向移動。這些動作是快或是慢？

讓自己對感覺更好奇一點。你可以和它一起處於當下並覺察它嗎？或是你有一種擔憂的感覺，像是「糟了，我左右邊感覺不一樣！」或想修正感覺不對的地方？你怎麼知道哪些是對的？哪些是不對的？你有感覺到你手下有任何異常模式或奇怪形態嗎？

傾聽了幾分鐘後，你是否注意到了任何變化？現在呼吸的狀況如何？與之前相比是否有所不同？當你持續傾聽時，有什麼能讓你感覺安定、平靜、放鬆？在你嘗試安頓下來時，你的感知覺有什麼變化？為了加強你安頓的感覺，你可以嘗試放慢呼吸。讓自己真正感受到身體下的支撐點。感覺這樣做能更放鬆自己嗎？記住你的資源清單，有什麼可以支持你更進一步地安頓下來？當你支持自己更深入地安頓下來時，是否有任何變化？

當你覺得已經探索得差不多了，如果過程中你一直是閉著眼睛，就慢慢地睜開，在你繼續往下閱讀之前，將自己帶回你所處的空間。請記下你體驗的心得。

深入到海洋裡：液態潮

　　我把手輕輕地放在個案的腳上，一起進入更深沉的安頓狀態。隨著躁動的模式和亢奮的感覺開始緩和，我們都感受到了一種平順、整體的感覺，這是全面整體轉換的出現。然後，我感覺到的動作也轉變了。起初很細微，後來逐漸變強，我感覺到有一股能量在積聚。我讓自己持續深入靜止的狀態、擴大我的感知範圍、把注意力放在個案的中軸，我感覺個案脊椎的底部有一種湧動的感覺，像在冒泡泡。這讓我想起了腰薦部的水床或說是腦脊髓液的水池，這是一個位在腰椎第二節（L2）至薦椎第二節（S2）之間的腦脊髓液湖泊，我們常常能在那裡感覺到生命勢能的積聚，這種生命能量似乎就在這個湖泊裡被轉變為腦脊髓液。

　　隨著能量的積聚，它開始沿著中軸向上方湧現。與此同時，我感覺到整個身體組織和液體場域從中軸往外擴展，隨著勢能的充滿滋養全身每一個細胞。我知道這種湧向中軸並向外擴展的運動就是液態潮的吸期（inhalation）。它持續約12-15秒，然後停頓，彷彿像在靜止中休息一樣。然後液態潮在呼期（exhalation）中向下和向內回到中軸，回到源頭。我感覺自己擁抱著整個液態場域，它是一個比個案身體還大的液態球，個案懸浮在其中。我想到了胚胎，突然感覺手上正托抱著一個胚胎。我的心打開了，因為我感覺到有一個小生命在充滿液體的子宮裡成長和搏動著。一個帶著半透明組織的小生命，環繞著它光彩奪目的的中軸。一個小生命，身體大部分是中軸，懸浮在羊水中，只是單純的存在，只是成長。我感覺到保護，同時也對在這裡工作的生命智慧感到驚奇。我感覺到一股融合了生命能量的液體即將成為實體。

　　我覺得很榮幸能見證生命能量神奇的展現，感受到生命呼吸勢能的引導。在這個完整的胚胎液態場域裡，我感覺到有些阻滯的點，液態潮在這裡無法完全順暢地流動。我繼續聆聽和見證，我感覺勢能在其中一個點聚集，在這個點的周圍，液體會波動和偏離。我看到一個高度智慧的療癒過程展開，內在治療計劃正在展現。當這個被選定的支點透過形成之力的運作返回平衡狀態時，個案的身心系統沉入了靜止。我用手接觸這個局部位置，我感覺能量以熱熱的、跳動的、振動的形式被釋放出來。

　　之後，是更深層的安頓，我感到整個生物體正在重新組織自己，現在這個支點不再是一個阻滯的組織點了。我感受到胚胎彎曲折疊時心臟形成、手腳小小的芽出現了。我欣賞著能量此起彼落的移動，液體與身體組織發生了變化，一個新的秩序出現了，然後隨著液態潮又重新啟動，比之前有更大的推動力，或說是驅動力。我再次對威廉‧沙利蘭醫師所說的「大寫 I 的智慧（Intelligence）」的運作感到肅然起敬——這是一種內在固有的神祕智慧，來自不可見的深處。

　　繼續使用海洋的比喻，當深入海水之下時，我們發現了這個與更深的潮汐相關的運動。這個潮比海洋表面的波浪更平順、更緩慢，但也還是會受個體狀況與生命經歷的影響。在顱薦生命動力學裡，我們稱它為中潮或液態潮。液態潮是頭顱整骨醫學所用的古典名詞，指的是原始呼吸在身體液體中的表現。而中潮則是席爾斯提出的一個名詞，擴展了這個概念，涵括得更全面。它包括在液體中顯現出來的生命力量或說是勢能，它產生液態潮，並將細胞和身體組織成形體，同時和細胞及組織一起有韻律地運動，這種運動是原動性的。中潮是原始呼吸在整個身體

中呈現的方式，它包含液體、細胞組織與貝克醫師稱之為「生物能場」
（biosphere）的強大生物能量場（bioenergetic field），我們可以感知到
這個場域擴展到身體皮膚之外約50公分左右範圍。

　　中潮與它所處的液態體，是原始呼吸的具體呈現。它的呼吸韻律比
顱薦反應波（CRI）慢，比長潮快，而且在感知覺上也截然不同。液態
體感覺起來比長潮潮汐體更具體，也更液態化*4，它包括了身體中所有
的體液，如血液、淋巴液、細胞內液（intercellular fluids）、腦脊髓液
與組織液（interstitial fluids）等。與顱薦反應波的局部組織波動相比，
這個液態體感知起來是一個整體一致的行動場域，全身的體液都同時充
滿與排空。

　　深入感知中潮層次，會帶給我們一種全身一體（wholeness）感。
我們開始感知到整個身體相對身體垂直中軸的運動，動作以長長的靜止
支點（fulcrum of stillness）為中心展開*5。整體液體（我們稱之為液態
體或液態場域）的中軸，與脊椎管（spinal canal）內的脊髓或胚胎的神
經管（neural tube）內的空間相關。這條管道懸浮在腦脊髓液中，裡面
同時也充滿了腦脊髓液。身體中每個結構的每個細胞都隨著中潮的吸期
及呼期一起在移動和被移動。在液態體的感知層次上，每個結構內在的
原動性或說是內在固有運動（intrinsic motion），比起骨骼間的可動性，
更為明顯和重要。我們感知到一種交替往返的波動，就像每個細胞都隨
著中潮的吸期和呼期而充滿和消退。每個組織結構，例如顱骨的每塊骨

---

*4 更厚實且濕一點的感覺。
*5 我們會感覺一種全身性往身體垂直中軸靠近或遠離的內外動作，而且感知到貫穿中
　心的軸帶來的靜止平衡感。

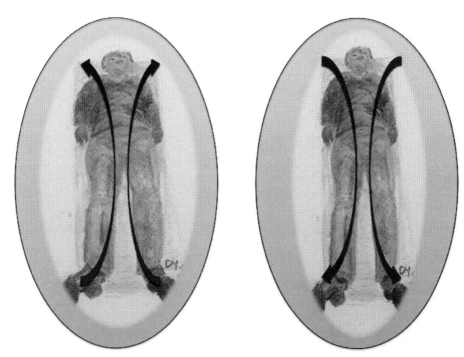

圖 23：液態體與中潮：吸期與呼期

頭，都隨著身體的其它結構同時在一張一縮地充滿或消退。我們可以感覺到身體每個部分真正液態化的狀態。

　　不要忘記，我們身體大部分是由液體組成的。即使是骨骼——我們身體密度最大的結構，也主要是由液體構成。除非受到凝滯模式（inertial pattern）的限制，否則每塊骨頭與相關結構都會與中潮一起呼吸。我們在液態體中感知到的全身一體感，和我們在顱薦反應波層次感覺到的，一個結構會影響另一個結構的情況不同。在這裡，我們感知到的是和生命呼吸一起呼吸的整體張力場域。席爾斯寫道：「每個細胞內

部的勢能是原動性的。當你在中潮層次感知到這種原動性時，每個組織結構感知起來都是整體細胞-液態場域（cellular-fluid field）的一部分，並且所感知到的動作本質是液態的，而且全身一體的。」[87]

　　這種由勢能產生的較深沉的潮汐運動，是原始呼吸的一個面向。就像肺部呼吸空氣一樣，它也有吸期和呼期，但速度要慢得多。一分鐘只有2-3次循環，我們可以感知到隨著吸期展現，湧泉從身體下方往上充滿中軸，再往四周擴散開來，此時全身細胞也有被勢能充滿的感覺。反之，在呼期時，有一種收回、窄化、返回中軸的感覺，並沉降到地面或腳底。隨著我們越來越熟悉這種中潮的現象後，我們可能會開始感覺到它的吸和呼包含一個能量場——我們之前提過延伸到身體之外的生物能場。這個液態體包括身體所有的體液和它們的生物能量場域，擴延到身體之外50公分的範圍。雖然液態體（中潮）因為存在較深的海裡，受生活狀況的影響較小，但它們對生活中的事件反應還是靈敏的。勢能的作用是組織、保護、治療，與生命動力一起運作並處理其它特殊狀況衍生出來的力量。在下一章中，我們會更深入地了解此一過程。

　　再進一步深入海洋底部，我們會感知到一個比中潮更慢、更穩定的潮。在長潮的層次，我們體驗到一個彷彿延伸至無限的光場域，不受個人生命歷程和生活狀況的影響。

　　在繼續研究長潮之前，讓我們花一點時間來探索是否能夠感知到中潮。

體驗中潮

　　這是一個感知覺練習，你可能會覺得有幫助。如果你第一次無法感

覺到中潮，請不要擔心。感知這種細微的現象需要練習。這只是一個開始！

　　讓我們回到舒適的坐姿，注意是什麼感覺幫助你找到舒適的姿勢。同樣地，你可以把下面的指導語預錄下來，播放給自己聽，方便你閉上眼睛練習，更專注於自己的內心。（你可以在 www.birthingyourlife.org/the-breath-of-life-book. 找到預錄好的指導語）。一旦你覺得舒適了，花點時間關注自己的呼吸，注意你感受到呼吸的位置和方式，呼吸的品質如何？呼吸的速度是快或慢？與呼吸同處當下的感覺如何，感覺輕鬆還是費力的？你能在呼吸中放鬆休息嗎？你能感覺到身體與座面接觸的地方嗎？你能感覺到手與它們所接觸的部位嗎？你可以把雙手放在兩邊大腿上，藉由雙手感覺你身體內部發生的變化。

　　就像之前體驗安頓顱薦反應波的練習一樣，讓自己覺察身體哪裡有動作或靜止的感覺。可以透過你的手來感覺，或者你能從身體內部感受到它。你感覺到身體有哪些動作嗎？有感覺到任何搏動、波動、來回擺盪的韻律嗎？這些動作的快慢如何？有任何你注意到的特殊模式嗎？不管感覺到什麼，單純地接受這些感覺並安頓下來。現在注意有沒有更緩慢、更柔和、更平穩的感覺。是什麼讓你感到安頓、放鬆與平靜？也許你會感覺到自己的呼吸變慢了，身體組織感覺更軟了，你感知到的動作變得更安靜和緩慢了。提醒自己連結資源可幫助自己安頓下來。

　　當我們更深沉地安頓之後，讓我們來練習關注液態體與中潮。讓自己覺察任何身體內的液態感。同樣地，這也可能是一種變柔軟的感覺，因為身體組織開始融化，變得更加液態。也可能有一種運動減慢並變得更連貫一致的感覺。有感覺到任何靠近或遠離你垂直中軸的動作嗎？為

了開始意識到中軸，從瞭解你對脊椎的感知覺開始可能會有幫助。脊椎是你身體裡一條骨質的中軸，從尾椎骨尖端向上延伸到頸部。你感覺到這個中軸了嗎？如果你有感覺到任何動作，你可能會注意到中軸是相對靜止不動的。它是一個靜止的支點，位於潮汐運動的中心。

進一步安頓液態體與中軸，你可能會更有全身一體感，感知到整個身體而不是個別獨立的部位，而且可能開始感覺到整個身體有細微的充滿的感覺。在中潮的吸期階段，你會感覺到有能量在中軸下方積聚、往上湧動、往外擴開並充滿；之後在呼期階段你會有一種逐漸排空、退回的感覺，縮回中軸，而且繼續往下降到尾椎骨。每一個外擴充滿或內縮排空的階段持續約12-15秒。每個階段結束時你可能會感覺有一個停頓點，身心系統會短暫地進入靜止狀態。讓自己對中潮每分鐘2-3個周期的韻律好奇一點，你能感知到全身一體並放鬆地休息嗎？不要尋找什麼，讓感知覺自己來找你，安頓下來，回到支撐你身體的地方與地球的懷抱。只要擴大你的感知覺場域，關注自己場域中心的中軸並在此放鬆，等待你的感覺來指引你。

慢慢地擴大你的感知覺範圍，你可能會意識到液態場域往身體皮膚之外延伸了約50公分。你能讓自己沉浸在這種感覺中，感覺你的身體懸浮在這個更大的場域裡，而且被安全地支撐著嗎？

如果你沒有立即感覺到這些也不要擔心，以這種方式來感覺需要一些時間學習。你可以讓自己充滿好奇，讓自己想知道這些現象會如何呈現給你？

如果你覺得已經在這種感知狀態下放鬆夠久了，慢慢把注意力帶回你的身體，注意身體與你所坐的座面接觸的地方、回到自己的呼吸和

身體其他的感覺。如果你一直閉著眼睛，請慢慢張開眼睛環顧你所在的房間把自己帶回來。你可以寫下體驗的心得。我建議你經常練習這種冥想，增加你在這個層次裡感知覺的敏感度。隨著你感知覺技巧的進步身心系統能藉由這個冥想安頓得更深沉，一段時間之後，我相信你一定會感覺到自己的變化。

通常，當你的身心系統能在顱薦反應波層次裡安頓下來後，你就可以感覺到中潮和液態體。當可以更深入安頓時，就能感知到海洋底下的更深層次。下一節我們將介紹長潮。

深入到光輝放射的場域：長潮

在靜止中放鬆休息時，我感覺我的個案越來越深沉。事實上，是我倆一起深入地沉澱。我們是兩個獨立的個體這件事似乎不再重要。我們一起處在一個呈現放射線光芒的場域（field of radiance）裡。安靜、緩慢、有力量。我的注意力被這個熾熱的、空氣感的長潮所吸引，它從某個超越所有界線的地方傾瀉而來。彷彿是從地平線之外的地方湧向個案的中軸、點火發光。我的感官似乎轉換成視覺模式，因為我看到／感覺到了這亮光。長潮層次的呼期感覺像是永恆，但實際測量起來是持續了50秒。接著在短暫停頓後，感覺進一步深入到靜止狀態，然後流動重新開始恢復，這次是從光亮的中軸處往四周無限遠的地方擴展，向地平線延伸，回到它神秘、豐沛的源頭。在長潮的帶領下，我的意識也變得更加寬廣遼闊。

在個案的身心系統中，我感覺到這光在做它的工作，有時速度非常

快，像風或火擊中目標一樣。這個散發光芒的長潮或說是潮汐體的感覺對我來說較像氣流，而非液體，雖然我還是可以感覺到懸浮在其中的液態體，也就是原始呼吸較具體的形式，但我最強烈的感覺是一種平靜與敬畏。這是生命呼吸的力量在展現它的功能。我幾乎可以觸摸到愛最原始的形式。我已不需要再做什麼，只要靜下休息、欣賞、接受。我愛、我傾聽、我融入其中。

　　顧薦生命動力中的長潮，感知起來是一種非常緩慢、非常細微的潮汐韻律，它超出身體外向地平線四周無限遠的地方擴散，然後再回到中軸，用50秒出、50秒進，或說是100秒一個周期的恒定速度進行。貝克醫師描述這個非常緩慢的「大潮」（large tide）時說：「顯然它一直存在，但一開始發現它時讓人震驚。我與個案的療程進行約15-20分鐘後，突然感知到個案整體都在向外擴展，就像看到潮的觸手湧入，滲透進身體組織。」因為無法找出它究竟來自何處或消失在哪裡，所以貝克醫師進一步寫到，「我認為我們經由腦脊髓液與遙遠的星星同步共振，每分鐘10次，然而每一分半鐘與這大潮共振一回。」這種「每分鐘10次」的潮與顧薦反應波有關，貝克醫師指出它較容易被解釋，因為這種潮較液態且較具有邊和形；而長潮這道更大的潮則持續長達100秒，大約是一分半鐘，且似乎來去沒有邊際。[88]

　　因為長潮通常伴隨著光或光芒的感覺，讓人覺得相當飄渺和空靈，甚至具有靈性（spiritual）。長潮流經身體但不受限於身體。長潮似乎是生命呼吸進入潮汐體的第一步。潮汐體是由生命呼吸產生的具生命力量的場域，表現在個人身上成為一種有秩序的生物電場。（第六章有更多的說明。）

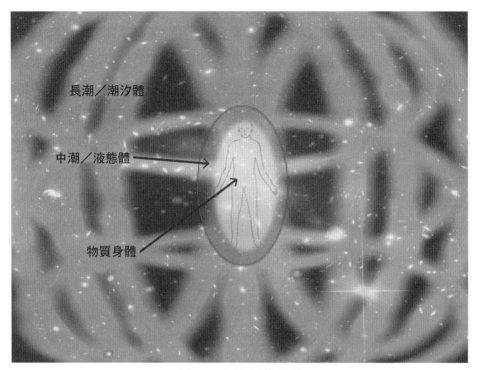

長潮／潮汐體

中潮／液態體

物質身體

圖 24：長潮裡的三體

背景來自MACS J0416

引用自：NASA，ESA，CXC，NRAO/AUI/NSF，STScl，和G. Ogrean（Stanford University）

感謝：NASA，ESA，J. Lotz（STScl），和HFF團隊；http://hubblesite.org/image/3713/gallery

　　我們可以感覺到長潮穿過一個有光亮中軸的放射光場域。感知到長潮時，我常感覺到從四周神秘的源頭湧向身體中軸的閃亮光線，當光線到達時，中軸似乎被點亮了。如同之前提過的，這種非常緩慢、細微的潮，似乎向著四周地平線無限延伸，無邊無際；並且從地平線之外的地方返回，就像它是從那裡來的一樣。每個周期的吸期和呼期各需

時50秒。這個穩定的韻律不受生活狀況影響，在自然界中普遍存在。例如，一九五〇年代，一位研究黏菌（slime mold）的科學家賽夫帝茨（Seifritz）發現，黏菌（是一種原生質與多個細胞核組成的單細胞生物）身上有一種速率穩定的恒定流動，每50秒就反轉一次方向。賽夫帝茨說：「如果我們有辦法理解這種恒定運動的原因，我們就可以更理解生命是什麼。」他指出，當他把各種不同的毒物注入黏菌時，黏菌似乎會萎縮，運動似乎會停止一段時間；然而，當它再次開始時，就仿彿它一直不變地在運動，像從未被打斷過一樣。這表示，有一種持續的韻律比這看得見的流動更基本或更原始地存在著。他宣稱，「我們必須非常認真地來探索這個問題，到底什麼是生命？」[89]他所觀察到的穩定的100秒韻律似乎與自然界所有現象都相關，這也支持我們感知到的，也就是它是所有自然界現象的組織規則。最近甚至有人錄製到一個100秒長的，代表宇宙大爆炸（big bang）的錄音。[90]

體驗長潮

在探索長潮時，我們可能會感受到我們逐漸越沉越深，就像深入海底，或像乘電梯往下降好幾層樓一樣。當我們通過顱薦反應波層次、中潮層次之後，這個電梯門可能會打開。

同樣的，你可以把下面的指導語預錄下來，然後再回放，這樣就可以更深入地安頓自己，更向內專注在這個體驗上。（你也可以在 www.birthingyourlife.org/the-breath-of-life-book. 找到已預錄好的指導語。）

同樣的，花點時間找到一個舒適的坐姿，注意是什麼感覺引導你找到這個姿勢。同時，關注自己呼吸的品質，和你的身體在地心引力的支

撐下能放鬆到什麼程度。注意任何表面的、快速的顱薦反應波，它可能來來回回地擺盪，或有其他更快速的運動或模式表現出來。讓自己接受這些感覺，並更深入安頓下來，傾聽全身一體的感覺及原始呼吸。隨著你更加深入，你可能會感覺到我們之前體驗過的中潮的液態感。這包括一種全身一體感，感知中軸，以及吸期時沿著中軸從底部湧現、往上充滿、往外擴張的感覺；緊接著呼期時沿著中軸往尾椎骨或腳部縮回、向下消退、排空的感覺。讓自己在所有你能經歷到的中潮感覺中安靜地放鬆。再次強調，這不是要尋找什麼特定的事物，而是企圖深化、擴大你的感知場域，在其中平靜休息。我常覺得，顱薦生命動力中的感知，就像是一個電影屏幕，讓影像投射在上面，而不是主動積極地尋找任何事物。

　　花些時間安頓好你感知到的之後，讓你覺察的範圍更進一步擴大。在不失去覺察跟自己中軸的情況下，讓你的覺察擴大到你的身體之外，超過50公分的液態體之外，進一步擴大到填滿整個房間。若這對你感覺很舒適，就讓你的覺察再繼續延伸擴大，向地平線四周延伸，盡量擴展到最大。但無論你能延伸到多遠，都不要失去你的中軸與扎根的感覺。這不是真的要拉開物理空間的距離，只是要擴大你的覺察範圍，這通常需要一些練習。

　　在這個廣闊的場域中平靜下來，你可能會開始覺察到一種感覺非常非常緩慢地向你的中軸或向地平線方向移動。長潮的吸期或呼期需要各50秒來完成。在這非常緩慢的韻律中，可能會感覺到一種較快、像風一樣的旋轉或螺旋。也可能會感覺到一種閃亮的放射光。通常情況下，你會感覺到自己被安全地支撐著懸浮在非常非常寬廣的場域裡。這種沉

浸在廣闊的場域中休息的感覺如何呢？

讓自己在這裡休息，注意自己有什麼感覺出現。是一種開闊、幸福的感覺嗎？但或許也還有其他的感覺，有一些特殊生命經歷也會與這種開闊感和被支持的感覺相關。

在這個廣闊的場域中休息一段時間後，將自己的覺察帶回來感覺液態體——這個更接近你物質身體的液態場域，你可能再次感覺到中潮。

在液態場域中，你會感覺到自己的物質身體。再次回來感覺自己的呼吸，感覺地球在支撐著你，感覺你身下的地心引力。你有感覺到身體懸浮在液體中，或是被液體支撐嗎？而此液態體又同時懸浮在長潮的氣態場域內？練習一段時間後，你就有能力可以同時與這三體場域同在當下，感覺一個場域支撐著另一個場域。

當你準備好時，輕輕把注意力帶回你所在的房間，看看四周與自己。花點時間把體驗的心得寫下來，方便之後參考。

這些冥想練習對發展感知覺以協助自己治療個案很有幫助。當我們與個案一起聆聽和深入沉澱時，常常會感覺到潮的停頓，甚至所有動作與形體都融解不見了。在海底的最深處，就像在最深處的外太空一樣，我們與靜止的感覺相遇。如果你曾看過深海潛水的影片，你就能體會這個深化沉澱的過程。貝克醫師形容這是一種「有生命力的動力平衡靜止」（alive and dynamic stillness），席爾斯簡化這個名詞為「動力平衡靜止」（dynamic stillness）。[91]它不受我們個人生活狀況的影響，在這個靜止中，最深處的療癒才會發生。正如我們將看到的，在顱薦生命動力療法中，我們的目標是在顱薦反應波的波浪層次下安頓下來，在靜止中放鬆休息，讓更深層的潮與勢能根據需要展現出來。

回歸源頭：動力平衡靜止

　　我讓個案的身心系統鬆軟地懸浮在我液態、廣闊的雙手中，我感覺到一種深入的沉澱。我內心的某個部分被釋放了，個案也覺得如此。我們一起在動力平衡靜止中休息。那裡沒有什麼事要做。那裡感覺不到動作，但有強大的生命力和充滿活力的勢能。我的手似乎不再重要了。我與個案在這靜止中融為一體。我們懸浮在一個強大的智慧場域中，它是健康的源頭，一切存在的基礎。我感覺我們有如一起飄浮在無邊無際的光場域裡，超越了空間、超越了時間，超越了過往的故事和經歷。當我們在這裡休息時，我感覺勢能像泡泡一樣湧出來，生命能量從深處無形的洞穴中泉湧而出，閃爍著火花，從這靜止的深處散發出光芒。當我們結束這旅途回來時，我發現個案的身心系統似乎已經有所不同了，各種異常模式與它們所造成的阻滯支點消失了，顯然是被貝克醫師所稱的「靜默的夥伴」（silent partner）解決了。[92] 我的工作就是保持靜止、理解與尊重這個靜止，與它一起共振，深入其中，以我的意願支持它的工作，成為它的夥伴。在這個過程中我深感光榮，我選擇成為「生命呼吸」的載體，讓生命呼吸執行它的工作，我臣服其下。

　　動力平衡靜止是生命的基礎，生命與形體從這裡產生。在療程中，我們可能會在不同的時刻裡體驗到它的存在。身為治療者，我們的目標是把我們的意識安放在靜止中，從那裡開始感知。靜止始終存在，儘管它有時會被異常模式與過往的經歷遮蓋，包括個人在生活中需要學習調適的各種創傷。但是，我們可以選擇關注靜止，深入生活狀況的表面波浪之下，甚至更深入、更寬廣、超越潮的範圍。關注靜止可以支持個案

的身心系統，讓個案也可以連結這個巨大的資源。

貝克醫師將靜止描述為「靜默的夥伴」。在閱讀貝克醫師對靜止的描述時，我們可以體會到靜止是多麼超越筆墨言語所能形容：

> 事實上，這終究是回到我們是向誰臣服的問題。你靜默的夥伴是一個平衡支點，它完全靜止。在靜默的夥伴中沒有能量在運動，一點也沒有。它是所有的能量，但它沒有在運動。它是能量的源頭，能量來自於此。它不是運動中的能量，它只是純粹的勢能。它是全能的。沒有運動，但又是所有的運動的源頭。它只是存在，是你需要臣服的力量……。它是一種有生命的靜止，我們有意識的覺知可以覺察得到。這種有意識的覺察需要我們寬闊的心靈（big mind），而非我們狹小的心靈（little mind）。覺察就是單純接受某些事物。[93]

記住我們所描述顯薦生命動力的狀態、潮和現象是有幫助的，這些感覺是我們努力將深刻又難以言喻的感知體驗嘗試用言語表達出來。但當我們真的感知到這神祕的力量時，文字又是無法形容且無以為用的。然而，我們確實覺得被感動，想與他人分享這個驚人的體驗，特別是我們想協助他人學會自己感知這奧祕時。一旦我們感知到了，無論這體驗是多麼的微妙和超越常理，這感覺是真實存在的。動力平衡靜止可能難以形容，但它確確實實地浸潤著我們、滋養我們、沐浴我們，只要我們關注它與它同在。就如貝克醫師所寫的：

　　雖然，這聽起來很難理解，但這是一種實實在在的體驗。偶爾，當我在辦公室治療病人時，能夠感覺得到那房間裡的靜止，甚至可以用刀子幫它雕個冰屋，它就是這麼安靜。是什麼導致了這種情況？我不知道，但也不需關心。它的存在是為了滿足特定個人的需求。它從哪裡來，它到哪裡去，一點都不重要。這是一種生命的方式，大寫「L」的生命。[94]

　　動力平衡靜止做為生命呼吸和生命本身顯現一切形體的基礎，讓人聯想到物理學者戴維・波姆（David Bohm）所說的「隱序」（implicate order）[*6]，我們可以從中延伸我們的體會：

　　　在「卷序」（enfolded order）或「隱序」（implicate order）裡，時間與空間不再是決定不同元素間是各自獨立或相互依賴的主導因素。相反地，這些完全不同的基本元素之間可能有著某種基本連結。我們平常對空間與時間的概念，以及單獨存在的物質微粒的概念，都被抽象解釋為從更深層秩序中衍生出來的形式。我們平常的概念實際上是一種所謂的「顯序」（explicate order）或「展序」（unfolded order）的形態，它是被包含在所有隱序總體中的一種特殊而顯著的形式。

---

*6 mplicate order，隱序，指的是存在於宇宙的隱藏秩序，它是所有事物的本質和基礎，支配宇宙中一切物質和能量的運動。

　　當我們放慢腳步，深入到底層的靜止中時，就會感知到我們的源頭，它在我們有形體之前就存在，我們潛藏的潛能也是如此，之前就存在並超越我們顯示於外的形體和結構。這種存在狀態在各種靈性傳統中都有提及，如禪宗的「空性」。例如，禪宗大師宏智*7所寫的：

　　「曠遠無畛。清淨發光。其靈而無所礙。其明而無所照。可謂虛而自明。其明自淨。超因緣離能所。其妙而存。其照也廓。又不可以有無言象擬議也。却於箇裏樞機旋關撥括」[96]

　　在顧薦生命動力裡，我們強調回到「原始藍圖」，在那裡，我們可以看到原始潛能一樣保持著可被接近且未被觸及的狀態，無論生活事件是如何對待我們。靜止等待著我們，既超越又處在每天日常生活的忙碌和活動之下。儘管練習冥想的人可以學會將靜止的感覺帶入他們的日常活動中，但在我們普遍快速繁忙的現代生活中，要接近靜止並不容易。可是它就在那裡，耐心地等待我們回歸。寫到這裡，我想起了我的母親，她一輩子都是個「行動者」。在她生命的最後階段，隨著認知變差，身體也跟著不太靈活，我親眼目睹她進入一種不食人間煙火的神祕境界中。這似乎是她人生中第一次感覺到平靜。我感覺她不再掙扎、不再試圖做什麼事，而是臣服。就像貝克醫師建議我們對「靜默的夥伴」應該採取的態度，儘管可能因為不同原因。同樣地，多年前我有一位八十多

---

*7 宏智禪師是宋代著名禪師，屬曹洞宗，宏揚默照禪法，是一種以禪坐的方式修行禪定的方法。這段文字出自宏智禪師的《廣錄》卷第六。

歲的個案，她告訴我她的工作就是為死亡做準備。她很喜歡接受顱薦生命動力療法。我們會一起深入靜止，在那裡她可以感覺到深度的放鬆與平靜，這是她的生活中很少出現的。我記得她從這種狀態中恢復時所下的結論：「啊哈！這就是死亡的樣子啊。」

　　希望我們不需要等到死後才能回到靜止——做為我們源頭的靜止。在顱薦生命動力裡，靜止是療癒的核心和基礎。無論我們察覺到什麼其它的過程，靜止都是它們的基礎。我們可能會在療程中感到一種深深的沉澱或安頓。我們也可能在中潮的吸期或呼期快接近尾聲時，或在廣闊的長潮中，遇到「通往靜止的閘門」。在我們的療程中也可能會出現其他靜止點，當身心系統須暫停或深化，準備進入一種不同力量的平衡狀態時，此時各種波動和勢能的轉變似乎會安頓和平靜下來，即使只是短暫的片刻。同樣的，當內在治療計劃在中潮層次展開時，潮通常會暫停，而勢能會對某個特定的阻滯支點進行處理。當工作告一段落後，潮會再次啟動，代表某一個療程已經完成。就好像永遠存在的靜止總是存在療癒的背景當中。當生命過程的事件影響逐漸安穩和平靜下來的時候，我們就可以感覺到靜止的存在，並可以安心地依靠它。當然，靜止永遠都在，我們隨時都可以選擇朝向它。

　　沙利蘭醫師「靜止而後知」的建議與《聖經》的經文有關。「你們要休息，要知道我是神！我必在外邦中被尊崇，在遍地上也被尊崇。」*8 [97]當治療者將注意力集中在靜止上，同時保持開放的態度來感知個案身心系統不同層次的表現時，療癒工作就可以更深入、並以更溫和、更

---

*8 請見《聖經》〈詩篇〉46：10。

富資源的方式進行。似乎任何時刻我們都有可能返回靜止，並從那裡重生，也許（通常）會有些提升與轉變。我認為這是一個回歸我們原始潛能的過程。就像胚胎的形體從靜止的隱序中出現，懸浮在子宮的液體裡。當我們回到這個狀態時，就可以接近靜止為我們保留的原始潛能。

體驗動力平衡靜止

進行體驗前，你可以把下面的指導語預錄下來，再回放聆聽，這樣你就可以把注意力放在安頓自己，進入更平靜深沉的狀態。（已預錄好的指導語可在下列網址找到：www.birthingyourlife.org/the-breath-of-life-book.）。

和我們之前的探索一樣，找到一個舒適的坐姿。注意在你安頓的過程中，是什麼感覺告訴你舒適或不舒適。同時，注意你呼吸的感覺，以及身體是如何在重力的支撐下休息，尤其是去感受你身體接觸的地方。當你嘗試讓自己安頓下來時，注意有沒有任何動作或異常模式產生。讓自己儘量深入安頓下來，也許會有一種中潮或長潮的感覺出現，就像我們之前的體驗一樣。讓自己去意識是否有任何感覺出現，是否有積聚、充滿、由中軸底部往上湧、在中潮的吸期中往外擴展，並在呼期中安頓、退下、縮小的感覺。你可能會感覺到一種更深沉又更緩慢的潮湧向你或遠離你，當你將意識延伸向地平線時，只要保持舒適，不要失去扎根和處在當下的感覺。慢慢來，讓自己與你的感知覺一起休息放鬆，不要尋找任何事物，只要接收並將注意力放在海洋的深處，在層層的支持場域中休息。

在這個廣闊的感知覺場域中休息一段時間後，讓自己放掉所有對動

作的感知，即使是長潮。將注意力聚焦在潮呈現的靜止中。在吸期或呼期結束時，你可能會有一種暫停或靜止的感覺。讓自己在這停頓的靜止中放鬆。或許你會感覺在動作之外有一種更深、更廣的感覺，讓自己在這動力平衡靜止的基地中放鬆休息。這是一種充滿生命力的靜止。讓你自己感受它的生命力。你可能會意識到一種強而有力的力量或是光在這裡積聚。你可能會感覺自己可以深深地放鬆，在一個廣闊的靜止場域被看不見的力量支持著。

　　讓自己在這個場域中好好的休息與滋養。在靜止中，你可能會再次感覺有動作出現，也許是一種像長潮緩慢流動的感覺，或像中潮較具體充滿的感覺。當你再次感覺到潮，注意一下，是否有任何與深入到靜止之前不同的感覺。

　　當你準備好時，慢慢將自己帶回來覺察你的身體，這時你可能會感覺到自己就像懸浮在液體中，懸浮在長潮的場域中，懸浮在廣闊的動力平衡靜止場域中。慢慢張開你的眼睛，環顧整個房間，注意力回到自己身體。花點時間。感覺你的腳和身體如何被重力支撐著。感覺你的呼吸。如果你感覺舒適，就可以輕輕地動動你的身體。花些時間記錄剛才體驗的心得。

從靜止回到形體

　　貝克醫師寫道：

　　　　嬰兒出生吸進第一口空氣後，呼吸機制就啟動了，這是我
　　　們在地球上生存需要的運動。但是，在此呼吸運動開始之前，

胎兒在子宮內的所有時間裡，身體每一個部位都有一種來來去去、潮進潮出有韻律的運動，在這發育的幾個月裡持續地進行著。我相信這韻律從受精時就已經開始。[98]

席爾斯描述了在受孕的那一刻，生命呼吸是如何點燃受精卵的光場域一起出現。[99]在這個場域裡，長潮產生了。在生命呼吸的勢能引導下，胚胎在生物電場中開始成為形體。這聽起來像是一個美麗的幻想，但這是真實的，遠遠超過我們生命動力治療者（或其他的能量／身體工作者）所能感知到的。位於光場域中心的量子中軸（quantum midline），是一本革命性書籍《彩虹與小蟲》（The Rainbow and The Worm，暫譯）中[100]描述的主體。這本書的作者，科學家何美婉在書中討論了她的研究。她證明單細胞蠕蟲體內的能量中軸（energetic midline）能對環境變化作出反應，而且明顯可以組織它們的形體。[101]她認為量子同調（quantum coherence）的特性是我們形成形體和生物功能的關鍵。她強調電磁場（electromagnetic field）的重要性，和改變電磁場的危險性，例如受到行動電話的影響。

顧薦生命動力療法關注的是這些場域中的細微現象，包括產生所有事物的動力平衡靜止基地。我們治療者在層層支持的場域中支持個案，我們常可以感受到形體消散進入相對的靜止中，之後新事物誕生。我們可以感受到手中微小的胚胎和新生命的形成。在下一章，我們將藉由身體內在治療計劃的開展，來描述此一治療的過程。

第五章　頌讚生命的智慧

內在治療計劃

讓我專注在重要的事物上，那就是我的工作；大部分時間是靜靜地站著，學習感到驚奇。

——瑪莉‧奧利弗（Mary Oliver），
《信使》（The Messenger，暫譯）[102]

　　共同的旅途已經開始了。我靜靜站在個案的身邊，她正安穩地躺在治療床上。我們聊了幾分鐘，瞭解她的情況，瞭解她有什麼資源和支持，還有她今天帶著什麼問題和想法來進行這個療程。我引導她在治療床上安頓下來關注自己的呼吸，並感覺治療床在她身下支持她，同時也感覺其它可以支持她的事物。我讓自己深入感受自己身體的感覺，感覺自己的身體懸浮在廣大的液態體（中潮）中，再懸浮在更為靜止廣闊的潮汐體中，也就是長潮的光場域裡。我感覺它的放射狀光芒流向我的中軸並點亮了它，然後緩慢地退回它神秘的源頭。我繼續往下深化和擴大我的感知覺場域，我感覺自己與個案在一起放鬆休息，充滿生命力的動力平衡靜止將我們擁抱在它永恆存在的懷抱中。

　　我擴大我的意識，讓個案的中軸位在我感知場域的中心。我像往常一樣驚訝地感覺到她液態體的邊緣就在我面前。不知道為什麼，我知道它的位置，而且我就站在它的外圍。我同時也感覺到個案的中軸有一種灼熱感，這感覺很明顯。我知道這是她交感神經被啟動的表現，交感神

經鏈沿脊椎兩側往下沿伸。我注意到這一點，也想到先前她告訴過我，這星期她覺得生活壓力極大。雖然我已經很習慣在治療床旁感知到這些事，但我還是疑惑這些情況是怎麼發生的。我想起了兩個存在個體接觸時的潛在共振，以及我們之間細微的能量交流。

我感覺我與個案兩個各自獨立的身心系統開始融合，我們在層層懸浮的場域中相會並一起安頓下來。我問她，是不是已經準備好可以進行碰觸了？她同意了。我讓她知道我正移動到她腳的位置，在移動到治療床腳並再次安頓下來之後，我告訴她我會把手放在她的腳上。依然我把個案中軸放在我感知場域的中心，我輕輕地把手穿過她敏感的液態體場域放在她腳上。我再一次向她確認，問她覺得碰觸的感覺還好嗎？。她回答：「太棒了，一種溫暖的感覺⋯⋯」我感覺我們已經很安穩地接觸了，不需要再進一步溝通接觸距離了。我建議我們就這樣繼續深入安頓下來，放鬆、休息。

第一次接觸她的腳時，我被那裡的緊張與僵硬度嚇了一跳。雖然這種狀況很常見，但每次被提醒我們是多麼辛苦地對抗這世界時，我還是會感到驚訝。我以一種我們兩人都懸浮在更寬廣的液態體、潮汐體與動力平衡靜止中的感覺來輕握她的腳。我感受到快速的波動與顫動，我瞭解到這是神經系統亢奮的表現。我把注意力轉向靜止時，這些運動開始慢了下來，變溫和了。我感覺她的腳也變軟了，感覺更溫暖，好像更有生氣了。我的個案深吸了一口氣，說她覺得比較能感覺到她的腳了，好像腳更有生氣而且是她的一部分。這時候我感覺到另一波顫動隨著神經系統的放電逐漸平息下來。一些液體的波動引起了我的注意。我靜靜地接受它們的存在並繼續深化和擴大自己的感知覺。她的中軸是我覺知場

域的中心，她的身體、液態體和潮汐體層層圍繞著中軸延伸出去。

　　漸漸地，安頓得更深了。我開始感覺到個案的腳不僅與腿相連，還與軀幹相連。我開始感受到她的中軸變得明亮而且往外擴展，像是從她創傷陰霾的雲層後出現。我覺得我的手似乎往上延伸至她腰背部。她說她覺得現在她的腿真的是她的一部分了。我問她感覺可以通到身體的什麼部位？她說：「大約到我的背部的中間吧。」我再次為我們能透過能量溝通而感動，這些話證實了我的感覺。在我們交談的過程中，我感覺到更多的軟化。我覺得我的手像是完全浸沒在液體中，處於包圍我們的更大的場域裡。現在這個場域像是延伸到了她頭頂的位置。對我來說，這是一種熟悉的感覺。因為這是我經常感受到的全面整體的轉換，這真的是一種非常獨特的感覺。

　　我感覺彷彿抱著一個小嬰兒，她整個小身體都在我的手中。我的心敞開了。我感受到一種對小嬰兒溫暖、溫柔的保護感。我的手融解了。我倆合而為一。我們一起懸浮在生命力量裡。我們在顧薦生命動力的細微流動中共舞。我的手一直放在她的腳上，忽然，我注意到中軸有一種蓄積、充滿、沿著中軸上湧的感覺。在我感受到這個中潮吸期的時候，我感覺自己好像接觸到一個懸浮在液態體中的身體，這個液態體又懸浮在明亮的放射光場域（長潮）中，而這全部沉浸在動力平衡靜止的基地中。我注意到全面整體的轉換已經更深了，隨著它進一步深化，我持續傾聽。這裡沒有需要我做的事。個案的內在治療計劃已經開始了。我好奇地等待著，看它究竟會如何展開。

　　當我持續等待並深化自己時，我開始感覺到有一股拉力朝向她的右邊髖部，而且中潮的吸期和呼期似乎在右側較弱。我感覺到潮和她整

個身體都往右髖彎曲圍繞。當我傾聽是什麼造成這種模式時，我感覺在髖部中間有一個支點或說是能量組織中心。準確點說，似乎是在右側的腰大肌上。我繼續等待並深化自己，擴大我的感知覺。我不想太過聚焦在這個局部。右側腰大肌上的一個點似乎在這個三體懸浮系統中亮了起來，像是從整個身體中走了出來。我詢問我的個案是否可以把我的手移至她的右髖（腰大肌）附近，並讓她知道我感覺我的手被吸引到那裡去。她回答說，「哦！我忘了告訴妳，我這個地方幾乎每天都疼痛而且僵硬。妳怎麼會知道？」

她喜歡我的手移去那裡，我一隻手放在腰大肌上，另一隻手放在她的髖部下方。我們在這個新的接觸點上安頓了下來，此時，我真的為個案內在治療計劃的展現感到驚歎。有一種旋轉、波動的液體感出現，因為被限制在這個阻滯支點中的創傷力量正在向包容它們的勢能尋求幫助與平衡。當我關注這個懸浮在液態體、潮汐體和動力平衡靜止層層場域中的支點中心裡的靜止時，我感覺到它安靜下來、深沉下來，似乎這些力已經在動力平衡靜止中達成一種新的平衡狀態。這個支點中的靜止似乎正與容納我們的動力平衡靜止基地進行交流。我感覺到一股強烈的熱湧入我面前的手，然後是一陣快速強烈的波動。當我持續將這個支點保持在我的意識中，並懸浮在容納我們的三體場域中時，這熱能慢慢緩和了，波動也停止了。我感覺到兩手之間的身體組織柔軟了下來，慢慢散開而且微微振動。當勢能橫掃過這個組織時，一陣溫和的熱充滿了這個部位。

我感覺個案身體其他部位出現了新的動作。頸部似乎被拉向左邊，蝶骨旋轉，雙腿像是朝不同方向混亂地移動，整個身心系統重新組織。

現在，這個阻滯支點已經消失了，阻滯力（inertial forces）也消散了，身心系統重新向著中軸規則地排列，回到原初的健康狀態。我感覺一股強大的勢能在中軸由下往上湧現，中潮再次湧現並出現一次強烈的吸期。我感覺到這階段的治療計劃已經完成。我詢問個案的感覺，她很高興她的髖部變得柔軟而且輕鬆了。她告訴我，療程中她突然想起了一段多年未曾出現的記憶。她十幾歲時曾大膽地爬上了一棵樹，當時她心裡很害怕，但為了向她的兄弟證明她可以和其他男生爬得一樣好，她努力地爬到了樹頂。但下來時，她失去了平衡，摔了下來。幸運的是，她跌到了柔軟的草地上，但她的髖部撞到了一根樹枝，這就是她後來疼痛的地方。之後它停止疼痛一段時間，直到最近才又開始困擾她。她問我：「你覺得你剛才是不是把這段經歷從我的髖部帶走了？」我很小心地向她解釋，我沒有做什麼，是她身心系統的智慧解決了這段經歷留下的問題。當我們完成療程後，我再次對「準確無誤的勢能」（unerring potency）和它的「內在治療計劃」產生敬畏，並以感謝和尊重的態度與這個智慧和力量共處。

　　隨著沙利蘭醫師對原始呼吸及其對身體的影響有了更深入的理解，他的關注從對組織外部形態，逐漸轉移到了關注在他患者身上行使作用的潛在形成力量（formative forces）。他意識到，患者狀況的改善或整骨醫學治療的成效主要是來自一種藉由體液運作的有智慧的力量（intelligent force），而不是他具體的操作或矯治手法。正如我們已經知道的，他稱這個力量為「勢能」，並認識到它是從生命呼吸的力量轉化而來的具體形式。他早期的治療方向是針對症狀、功能障礙、張力問題和整骨醫學問題，但他後來認識到這些都是某些更深層次的力量所組織

成的「結果」。於是他學習到要少做（do less）一點，就像詩人瑪莉·奧利弗所說的，「學習感到驚奇」。顧薦生命動力學很重視這個概念。每個治療過程都是獨一無二的，在傾聽和尊重個案的勢能引導治療計劃時，我常常覺得很驚奇。本章將會探索身體內在治療計劃幾種常見的表現方式。

沙利蘭醫師的學生羅林·貝克醫師持續研究了沙利蘭所謂的勢能運作方式。貝克醫師意識到他認為完善的整骨醫學治療方式只對一些病人有效，對另一些病人卻不是很有效。於是他決定治療時只傾聽，不做任何事，直到他了解到究竟發生了什麼事，再從中學習如何成為一名有效的臨床醫師。在觀察了勢能工作的多個案例後，他覺得自己明白了。他感知到勢能的治療過程——內在治療計劃。用貝克醫師的話說：「如果你現在需要合作的是身體內在就已存在的力量，那就你需要一套新的遊戲規則。」[103] 所以，他把重點放在與個案身體原本就存在的健康之力的連結：「我所提供的療癒目標，嚴格來說是讓你的身體擁有可以使用的所有資源……換句話說，我的治療是為了恢復健康之力，而不是為了矯治問題。我的治療是為身體開一扇門，讓身體運用自己的生命力量做自己想做的事。」[104]

顧薦生命動力療法緊緊追隨著這些勇敢而敏銳的頭顱整骨醫學先驅的腳步。我們不是試圖找出問題所在並運用各種技術嘗試解決它，而是讓自己更深入到動力平衡靜止中，尊重生命呼吸藉由勢能進行的療癒和智慧，並與之共振。席爾斯寫道：

內在治療計劃讓我們瞭解，在所有療程中，必須發生的

療癒和出現的排序是原始呼吸的功能，而不是來自治療者的分析，它自己知道要怎麼做。治療者不需要分析或診斷會發生什麼事，也不必決定該怎麼做、或如何去做。然而他們必須培養一種內在的穩定靜止狀態，穩住自己並傾聽，打開對個案內在治療過程的感知接收之門。[105]

很多生物機械力學導向的治療方法，包括一些其它形式的顱薦治療（Craniosacral Therapy）都是在分析、評估問題發生的位置與性質，然後使用各種技巧來矯正它們。在顱薦生命動力療法裡，引導我們的是對個案身體中凝滯模式的感知，但不是試圖去修復它們，而是關注組成這些問題模式背後的力量。這使我們能夠感知處在平衡靜止的組織點，或說是阻滯支點，這些被勢能包裹住未能被徹底解決的力量（貝克醫師稱包裹在內〔contained〕為集中〔centered〕）。[106]支點的定義是一個平衡周圍動作（力量）的靜止點，接下來幾頁我們會再討論到。我們不應該自行決定要治療哪一個阻滯支點，而是要聽從大寫I的智慧來選擇——就是生命呼吸透過身體內在治療計劃發揮作用的勢能。

在沙利蘭醫師早期的治療中，基於他的整骨醫學訓練，使用的大都是積極主動的評估方法，例如以動作測試來評估個案受侷限的或慣性的動作；但他後期的治療則是深化、沉澱、安頓自己和見證勢能發揮作用。我們在他遺留的基礎上，以及貝克醫師對自然療癒過程的進一步釐清下，繼續前進。席爾斯則進一步闡述了內在治療計劃與勢能的功能，讓學生和新進治療者可以更容易理解與接受。本章內容將帶領我們一覽個案內在治療計劃的運作。

思維轉換

顧薦生命動力療法會挑戰我們平常認知與感知的方式。佛學大師一行禪師（Thich Nhat Hanh）有一段話寫得很美：為了追求快樂我們需要進行思維轉換（paradigm shift）。他的話也適用於顧薦生命動力療法，以及我們感知個案內在治療計劃的能力。

> 我們經常問，「你怎麼了？」。這樣問，我們其實是在邀請痛苦與悲傷的種子到來。我們經常覺得痛苦、憤怒和沮喪，如此，會種下更多這樣的種子。如果我們選擇親近自己內在與周遭健康、喜樂的種子，我們會覺得更快樂。我們應該學習這樣問，「最近有什麼好事？」，並記在心上。在世界上及我們的身體、感覺、感知與認知之中，有許多有益健康、讓人振奮與非常療癒的事物。如果我們把自己關在悲傷的牢籠裡，就無法親近這些具有療癒效果的事物。[107]

我們顧薦生命動力學的基礎課程為期兩年，參加的學生不可避免地會在某個時刻經歷一次思維轉換。這種轉換是因為我們在顧薦生命動力療法中所感知和執行的幾個重點，和我們現代西方世界裡的文化規範有所不同。轉換之一是我們擴大並深化感知覺，以感受全身整體和健康。我們練習讓自己沉浸在海洋的潮汐和全面靜止中，而不是積極地隨表面的浪花起舞。

依循一貫的文化，我們學習的是如何在問題上聚焦，評估它、分析

它的精確表達方式、症狀、語言等。然而在顱薦生命動力療法裡，我們學習擴大我們的感知覺，以盡可能包含更多更大的整體。我們嘗試把問題懸浮在整個系統中。我們練習感知身體不是孤立存在於空間中，而是懸浮在液態體中，懸浮在長潮潮汐體寬闊的放射狀光芒場域中。而所有這些都懸浮在一個強而有力的動力平衡靜止場域裡。個案並不是孤單地懸浮在這些場域裡的，我們是一起懸浮的。隨著我們感知覺的深化和擴大，個體與個體間的界限就變得不是那麼重要了。從這個角度來看，我們在場域中還有場域，如果你願意，有整個宇宙作為資源。只要重回全面整體和源頭（re-source），我們就不太需要用個人力量來解決問題了。有趣的是，在某些語言裡，如德語，健康（health）與整體（wholeness）的詞語是緊密相關的。而醫治（heal）這個字最初的意思是「使完整」（to make whole）。[108]

　　這個看法與現代西方世界的觀點形成鮮明的對比，現代西方世界鼓勵分開獨立與個人主義，醫師與其他健康專業人員接受的培訓是評估問題，並盡其所能矯治問題。我聽說在中醫之類的傳統醫學裡，醫師只有在能幫助患者維持健康時才能得到報酬。如果患者生病，就表示醫師失敗了，也就沒有報酬了。這種思維更接近由史堤爾醫師提出的整骨醫學觀念，「尋找健康應該是醫師的目標，而疾病任何人都找得到。」[109]

　　如果我們的工作是找到健康，我們就必需放棄想矯治我們認為的缺陷的需求。因為它可能代表著健康之力正在運作而不是缺陷。貝克醫師指出，健康始終存在並活躍在人的身心系統中：

　　　從內在尋求健康是永恆持續的，每個細胞組織和潮都一直

在努力，從受孕直到肉體告終的那一刻。在每一個受創或生病的個體中，每部分的身體生理都在努力傳達健康的力量給局部受壓迫的部位，讓個體能重回完整的健康功能。[110]

我們一直都在尋找健康，也一直在展現健康。

這意味著，我們認為的問題，以及個案抱怨的問題，實際上可能是健康之力的展現，或至少是追求健康的展現。思維轉換也包括能夠相信這一點。我們一直傾向於相信有健康問題就表示缺乏健康，健康已經消失或耗盡了。我們能相信即使我們難以察覺，但健康依然存在嗎？長潮一直存在，即使有時因某些生活狀況我們感受不到。當原始呼吸出現時，我感覺它就像陽光從雲層後面出現。太陽總是在那裡，即使雲層阻止我們看到它或感受它的溫暖。即使在夜晚，它也是在那裡，即使地球擋住了我們的視線。我們能否相信健康也是無所不在，始終可用，並堅定不移地與我們同在？這是與身體內在治療計劃一起工作的一個基本概念。整骨醫學的兩個重要原則──「全身整體」與「健康至上」，也對理解和支持內在治療計劃的展開至關重要。

內在治療計劃從本質來理解就是身心系統智慧的表現。大寫I的智慧，就是健康的展現！勢能表現出健康。勢能知道如何處理身心系統所面臨的問題、創傷與外來干預力。它可能已經努力多年以幫我們抑制住這些力量，等待著一個適當的時機，等待個案的身心系統有足夠資源時可以處理和解決這些問題。當個案能在我們治療者提供的安全關係場域中休息時，這樣的時機就會出現。我們安頓自己和支持個案安頓下來的能力，能幫助個案深潛至他們經常被啟動的防衛機制底下。在安頓下來

之後，勢能才能自由地執行它的表層療癒工作。在我們更具體地探討身體內在治療計劃如何展開之前，讓我們先來了解勢能的三個功能，這些功能對維持健康至關重要，而且在內在治療計畫展開時顯而易見。

勢能的三種功能：組織、保護、療癒

顧薦生命動力的本質在於：我們感知、感謝與尊敬在健康或疾病表面形式下的力量（forces）。貝克醫師認為勢能是一種身體內在固有的力量，它在我們的內在發揮作用，支持我們有能力面對環境，而且支持我們的治療過程：

　　身體有能力透過內在固有的勢能來表現健康。在人體整體健康的核心中有著勢能，健康是勢能的展現；在人體創傷和疾病的核心也有著勢能，展現著勢能與人體創傷或疾病的關係。我們要學習感知這種勢能。從創傷與疾病中感知張力與壓力相對容易，因為它們正在表現某些模式。但在這些表現出來的模式中，隱藏著「可以控制、影響，有權威和力量」的勢能，勢力使混亂恢復平衡。這種勢能可以被敏銳的手觸摸、感知和讀取。[111]

要了解內在治療計劃的展現前，先熟悉這位導演——勢能，是有幫助的。正如貝克醫師的描述，勢能有三種功能，席爾斯將其解釋為「組織」（organizing）、「保護」（protecting）和「療癒」（healing），[112]這些

都與內在治療計劃相關。第一個功能是組織功能。就像之前提過的，我們個體的形成是由勢能的智慧引導的，無論是在子宮內形成胚胎，或在我們的一生中，都是如此。我們的細胞每七年就會完全換新一次。雖然七年這個時長是否確切可能有爭議，因為不同種類的細胞存活時間不同。但我們的細胞確實會死亡並被其它細胞取代。原本形成我身體的胚胎細胞現在已不再是這個身體的一部分，而現在構成我身體的細胞在我出生時並不存在！然而，我的身體仍然在某種程度上保持連續性，它是如何知道、如何做到這一點的呢？每次我烹飪切傷手指時，它是怎麼知道該如何癒合的呢？

更神奇的是，我們每個人有不同的形體，有自己獨特的差異，但都被認為是人類。我在撰寫這個章節時，無意中看到了麗茲・維拉斯奎茲（Lizzie Velasquez）感人、鼓舞人心的TED演講。這位年輕女性在還是嬰兒時就被診斷出患有一種罕見疾病，她的體重永遠不會增加。她被認為無法獨立生活。在青少年時期，她常被霸凌者指為怪物，但她的「人」性始終存在。她決心成為一名勵志演說家，還設下一些其他人生目標，這些在她二十五歲演講時都已經達成，比很多人都厲害。[113]她的外型看起來確實很不一樣，儘管她年少時被霸凌及誤解，但她非常具有「人」性。這是生命奇蹟的精彩展現。即使身體差異極大，但她的生命力一樣閃閃發光。

我們都始於一顆受精卵，一個精子和卵子的結合。不知道為什麼，從這個單一細胞中，出現了我們功能完善的身體，而且在我們的一生中持續形成。即使我們有不同種類的畸型（如多了一根肋骨、少了一根胳膊或腿等），我們仍然以某種程度的連續性和功能持續形成和重新塑造

自己，以生存下去。我們是如何知道、如何做到這一點的呢？這個過程是一種神祕的力量在引導。這個力量就是由生命呼吸轉化而來的勢能。

　　勢能是組織我們成為生物體的宇宙間的生命動能。在顱薦生命動力療法裡，我們認為它是一張原始藍圖，引導我們成為一個量子場域。如果我們在生活中沒有遇到任何逆境，我們的身體會完全按照這個藍圖成形。不管我們遭遇何種創傷或挑戰，這張藍圖依然存在，可以引導我們的細胞與身體組織透過勢能的作用組成形體。但生活窘況也會對此造成影響，這取決於我們遇到逆境時的健康狀況和可用資源，生活窘況可能會、也可能不會在發生時得到解決。這些窘況產生了力，進入我們的場域，影響組織排序，且往往與原始排序有很大不同，我們只能盡力去適應和調適。在這種情況下，勢能的作用是先保護我們，這是它的第二個重要功能。如果這個窘況的力量太大，難以被馬上處理，勢能就會圍繞著它旋轉，以遏制它。此時這個局部組織的密度會變大，原動性也會變弱。勢能將這些力組織在一個靜止的平衡模式中，我們稱這個被組織成的靜止點為阻滯支點。在這種情況下，此靜止支點因集中了這些窘況產生的力，此支點區域的勢能移動能力就降低了，也無法充分行使原始呼吸的能力。

　　平衡支點是組織動作的靜止點。身體可以相對於阻滯支點與自然支點（natural fulcrums）把自己組織起來。自然支點是原始藍圖的一部分。原始藍圖內有一條中軸，沿著中軸有許多靜止點。當不受生命窘況產生的力影響時，身體會自然地按照自然支點組織自己。我們也稱這些點為會自動移動的支點（automatically shifting fulcrums），因為它們會隨著原始呼吸每次的吸和呼而移動。當中潮在吸期向中軸上方湧升時，這些

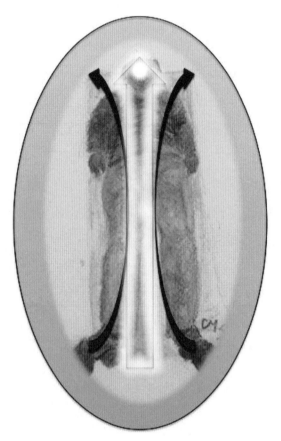

圖 25：吸期時自然支點隨著吸期往上移動

自然支點也會向上方移動。在呼期時，它們又縮回退到尾椎骨或腳部。這整個組織—液體—勢能（tissue-fluid-potency）場域隨著中軸的自然支點一起移動，這就是原始呼吸完整的呼吸形式。

另一方面，阻滯支點不像自然支點那麼容易跟著原始呼吸一起移動，而且經常不在中軸上。它們有阻滯性（inertial），傾向留在原地並抵抗移動。在步調一致的液態組織場域裡，它們感覺起來像相對固定且

硬實的點（阻滯靜止〔inertial stillness〕）。我們可能會感覺有拉力或張力拉向阻滯支點。在身體未受創傷或不受未解決的生命窘況影響時，身體是根據自然支點組織與活動的，阻滯支點是因狀況產生的力量才存在，對組織是額外的影響。但因為它們的存在，我們感知到吸期和呼期的充滿和排空方式偏離了中軸。這種情況下，組織中就會存在這種異常模式，個案通常會感受到一些不適、疼痛或功能障礙。個案往往會把注意力放在這些有問題的部位上。但我們不應該關注在這些異常模式上，因為此模式是由組織它的勢能和因狀況產生的力集合造成的現象。我們要關注的是實際的組織中心（靜止支點），和組織它的勢能。

貝克醫師寫道：

> 身為一名醫師，我的職責就是感受診斷時的觸感，關注患者體內的勢能，因為我知道，如果勢能發生改變，就會產生一個全新的運作模式，為患者帶來健康。我知道當患者處於健康狀態時，體內會有基本的勢能存在；而我也知道，只要因創傷或疾病產生的各種能量消散了，就會感覺到勢能和生命動力的固有力量，告訴我病人已重獲健康了。[114]

在現代西方做事和行動方式的影響下，我們治療者傾向尋找問題和解決問題，要把注意力聚焦在潛在的組織力量上必須進行思維轉換和改變認知。之後我們才能有一個更寬闊的觀點關注健康和全身整體。有這種覺察之後，我們才能支持勢能進行療癒。因此，我們是傾聽勢能的前後變化，而不是聚焦在組織和運動的阻滯模式上，因為這些都是勢能包

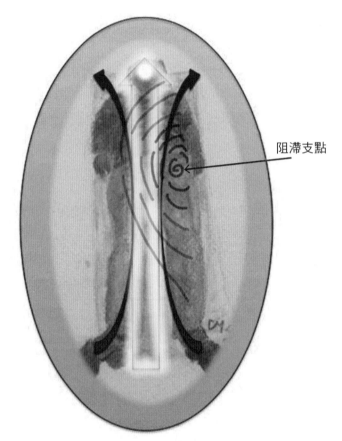

阻滯支點

圖 26：加在身心系統上的阻滯支點

裏住狀況之力後的影響。是勢能的轉變，告訴我們身體內在治療計劃進展得如何。

阻滯支點：健康之力行動的地方

阻滯支點的中心常是勢能，它幫我們抓住並抑制住附加來的力量，

在人體生理上以最佳方式控制與組織這些力。這是勢能在人體系統中最基本指揮力量的展現。[115]

阻滯支點是勢能為凝聚外力而形成的保護區。需要形成這種凝聚起來的保護區，可能是遭遇過於強烈的創傷經驗而身心系統在當下無法處理或解決所導致，這種保護區常伴隨出現身體組織上的硬塊。這些經驗不僅包括身體上的撞擊、敲打或受傷，還包括情緒或關係上的羞辱、創傷和衝擊，甚至包括毒物和遺傳傾向。我們可能從出生就受到這些因素的影響，甚至早在受孕時就開始發生。孕育我們的環境會影響我們成為形體的過程。如果我們是在愛、溫柔與情感相繫下受孕的，而非暴力、強暴與酒精中毒的情況中受孕的，影響我們身心發展的力量就會不一樣。

我推想，麗茲・拉維斯奎茲的父母應該為她提供了很好的成長環境，讓她發展成可以獨立生活的人，這是她的醫師所無法理解的。雖然醫師曾警告父母這孩子未來的生活會很辛苦，但她的父母堅持帶她回家、愛她，像正常孩子一樣照顧她長大，所以麗茲直到五歲上學後，才知道她跟別人看起來有多不一樣。幼童時期父母給她無條件的愛和環境，幫助她抵銷了疾病造成的影響和青少年時期遇到的霸凌行為。同樣的，當我們支持個案朝向健康與勢能時，我們必需創造一個陽光從雲背後透出光亮的療癒場域，來支持他們的健康與勢能。

勢能不僅僅與結構性的身體相關。我們的身心是緊密相連的。情感與人際關係經驗是影響我們身心與生活的重要力量。就像在身體中有多個阻滯支點時勢能會降低一樣，如果我們過去的人際關係懸而未決，後續發展親密關係或人際關係時，我們發展關係的能量也會不足或有所改變。這些未解決的關係包括已經不再存在的親密關係、朋友關係、家人

關係或其他人際關係；這些關係曾經太過困難、太過挑戰或帶來太大的傷害。雖然心理治療是用來治療這些關係問題的具體方式，但透過顱薦生命動力療法來安頓關係場域，對幫助個案的身心系統自我療癒阻滯支點非常重要。這就是身體內在治療計劃透過勢能所執行的療癒工作。就像我們即將看到的，如果關係場域可以在顱薦生命動力的治療過程中安頓下來，個案就可以避開所有生命窘況、異常模式、亢奮的神經，進入較深沉的海洋裡。在這種支持性的環境中，勢能可以開始與未解決的阻滯力量互動，以解決和釋放它們，讓一直等待發光的健康和全身整體被看見。

只要我們還活著，不管經歷過什麼，我們的健康與全身整體都一直存在著。正念教師喬‧卡巴金（Jon Kabat-Zinn）對此一觀念表達得很透徹，儘管他沒有使用勢能這個詞：

整體性與相連性是生物最重要的本質。不管我們過去經歷過多少傷害，遭受了多少痛苦，我們內在的整體性依然存在-還有別處可以容納著這些傷痕嗎？。無論過去對我們做了什麼或沒有對我們做什麼，我們不需要成為它們的無助受難者，也不必在面對當下痛苦時感到無助。我還是原來的我，原來完整的我（original wholeness），和受傷之前一樣，這是與生俱來的我。我們隨時可以重新連結我們內在的整體性，因為始終存在就是它的本質。[116]

當遇到阻滯支點時，重要的是要理解，阻滯支點不僅包含過去未解

決的狀況所造成的力量，它們還包含了勢能，也就是生命動力，宇宙之間的力量，勢能發揮了保護作用，遏制了因特殊狀況產生的力。花些時間回想一下我們上一章討論過的黏菌吧。當研究者賽夫帝茨把毒素注入原生質中時，這個局部馬上停止流動，但其他部分仍繼續流動。賽夫帝茨因此得到一個結論，「因此，原生質碰到突發事件後，自我修復，拯救了自己。」麻醉造成原生質突然停止流動，賽夫帝茨指出：「這只有在原生質凝固時才會發生」。[117]這是勢能凝聚傷害之力在阻滯支點上，影響了這個部位的組織和體液的一個例子，請注意，是勢能先凝聚外力於此，組織再隨之反應而變得僵硬。

　　當我們感覺到一種異常模式或某個部位的密度較大或呈現阻滯性時，我們的重點不是放在改變或修復這個問題。相反地，在顱薦生命動力療法中，我們是對焦在所感知區域的組織形成之力上。這包括宇宙之間的勢能（生命動能）與勢能包圍住的狀況之力。我們可以理解異常模式是這些力量聯合作用的結果，所以我們應該傾聽是什麼讓我們感知到此模式，或說是組織壓縮的感覺。局部組織的平衡靜止支點——即阻滯支點在哪裡？例如在**圖27**中，我們看到了一個在顱骨中常見的凝滯模式，稱為側彎（side-bending）。當我們專注於導致顱底運動方式改變的力量時，會發現有一個阻滯支點位於蝶枕骨基底聯結處。

　　在整骨醫學裡，此處被稱為是骨病理傷處（osteopathic lesions），指的是組織中持續存在的局部問題，貝克醫師寫道：「骨病理傷處通常是生理上因應的結果。當你看到一個骨病理傷處的時候，你必須思考背後發生的原因，思考從外部注入患者體內的能量場，也考慮來自患者內部的因素，在他們自己有意識的思維和神經系統中，這些因素正在引導

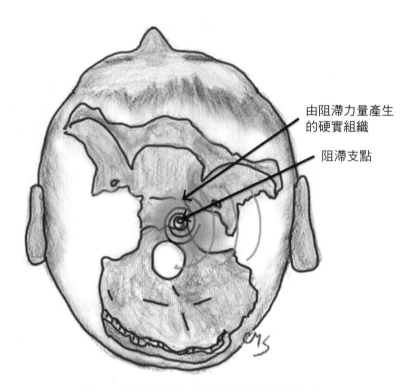

由阻滯力量產生
的硬實組織

阻滯支點

圖 27：阻滯支點造成局部組織的凝滯模式

他們的身體創造這種能量場。你必須將所有這些因素結合起來。」[118]

　　從這角度來看，凝滯模式和它的支點其實是健康與大寫 I 的智慧的表現。如果我們使用某種手法來改變它，這個組織可能會發生位移。因為支點內原本的力量仍未解決，可能會表現到其他地方，產生另一個問題或疼痛。此外，如果只局部處理我們所感知到的模式，也可能會擾亂我們沒想到的更大範圍的代償設計，只因為我們有心幫助，不小心又多加了一些外力進去。我聽說過這樣一個個案，一位治療者出於好意調整了一處緊張的組織，結果症狀消失了。但隔天，這位個案自殺了。這個

存在已久的阻滯支點讓這個案得以與生命和平共存，一旦症狀消失，個案卻無法應對。所以，我們應該傾聽個案的內在治療計劃，不要去想我們認為應該做什麼或不應該做什麼。讓智慧全面整體來思考要做什麼處理。只有在勢能支持下的身心系統才知道如何適應這種改變，這是我們局外人無法做到的。勢能是長潮表現在液體—組織場域中的力量，只有它才了解個案整體的狀況，也只有它能同時在多個層次中工作，我們甚至可能意識不到這些事正在進行。

　　所以，務必盡力把我們的自我（ego）需求放在一邊，依靠源頭的支持，相信潮的工作。我們治療者的目的就是關注組織規劃的力量，支持勢能完成保護的工作，並藉由內在治療計劃執行其療癒的功能。

內在治療計劃的展開

　　內在治療計劃可以透過長潮、中潮、動力平衡靜止的力量，或是由這三者配合出來的某種組合來進行。但我們知道，只有受治者可以在關係場域中覺得放心、安頓時，內在治療計劃才能真正展開。正因為如此，這個療法才會這麼強調關係場域與安頓的感覺。席爾斯將內在治療計劃劃分為幾個階段，藉以幫助治療者感知與學習，並引導他們發展當下臨在的感知覺，幫助個案內在治療計劃的進行。

　　內在治療計劃展開時的流程，如下一頁的圖表所示。[119]在探索內在治療計劃時，我們了解到，若個案一直處在「顱薦反應波」（CRI）層次，更深層的療癒就無法發生，在這個層次裡，療癒往往集中在局部。如果沒有連結到我們懸浮其中的更大場域的資源和勢能的智慧，只侷限

內在治療計劃

第一階段的安頓

關係場域

治療者關注自己的原始呼吸，與個案一起在關係場域中協商相處並在其中安頓下來。

第二階段的安頓

全面整體的轉換

當治療者安頓下來，進入自己的原始呼吸並關注個案中軸及三體場域時，個案表現出來的受侷限狀態與顧薦反應波會發生轉變，並進一步深化沉澱。正是因這種全面整體的轉換，在生命呼吸的計劃下，身體的療癒意圖開始出現。

隨著全面整體的轉換的深化，長潮也越來越清楚。長潮表現出療癒意圖，稱為長潮現象。 全面整體的轉換逐漸深化，療癒意圖透過潮的勢能在液態體與身體中產生。貝克醫師的治療三階段包括：
（1）尋找
（2）安頓進入平衡／動力平衡狀態 全面整體的轉換深化為動力平衡靜止狀態。療癒意圖從這個充滿動力及與生命力的基地中產生和湧現。

（3）重新組織與重新對齊

在這個緊張躁動的顱薦反應波層次中進行治療，有時會讓個案感到不知所措，甚至造成創傷。雖然症狀還是可能會改變，但造成這些症狀的更深層次的力量並無法在顱薦反應波層次中得到解決，仍會存在身心系統中，導致舊有的症狀復發，或出現新的症狀。此外，由於顱薦反應波與個案的生活狀況有關，所以在這種表面層次裡解決問題，可能會輕易激起因過去的創傷和經歷所衍生出來的強烈情緒與感受。我們發現，只有在個案的身心系統在與創傷和環境相關的所有刺激下安頓下來後，勢能才能進行更深層次的治療。因此，我們要觀察顱薦反應波層次的運動，且需持續加深和擴大我們的感知，以容納接收更整體、更全面的訊息，這樣我們可以更容易地連結資源與勢能，以一種更溫和和包容的方式解決問題背後的力量。所以，我們首先要與個案一起在關係場域中安頓下來。

安頓關係場域

> 在建立基本的信任之前，任何更深層次的事都無法發生。[120]

內在治療計劃的展開從安頓關係場域開始，如果缺乏安穩、安全的關係場域，內在治療計劃很難展開，因勢能自我保護的功能仍舊存在。就如第三章所討論的，治療者和個案的關係是療癒可以發生的一個重要環境。個案帶著他們過去關係的經歷前來，並很可能將舊的關係問題轉移到與治療師的關係中。所以治療者必需保持當下臨在，與個案一起處在存在我與存在我（being-to-being）的互動關係中，而不是以一個衝動自我的狀態面對個案。只有保持當下臨在，治療者才能更靠近源頭，生

命呼吸才能更容易被感覺到。只有治療者安頓下來並積極為自己提供資源，才能與個案建立安全感與信任感，支持個案進入療癒的過程。

另一個安頓關係場域的要素，與我們接觸個案身體的方式有關。接觸前要仔細與個案溝通協調，並確認接觸的方式是舒適、放鬆的，這樣才能讓個案信任我們。個案在過去可能有過被侵犯的、不被尊重，或受創的觸摸經驗。也可能有其他身體療法的執業者讓他們有過不舒服的接觸經驗。尤其是醫療體系裡的處置過程，很多接觸都是不舒服的。其實，在緊急醫療時格外需要親切的態度，但很多專業人士並沒有這樣做，讓病人在被扎針、檢查或移位時沒有舒適的安全感。個案也可能曾有過類似躺在治療床上無法自主而且被粗魯對待的情況。很遺憾地，被以冷漠、粗暴的方式對待也是常見的出生創傷。雖然個案可能不記得這麼早期的經歷，但可能會被突然改變的接觸方式嚇一跳，或對某個部位突然或無預警地被觸摸產生反應，像是不愉快的經歷再次發生一樣。

所以在療程中，讓個案知道你即將接觸，或將改變接觸位置會有所幫助，詢問個案的感受，並鼓勵個案有任何不舒服的感覺時要讓你知道。我會向新個案解釋，受治者對我的接觸及對整個療程感覺舒適對我而言很重要，因為治療效果與受治者是否感覺安穩息息相關。如果個案感覺不舒適或不安全，就很難安頓下來。我會盡量幫助個案儘可能覺得舒適與安全。如果個案沒有安全感，既使只是表現在身體組織層面而自己意識不到，神經系統的防衛機制也會啟動。大腦的杏仁核會警告身心系統「有危險」。交感神經會提升反應速度，準備戰鬥或逃跑。反之，對個案輕聲細語，可能有助減輕個案的防衛反應，社交關係神經系統才能發揮功能，並在當下的關係場域中感覺安全。

　　另一個重要的協商就是能量空間的距離。透過實際的身體接觸，我們會討論如何讓接觸更重或更輕，並確定準確的位置等等。如果我們的雙手可以穩定，通常接觸會更舒適，例如固定手肘在治療床上或靠墊上。然後，這支撐點的穩定靜止就能通過我們的雙手傳遞出去。這些接觸的物理層面很重要，但還有一個能量的層面，是個案較不會注意到的。顱薦生命動力治療者要學會感知和調整自己注意力的距離，這在第三章我們已經討論過。如果我們過於專注，個案的場域可能會感覺被侵入。學生和新手治療者對他們感知到的現象或正在學習感知的現象過於感興趣是很常見的。他們的注意力會集中在結構、支點或他們感興趣的任何東西上。個案的液態體可能會因此變得靜止或隱藏起來。這種靜止與動力平衡靜止是不一樣的。這種保護性的靜止感覺更像是凍結住，或是阻滯的，感覺是死的、不存在的，或空的；也可能會刺激身心系統，表現出的運動模式像是搏動或波動。這些都可能是對治療者過於專注所產生的外來力量的反應。個案可能會對這種注意力感覺不適，因此產生頭痛、身體疼痛也很常見，個案甚至會感覺急躁、焦慮和無法平靜。

　　在這種情況下，治療者應該把注意力拉回來一點。意即要擴大自己關注的場域，藉由感受自己的薦骨與雙腳在地面扎根，關注自己的中軸，感覺自己懸浮在三體場域之內，關注原始呼吸和整體大場域。移開你的注意力也很有幫助，你可以像是從自己身後幾公分或幾公尺處觀看個案，甚至像是從更遠的距離，如從馬路上看過來或從另一個城市看過來。然而，在一般情況下，可以想像自己的身體向下掉，像樹根伸入地球的感覺，並擴大自己注意力的感知範圍。

　　有時注意力離個案太遠，也可能會發生問題。個案可能會有一種

想尋找你的感覺,甚至會說:「我感覺不到你,你在哪裡?」在這種情況下,重要的是要嘗試逐漸拉近注意力的距離,同時保持廣闊的感知範圍,逐漸靠近直到你和個案有相遇的感覺。對於有關係創傷或碰觸創傷史的個案來說,這種關係場域的溝通協商有時可以改變個案的人生。我曾有個案淚流滿面地對我的細心協商表達感謝,並說:「以前從來沒有人問過我」。探究什麼樣的觸碰和注意力距離感覺剛好,可以帶來深刻的療癒和平靜感,就像金髮女孩(Goldilocks)探索三隻熊的家一樣,這是一個找到「剛剛好」感覺的過程。然後,我們才能在關係場域中安頓下來。

但不幸的,金髮女孩在故事中顯得太具侵入性了,完全沒有尊重他人的感覺。當三隻熊回到家發現有人吃了他們的麥片粥、椅子被坐過而且還弄壞一張椅子、還有一個入侵者睡在他們床上時,極為不安。這時金髮女孩匆忙地醒來並拔腿就跑,完全沒有想建立關係。我們的個案可能有過這種被侵犯的經驗,或他們曾像這小女孩一樣拔腿而逃。雖然我們與個案建立的關係場域與這故事不盡相同,但仍有可能喚起之前關係創傷的舊記憶。因此必須小心且有意識地進入這個關係場域,建立可彼此信任、安全的關係。

建立安頓好的關係場域,每人需要的時間與注意力不同。有些人會在初次見面時就願意信任你。我發現很多個案第一次見面時,已經透過閱讀我網路上的介紹,對我有很好的瞭解。我會盡可能真誠和具個人特色地表達我自己,同時保持專業性,讓彼此的信任關係容易建立。有過關係創傷經驗的個案,可能需要更長的時間才能在我們的關係場域中安頓下來。即使個案的創傷並不一定與關係建立有關,而是因為過去曾有

極大的傷害與驚嚇啟動了自律神經，所以習慣帶有防禦性。他們的社交關係神經系統可能在沉睡，需要更多時間才能被喚醒。我們會在第七章討論創傷處理這個議題。由於這種創傷經常與個案來找我們處理的身體問題有關，因此，在安頓關係場域時遇到困難是很常見的。因為我在臨床上需要大量處理壓力症候群與創傷，所以關注如何安頓關係場域變得極為重要，有時甚至是最重要。

　　總之，到了某個時間點，關係場域會安頓下來，有時只需幾分鐘，有時需要幾個月。這取決於個案過去的創傷史，以及我們治療者是否能滿足他們的需求。部分安頓的過程會發生在我們初步詢問病史、歡迎和迎接個案到達時，甚至在個案上治療床之前。我通常會花一些時間引導個案在治療床上安頓下來，並讓自己更加安頓地與個案建立關係，此時，我們之間的關係場域會更沉澱並深化，比我們一開始談話時更為深入，我們之間的關係有更多合一和相互連結的感覺，此時，我們的場域在相互作用著。隨著我們的一起深入沉澱，我們會感覺到一種平靜的氛圍。這時，我才開始協商進行實際身體接觸，並確認安頓感持續都在。

全面整體的轉換

　　貝克醫師建議他的學生，在感覺到全身一體和原始呼吸出現前，不要採取任何行動。[121] 席爾斯稱身體從受侷限的表現轉變成為內在固有的全身一體和更深層次的潮為「全面整體的轉換」。對某些頭顱骨療法來說，這種更深層次的安頓狀態就是終點。在解決所有表現出來的凝滯模式、病變等問題之後，身心系統可能會更穩定。然而，在我們的顱薦生命動力療法中，這才是真正治療的開始。我們的目標是支持個案在各種

異常模式和問題中安頓下來,重新連接更深層次的靜止與生命呼吸。我們主要是藉由一起共振和關注資源來支持個案。治療者要先將自己深入到原始呼吸與動力平衡靜止中,然後才能讓靜止與生命呼吸更容易為個案的身心系統所感知。就好像我們的靜止狀態在向個案的身心系統進行溝通,提醒個案靜止是存在的基地,始終存在並等著我們到來。研究指出,當兩個身心系統相互接觸時,更協調的身心系統往往會影響另一個系統,使其更協調。[122] 這似乎是治療者幫助個案安頓下來的一種方式。

我們藉由在靜止中休息並「什麼也不做」(not-doing)來支持個案安頓。我們瞭解到,如果我們想改變個案的身心系統,個案的液態體會感覺我們是入侵的外力因而覺得需要處理應對。所以我們不要嘗試想改變什麼,而是深入自己的內在,關注自己的中軸與三體懸浮系統。當我們感覺到自己已經安頓時(通常在個案到來之前就應該已安頓好了),再進一步擴大我們注意力的範圍把個案包納進來。個案的中軸是我們感知場域的中心,我們要有意識地感知個案的物質身體懸浮在更廣闊的液態體中,再懸浮在長潮放射狀光芒的場域中,這一切都懸浮在動力平衡靜止之中。當我們持續將注意力集中在這整個更廣闊、更深層的場域和其中勢能的作用時,會注意到各種可能出現的模式。

我們起初接觸個案身體的位置通常是腳。因為大部分人認為腳會讓人有扎根、舒緩且安全的感覺。第一次接觸時我們會感覺到搏動、拉力、張力、一些凝滯模式、相對混亂的運動、來回移動,和各種與顱薦反應波(CRI)層次相關的快速運動。這些都是代償模式,身體用來適應它所面臨的挑戰、問題和創傷的方式。我們不是要和這些模式打交道,因為如果我們過度關注在這裡,可能會增強它們或阻礙內在勢能的展現。

所以我們要承認它們的存在，並持續深化、擴大，並關注潛藏在這些模式之下的靜止。同時，我們要與個案進行溝通，必要時支持他們找到資源、感受到呼吸、感受到治療床的支撐、感受到我們的接觸和其它感覺。我們的目標是支持個案安頓，協助他們平靜下來休息。伴隨身體的接觸，可能會啟動關係場域的新層次，我們要根據需要持續溝通，保持處於當下，並關注感覺安全。

　　一旦個案在當下能感覺到足夠的安全，那些混亂的運動就會慢慢平靜下來。此時可能會出現神經系統放電的波動，通常會感覺為一種快速的搏動或震顫，然後才進入更深的沉澱。所有的感覺開始變得柔軟、放鬆、平順且緩慢。當這種平靜安頓感發生時，身體通常會出現一種全身一體感。剛開始我們可能只能意識到個案雙腳（如**圖 28A**），慢慢地也會感覺與腿、軀幹、心臟，整個身體連貫起來，並覺察到全身一體。通常個案也會對這種全身連接的感受說出自己的感覺。

　　當能感覺到個案這種全身一體感時，我們就可以清楚感知到個案的中軸與支撐個案的能量場域，如**圖 28B**所示。然後，我們會感知到從四周湧向中軸的動作，這通常會表現在中潮中。然後有一種從中軸往外擴散的感覺，接著又縮回到中軸，因為整個液態體隨著中潮的吸期與呼期充滿與排空。一開始中潮的感覺可能還很細微，顱薦反應波（CRI）動作仍然明顯，但隨著更深沉的安頓，潮的運動和原始呼吸越來越清楚、越來越有力，就像從雲後面露出臉來一樣。（這時可能我們會感覺到動力平衡靜止，而不是潮的運動）。同樣，也可能會出現神經系統放電的波動和更深層次的安頓。

　　這種全身一體感與原始呼吸的出現，就代表了全面整體的轉換出現

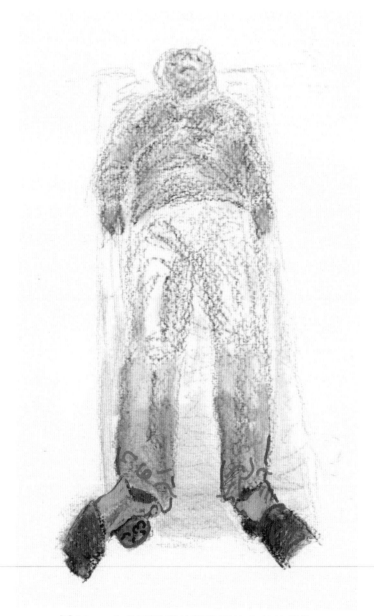

圖28A：在全面整體的轉換開始之前的狀態

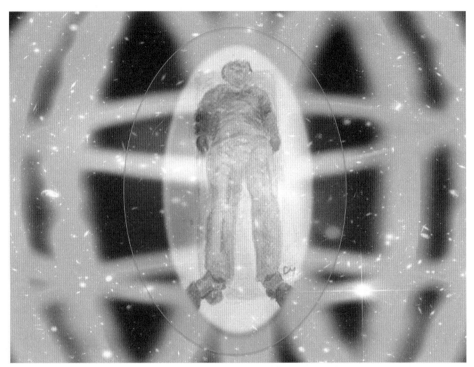

圖 28B：在全面整體的轉換中感知到全身一體

了。它不是出現在某個精確的時間點，而是發生在一段時間內的過程。它可能 10 分鐘就會發生，也可能要需要幾次療程後才會出現。這取決於治療者與個案間的關係場域有多穩定、個案自己的資源有多少，以及雙方有多少體驗顧薦生命動力的經驗。有時個案的身心系統需要練習，才能將注意力轉向異常模式之外的表現。記住，這是一種思維轉變。個案通常會固著在關注自己的問題上。他們的心態可能會對他們安頓自己與感知內在智慧的能力有很大的影響。

　　無論需要的時間長短，一旦全面整體的轉換出現了，我們就可以更

具體地感受到內在治療計劃的展現。勢能不再專注於防衛，也不需要保護自己免受治療者的外力干擾，不再忙著應對過去的生命事件。我們可以更直接地與源頭、與生命呼吸對話。在這個更穩定、更全面整體的狀態下，我們能感覺到勢能正在進行下一步的決策。我們可能會感知許多凝滯模式和阻滯支點，被組織成一個相聯的網絡，這是一個由勢能管理控制的全面性的代償系統。有時我們會感覺到勢能正專注處理一個特定的阻滯支點，同時暫時放棄其它的支點。這個特定的阻滯支點會從與其

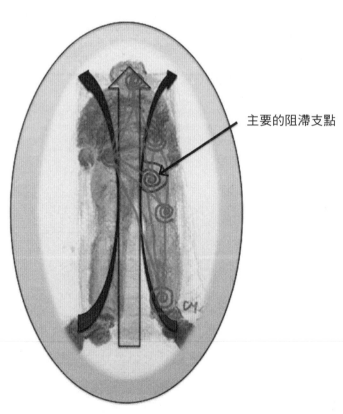

主要的阻滯支點

圖 29：阻滯支點網絡中突顯出某個阻滯支點

它支點的關聯中凸顯出來，讓整個系統的勢能可以全面投入先解決這個支點。

　　在這個階段，治療者會感覺好像被某個特定部位所吸引。這與在全面整體的轉換發生前，我們就主動想處理個案身上不同緊張模式的情況不同。在全面整體的轉換出現前，勢能還未決定去哪裡工作，它的療癒意圖還沒真正呈現。如果我們在這個階段自己作了決定，那很可能是出於自我需求想做些什麼，想解決問題，想被視為是一個有洞察力、有專業能力的治療者等等。席爾斯寫道：「決定怎麼執行療癒是內在固有力量功能的展現，不是治療者分析或介入的結果。這種展現很難被分析，也無法用動作來測試，事實上，治療者的任何主動介入都會破壞這整個過程。」[123]

　　因為這些計劃不在治療者的掌握中，所以有時我們不免感到沒有安全感。等待和傾聽全身一體感和原始呼吸出現需要信任、耐心和持續深化沉澱自己。一旦我們感受到了全面整體的轉換，我們就會感覺到某個特定的阻滯支點亮起。在這個部位，液態體的流動需要繞道，而且此一局部組織呼期與吸期的原動性運動是受侷限或不一樣的。勢能——存在液體中具體的生命力量，會流向或穿透某個支點或特定的部位；而在長潮層次的勢能轉向此一支點時，會感覺像是一陣風掃過。因此，此一阻滯支點和它的凝滯模式就更清楚了，彷彿從相互連結的支點網絡中浮現出來。我們可以感知到此一支點懸浮在整個三體懸浮系統不同層次的場域中。席爾斯寫道：「這時所有的場域，勢能、液體、身體組織，都一起關注這個特定的阻滯支點、問題部位與療癒潛能。同時，其他所有的阻滯支點都會退到背景中，而這個被關注的阻滯支點可以被安全地處

理，而且不至於對個案的身心系統造成過多的負擔。」[124]

在我們感覺到勢能選了哪一個特定支點來治療，且不是出自我們治療者的個人選擇時，如果要支持勢能的療癒工作，最重要的是，我們要旁觀、不要擋路，只需深入傾聽。一旦勢能選擇了某個阻滯支點進行治療，我們的手可能就會被吸引到該處去直接接觸那個支點。因為勢能已經在這裡工作，所以我們的傾聽與存在，只是支持與促進療癒的過程。

隨著內在治療計劃的展現，生命呼吸可以按照它的智慧自由行動，不需要我們的介入。它的治療計劃可以從勢能、液態體或身體組織各個層面中展現出來。通常最常見的是，它表現為一種中潮的現象，在勢能的引導下，展現出具體的療癒力量。我們會繼續探索生命呼吸在中潮層次的展現，雖然它也可能在長潮或動力平衡靜止中展現，或可能在不同層次間轉換表現。這是可以理解的，因為勢能是生命呼吸在中潮液體層次的轉化，和生命呼吸在其它層次用不同形式表現的都是一樣的。

內在治療計劃在中潮的表現：貝克醫師的三步驟

貝克醫師提出，在中潮層次的療癒中，內在治療計劃會有三個步驟，或說會呈現三個階段。席爾斯描述此三步驟為「尋找」（seeking）、「安頓與靜止」（settling and stilling）、「重新組織與重新對齊」（reorganization and realignment）。[125, 126]

■尋找

就像之前提過的，我們可以感受到勢能會尋找它要療癒的主要支點，並以各種不同的方式進行治療。被選定的支點其中存在的力量，包

括勢能與因生命狀況所產生的力量，都在尋求達到動力平衡（dynamic equilibrium）或說是平衡狀態（state of balance）；所以，我們可能會在這位置感覺到液體的波動或搖晃。如果我們把注意力放在這個波動或相關的組織模式上，會增強勢能「尋找」的行動，且實際上干擾了潛藏此處的力量想安頓下來進入平衡狀態的過程。身為治療者，我們要進一步先安頓自己，擴大我們的感知場域，將這阻滯支點置於層層懸浮的大場域裡，同時也支持這些力量可以平衡靜止下來。這樣勢能才能開始從保護身體的功能轉變為療癒的功能。

■安頓與靜止

當阻滯支點內的力量已經逐漸趨於平衡狀態，我們就進入了貝克醫師所定義的第二步驟。在這個階段，我們感覺到全部三體場域的靜止，包括勢能、液體與身體組織的靜止，因為這些力量已經被平衡穩定下來了。貝克形容此一狀態是：「勢能處在靜止的停頓休息期，此時所有的運動都似乎停止了下來……當凝滯區域走過靜止時，勢能也發生了變化。因為勢能的變化，我們知道『某事發生』了，這是內在治療計劃的矯治階段。」[127]

在這個階段，我們治療者就是持續關注靜止，並觀察正發生的「某事」。隨著它的發生，我們會感覺到勢能從保護性的凝聚功能轉變為更加活躍的療癒過程。我們可能感知到有能量被釋放，如搏動、熱能，神經系統被清理，覺察到創傷力量或其它感覺從這個支點區域出來，因為一直被限制在該處的力被釋放、消散並回到大場域中了。但如果無法達到這個深層的平衡狀態，顱薦生命動力療法的學生會學習如何以各種方

法來支持這個過程。一旦達到深層的平衡狀態且凝滯在支點內的力量被解決時,那麼另一個「某事」就會發生。我們會開始感覺到整個身心系統進入一種重新組織與重新對齊的狀態,因為現在已不需要這個特定的阻滯支點來參與組織平衡了。

■重新組織與重新對齊

這是三步驟中的第三步,勢能轉變為組織重整的功能。隨著三體懸浮系統需要重新對稱在中軸的自然支點上,我們又會感覺到各種動作。之前自然支點必須配合阻滯支點進行代償性的組合。當阻滯支點消失,且在此支點中心的勢能被釋放,我們會感覺到中潮出現更強大的原初力量,原本阻滯支點的區域更容易隨著潮的原動性而動作。一旦限制細胞和組織的阻滯支點被解散了,細胞和組織就能更穩定地隨著潮的吸期和呼期而呼吸。當身心系統重新組織後,就會感覺中潮力量重生了。然而,在這三步驟中的任何時間點,身心系統都可以深化進入到長潮與動力平衡靜止中,並從那裡繼續它們的療癒工作。

內在治療計劃在長潮與動力平衡靜止中的表現

中潮是生命呼吸的具體表現,其勢能作為強大的組織形成、保護與療癒力量在體液中發揮作用;而勢能在長潮中則有較氣態且熾熱的特質,它在某種程度上指的更像是空間和能量,而不是具體的型態,雖然勢能也是能量。貝克醫師稱此長潮勢能為生物能(bioenergy)。[128]

在長潮層次中,選擇阻滯支點的感覺與在中潮層次中不同。你可能會感覺到有一股風一般的力量或放射狀光芒從身體外某個神祕的地方

進入身心系統。這股力量似乎進入了中軸，針對某個特定的阻滯支點工作，快速地解決它，再移到下一個支點上，或返回它所來的廣闊之處。它是強大、有目的、有智慧的。同樣地，這時治療者的角色是沉澱自己，深入地與之共振，支持並見證它的工作，沒太多事情要做。通常在長潮層次裡，個案也會感受到深度的平靜。記住，長潮不受個人生命史的影響。在這層次上進行治療，個案不會被過去的創傷經驗壓得喘不過氣。通常個案會感覺到更多的平靜與全身連貫感（coherence）。隨著阻滯支點被解決，整個身心系統會重新組織與對齊，就像在中潮的療癒過程一樣。在長潮階段中，可能也會感覺勢能在更具體的中潮或液態體中執行療癒。這不是一個線性的、劃分清楚的過程，三體場域是交織層疊在一起的，一個懸浮在另一個之中，有上下內外關係，彼此間只是能量呈現方式的轉變而已。內在治療計劃可以在這些不同的場域層次中輕鬆輪流表現。身為治療者，重要的是讓自己能夠在動力平衡靜止中安靜地觀察和見證，並感知和接收每個層次場域中的療癒表現，這會很有幫助。

在任何時間點，身心系統都可以深入到動力平衡靜止中。內在治療計劃可以從動力平衡靜止裡展開，因為動力平衡靜止可以與身體的具體形體相互作用，包括作用在阻滯支點上。這個療癒過程不容易用言語描述。因為它甚至比中潮和長潮層次更不具體。在靜止中會有一種感覺，好像有什麼事情正在發生或已經發生。當你從靜止中浮出表面時，就會發現阻滯支點已經散開了，儘管解決這一切的步驟可能並不明顯。

在動力平衡靜止中，你會有一種「空」（emptiness）的感覺，甚至是黑暗或極為輕盈的感覺，在這種感覺中，具體形體的細節已經不明顯或不重要了。就好像當它們從靜止中出來後，又以一種不同的方式重新

成形。我認為，在靜止中，我們的形體會瓦解，又以不同的方式重新形成。

　　動力平衡靜止可能會在療程中來來去去，問題可能會在靜止中得到解決。中潮的勢能與長潮像風或光的力量可能會隨後出現，並繼續進行治療。當大寫I的智慧完成此次治療計劃時，通常會回到中潮層次，且身心系統會回到更具實體感的狀態，準備好再次與周遭世界互動。這種潮的返回通常表示一個階段的療程結束了。而潮出現的強度、驅動力大小與對稱性，則顯示了內在治療計劃是如何改變了個案體內的原動性。

內在治療計劃的冥想體驗

　　藉由在自己的身體內進行體驗，可以讓你感知到內在治療計劃的展現方式。你可以把下面的指導語錄下來，再放出來邊聽邊進行，這樣可以幫助你更深入安頓下來。（你也可以從www.birthingyourlife.org/the-breath-of-life-book.這個網址中取得預錄好的指導語）

　　讓自己以一個舒適的姿勢安頓下來，就像我們之前的體驗一樣。關注你安頓時的感覺。是什麼告訴你感覺舒適或不舒適？你能感知到身體的哪些部位？哪些部位感覺不到？有沒有什麼地方不舒服？有哪些感覺很好或還好的地方？在你安頓的過程中，你感覺呼吸如何？在你安靜坐著安頓的過程中你感覺到什麼？

　　你可能會發覺自己變得更安靜了，或許有一種軟化的感覺，並且與所坐物體的表面融為一體，呼吸變得慢且深沉。是什麼支持你讓你可以在此時安頓下來並感到安全？在這過程中你有什麼資源可以使用？是什

麼幫助你可以更完全地安頓？

　　當你持續安頓時，讓自己對你的全身一體感好奇一點。此刻，你能感覺到自己多少部位？你只能感覺到自己身體的一部分嗎？如一隻手？一邊膝蓋？一邊肩膀？或你開始有一種這些部位連接在一起的感覺？如果是這樣，在你身體的哪些部分有被連接起來的感覺？你能感覺到身體內部有一條中心線，從脊椎底部一直垂直往上延伸到頭部嗎？我們稱它為中軸。對於中軸，你感覺到了什麼？可能是你脊椎的實體感，即骨骼的中線；也可能是一種流體感，流動的感覺；還可能是一種光的感覺，在你身體中心上下閃耀。當你探索中軸時，你感覺到了什麼？

　　讓自己在這種全身一體和中軸的感覺中休息，讓自己對身體內所有的動作與靜止的感覺都感覺好奇。如果身體有哪個地方感覺不適，你可以讓它只是整體的一部分而不去關注它嗎？讓你的意識從中軸擴展到身體邊緣，如果感覺自己還算舒適也沒失去扎根的感覺，就再擴大到身體之外。你可能會感覺到一個橢圓形的場域圍繞著你。你甚至可能感覺自己像是漂浮或懸浮在液態場域中，像是胚胎懸浮在子宮的羊水裡。如果這對你是不好的體驗就放下它；但若有助你感覺更加安頓和液態化，就留住這感覺。你可能會注意到一種以緩慢的韻律擴張和收縮的感覺，大約來去各12-15秒[*1]。液態潮的吸期會有一種蓄積、沿著中軸上升，充滿整個液態體的感覺；接著是是一個呼期，感覺往中軸縮回、排空。如果你沒有這樣的感覺，不要擔心。這需要一點時間練習，而且液態潮可能正處於靜止狀態，所以你感覺不到。

[*1] 原文中的一分鐘12-15次應是筆誤。

　　如果你能夠在這個更寬廣的全身一體感中靜靜放鬆休息，讓自己對你的身體還有什麼其他感覺好奇一點。有什麼感覺吸引你嗎？同樣的，如果有感覺不舒適的地方，你是否可以把它當成是整體的一部分來觀察，而不把注意力狹窄地集中在它上面？不去試圖想改變它？讓自己只單純觀察這些體驗，看看會有什麼樣的感覺。當心，不要過於追隨任何你感知到的動作或感覺。你能否將身體所有感覺都涵括在你廣闊的感知場域內，想像身體懸浮在橢圓形的液態體中，而其組織中軸位於中心？

　　要耐心體會。這不是要改變或完成什麼事。這個練習只是要練習安頓、感知，並與你所感知到的事物同在。

　　只要你仍有興趣就請繼續練習。若你覺得練習已經完成了，注意是什麼感覺告訴你已經完成了？你注意到的改變，可能就是你自己身心系統內在治療計劃的表現。

　　當你覺得已經完成後，花一些時間感覺自己的身體。在地板上踩一踩，深呼吸幾次，然後慢慢地睜開你的眼睛，看看房間四周及將注意力帶回自己身上來。

　　做一些紀錄幫助自己記憶，並整合自己的經驗。

　　請注意，不要以任何方式評斷或批評自己的體驗。也許你會有注意力跑掉或感覺想睡的時候，但這可能正是你當時需要的！所以，只要開放心胸，接受任何發生的事都有其用處。與內在治療計劃一起工作必須放下我們認為自己知道，或我們認為應該要發生的事。這是一個讓人感覺謙虛與成長的體驗。

第六章　形成的力量

探索原初胚胎的潛能

療程溫和而明確地展開著。在安頓並進入全面整體的轉換後，我感到全身一體和中潮湧現，勢能帶我到個案左髖部位的一個阻滯支點。我的個案抱怨頭痛，我能感覺到她的顱底有一個凝滯模式存在，左側有一些壓迫。我把手放在她腳上傾聽，感覺到液態體流過她左側髖關節部位時有一些阻力，好像有人壓著這個地方讓液體無法流動過去。這個位於髖部的阻滯支點清楚地浮現出來，彷彿從其他所有凝滯模式與阻滯支點中跳了出來。在這個髖部的阻滯支點越來越清晰後，我感覺有液體圍繞著它來來回回地流動著。

我傾聽勢能的帶領，當它選擇了髖部的這個阻滯支點時，我把手從腳上移動到髖部，一手在上，一手放在身體下面，雙手輕輕地上下扶住髖部。阻滯支點內的力量正從跳動和搏動中釋放開來，然後有一種靜止的感覺。我放在髖部下方的手感到一陣熱，接著這部位的組織軟化、鬆開了。然後另一波熱又帶來一些搏動。我注意到與脊柱兩側的交感神經鏈有一種連接感，似乎告訴我這個髖部支點與神經系統的戰鬥與逃跑機制相關。我感覺到個案左側的頭頸部也與此處連結在一起。顯然，左髖支點上的阻滯力量也影響了頭頸部，交感神經系統似乎也參與其中。

隨著我手底下接觸的部位變得柔軟，這個凝滯模式開始變得不那麼重要。我感覺阻滯支點中的阻滯力量已完成了釋放，不再感覺熱或跳

動，液體有更多空間可以輕鬆流動。我感覺個案的頭與頸部似乎有更多空間被打開，交感神經鏈也放鬆了。

接著令人感動的時刻出現了。我感覺雙手好像在子宮的羊水裡托著一個小胚胎。接著我感覺到有一股強烈的拉升感，從我的手向個案頭部拉升，我意識到我正在感覺原始中軸的出現。這是一條能量中軸，原線（primitive streak）與脊索（notochord）就沿著這條中軸在胚胎中形成。胚胎中所有細胞與組織的發展都與這條中軸相關，現在我感覺這一切正在我個案體內發生。中軸發著光，像站在舞台中央，成為眾人矚目的焦點。我感覺螺旋狀的光沿著脊椎盤旋而上，據說脊索殘餘的部分就保留在椎間盤的中心。這種上升的感覺幾乎像火一樣，沿著中軸急速上升。在這個重新組織的過程中，我之前感覺到的各種不太連貫的運動現在似乎都穩定下來了，因為組織記得它們與原始中軸的排列關係。我感到手中有一個小小的胚胎在發育、變長而且長出小手、小腳、心臟、面部、大腦與神經系統。我的心在與這個生命奇蹟的共鳴中變得柔軟並發光，在這個治療室，我再次見證了生命的奇蹟。

生命如何開始，對顱薦生命動力療法的治療及生命中的每一刻都非常重要。顱薦生命動力學認為，引導我們在子宮中成為形體的宇宙之力，同樣也會持續影響我們的一生。我們的健康與幸福取決於我們的細胞和組織如何在這些力量的作用下形成和重新組成。在顱薦生命動力的療程中，隨著內在治療計劃的展開，我們感知到因生命狀況產生的力量所造成的影響也在解開。在這個過程中，我們會有一種感覺，就是個案的身心系統正在重返胚胎時的狀態，甚至感覺像是我們正抱著一個成形中的小胚胎。理解胚胎形成的力量，我們就可以促使身心系統關注這些

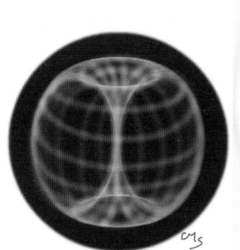

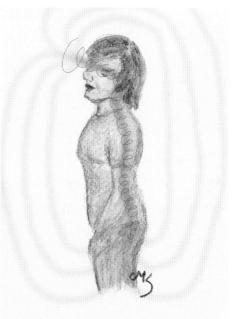

圖 30A：花托環型生物電場　　圖 30B：花托環型生物電場中的原始
　　　　　　　　　　　　　　　　　　　　中軸（Primal Midline）

在生命早期存在的宇宙之力，幫助個案重返健康。這一章我們要來探討
我們如何以轉變或說是降轉（stepping down）的方式從生命呼吸轉變為
形體，從一個廣闊的光場域——一個帶著原始中軸的花托環型（torus）
生物電場（bioelectric field）中顯現出來。花托環型生物電場是一個軸
心處中空的立體甜甜圈場域，能量在這個連貫的能量場中從一端流入，
通過軸心，再從另一端流出（見圖30A）。

點燃的光場域

想像一下，當受精發生時，有一片光場域被「點燃」，引導緩慢而神祕的長潮流向水中的受精卵（或說是「孕體」〔conceptus〕）。當長潮被吸引過來時，在這龐大的潮汐體中產生了一個花托環型的生物電指揮場域（bioelectric ordering field）。這個花托環形生物電指揮場域圍繞著一個不斷上升的中軸旋轉，我們稱此處為「原始中軸」。在這個花托環型能量場中，受精卵懸浮在其中，胚胎發育的奇蹟從此展開了。

令人振奮的是，新的研究已從科學的角度證實了精子游進卵子時，有光點燃。[129]科學家找到了一種方法，可以用螢光儀顯示受精過程卵子被「激活」（activates）的瞬間。[130]這個過程中所產生的火花的亮度，與

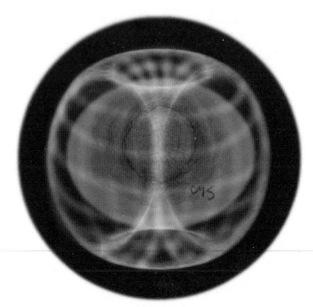

圖31：在花托環型生物電場中的早期胚胎

受精瞬間卵子的生理變化相關；很顯然這亮度與我們在體外受精過程中觀察到的已受精卵子的存活率相關。這會是我們在顱薦生命動力中感受到的「點燃」嗎？我們在長潮的吸期開始或呼期結束時，也同樣可以感覺到這點燃的強度，且這強度與健康狀態相關。

在療程中，有時我們會感覺到長潮場域突然出現且亮起來。仿彿有一道神秘的光能從長潮場域中傳遞到體液中，此時我們可以感覺到勢能隨著這點燃湧現，就像是在回應這道點燃的光。正如席爾斯先前描述，受孕時有一片光的場域誕生了，這是未來胚胎的發展藍圖。[131] 在這場

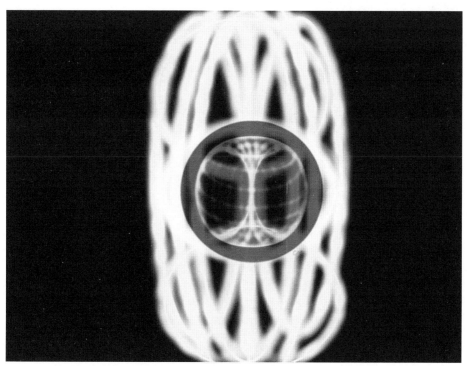

圖 32：花托環型生物電場與光場域

域裡，會產生一個局部的、具指揮力的生物電場。我們感知這個局部場域是從生命呼吸中進一步降轉產生的。這個環形的生物電場比我們稱之為量子場（quantum field）的光場域更具整體連貫性，似乎更接近物質的表現形式。光場域的中軸我們稱為量子中軸（quantum midline）。此花托環型生物電場也有它自己的「原始中軸」（primal midline），受精14天後，胚胎沿著此原始中軸出現了自己第一條中軸──原線（primitive streak）。下面讓我們來探討這條重要的原始中軸。

與原始中軸相遇

原始中軸是我們在長潮場域中感知到的花托環型生物電場中，一條不停往上盤旋的中軸。它跟我們之前提到的受孕時也會出現的光場域（量子場）的中軸不同。量子中軸沿著身體中軸，從頭頂到會陰中心貫穿全身。這個量子場是宇宙之力，不會受個體生活狀況的影響，從量子中軸擴展和返回的長潮非常緩慢而持續，與之相比，原始中軸及其花托環型生物電場是宇宙之力的擴延，並與個體相關，引導胚胎發育和指導整個生命過程中個體的健康。原始中軸不像量子中軸一直是一條筆直的發光軸，原始中軸會隨著胚胎在受孕後第四周的折疊向前微彎。因此，它會從頭顱底向前彎到額頭中心，也就是我們所謂的第三隻眼（third-eye region）的位置。

一些研究者已經注意到自然界中普遍存在著類似的能量場和力量，它們組成自然界中的一切。例如，奧地利的「水巫師」維克多・蕭伯格（Viktor Schauberger）指出，自然界的一切，包括水，都是在能量螺旋

或說是漩渦狀、花托環形的能量場中組織形成的，而且每一個環形場域
都有一條靜止的中軸（midline of stillness）。有趣的是，在他的母語德語
中，我們骨架的中線（脊椎）就叫做 Wirbelsaule，意思是「螺旋柱」。[132]
這和在顱薦生命動力學中所說的一樣，蕭伯格認為：「具創造力的能量
以漩渦的形式螺旋移動，是這種創造的能量帶著藍圖，以它需要的方式
移動，創造它所希望的系統。就像照鏡子一樣，會成為與藍圖一模一樣

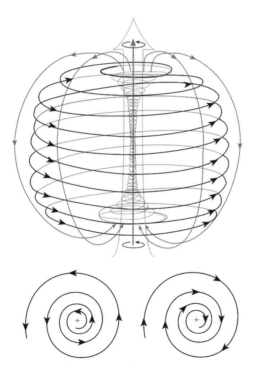

圖 33：蕭伯格的能量螺旋

引自富蘭克林・席爾斯，《顱薦生命動力治療學基礎：生命呼吸與基礎技巧》
（*Foundations in Craniosacral Biodynamics：The Breath of Life and Foundational Skills*，
暫譯）North Atlantic Books，2011 出版，第一冊，第 23 頁。
感謝多明尼克・狄葛蘭吉斯（Dominique DeGranges）製圖。

的形體。」[133]他認為，這種漩渦是「創造進化的關鍵……是不同層次（或特質）能量之間的窗口。」[134]這種看法跟沙利蘭醫師所提出的生命呼吸

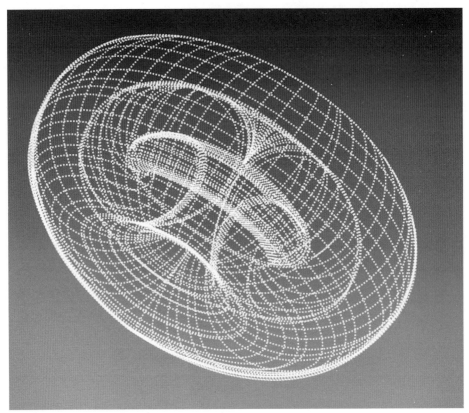

圖34：溫弗里滾動環（Winfree Scroll Ring）

三維空間中的環形體。

出自富蘭克林·席爾斯，《顱薦生命動力治療學基礎；生命呼吸與基礎技巧》（*Foundations in Craniosacral Biodynamics: The Breath of Life and Foundational Skills*，暫譯）North Atlantic Books，2011出版，第一冊，第290頁

根據阿瑟·溫弗里（Arthur Winfree）著，《當時間分解時：電化學波動與心律不整的三維動態學》（*When Time Breaks Down: The Three-Dimensional Dynamics of Electrochemical Waves and Cardiac Arrhythmias*，暫譯），Princeton University Press，1987出版，第214頁。

感謝多明尼克·狄葛蘭吉斯製圖。

轉化為物質形式的「轉變」（transmutation）或狀態改變，是相同的概念。
我們可以將這種轉化視為是將生命呼吸中的重要能量訊息向下傳遞到物
質細胞的過程。

　　和自然界的萬物一樣，人類也是在能量場中組織而成的。醫學科學

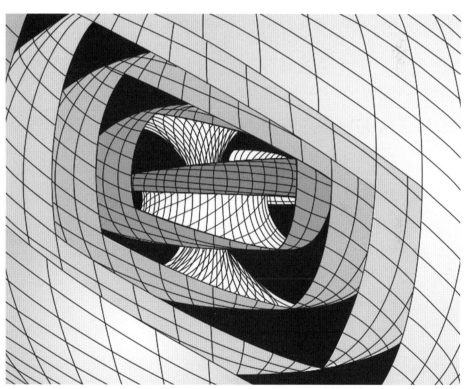

圖 35：場域中的場域：溫弗里滾動環內部進行組織運作中心的景象
空間被層層折疊形成物質個體。
引自富蘭克林・席爾斯，《顱薦生命動力治療學基礎：生命呼吸與基礎技巧》，2011 年
出版，第一冊，第291頁。
根據阿瑟・溫弗里所著《當時間被分解時：電化學波與心律不整的三維動態學》，第
215頁。
感謝多明尼克・狄葛蘭吉斯製圖。

研究人員阿瑟‧溫弗里（Arthur Winfree）在研究健康與疾病中的心臟時發現了心臟周圍的能量場。[135] 這個能量場似乎會受心律不整影響，同時對形成體內蛋白質與賀爾蒙，以及合成生化過程中的化學鍵，起著重要作用。蕭伯格與溫弗里同時都描述了一種花托環形能量場中沿著中軸上升的運動。我們感知到的原始中軸也是這樣。因為它不止息的泉湧動作，有幫助胚胎發展的本質，因此我們也稱此中軸為「胚胎之泉」（embryological arising）。

我們體內的胚胎

這個花托環形生物電場與一直向上泉湧著的中軸顯然在引導胚胎的形成，這與周遭自然界萬物所有組織形成的方式一致。正如之前提過的，最近科學家們在觀察青蛙胚胎時驚訝地發現，青蛙的面部和眼睛是先在生物電場中形成，之後透過與這個場的交互作用，才出現物質的細胞與組織。[136] 觀看 You Tube 影片時，你會看到一條能量中軸從青蛙胚胎的形體中升起，隨後出現了一條實質的中軸。

生命呼吸在人類與其他自然界生物身上降轉成為物質形式。就像蕭伯格所說，似乎有一個能量藍圖在指導著我們。在這轉變的過程裡，我們凝聚成形，變得越來越具體。只要我們深入感知長潮的層次，就可以感覺到潛藏在形體之下的細微韻律現象。在這些生物能量場的支持與引導下，小小的胚胎開始成發育成形。胚胎在生物能量場中形成的第一個具體形態是一條線，稱為原線（primitive streak），它沿著將來會成為背部的中央形成。在受精後的前兩周，這新生命就會先忙著找個家，一

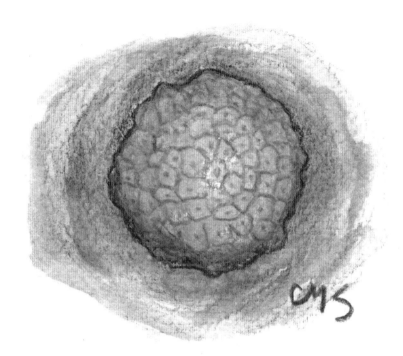

圖 36：胚胎像個細胞團

個子宮壁內可以安全著床的位置，以確保自己的營養來源。為了進一步
支持吸收營養並排除廢物的基本需求，這胚胎有智慧地建造了胎盤與臍
帶。一旦這些重要的基礎設施都建立好了，原線才會開始建立身體。在
原線出現之前，受精後的 14 天之內，胚胎都只是未分化的一團細胞。
接下來讓我們更仔細地探討這個過程。

　　胚胎發育從受精卵細胞或稱接合子的分裂開始。隨著細胞的分裂
與增殖，胚胎看起來就像是一團細胞球。其中有些細胞發展成為臍帶與
胎盤的前體。著床的第一周左右，胚胎聰明地建立了這個營養來源，
為其它細胞的發育奠定基礎。這些細胞會排列成兩個簡單的層，下胚

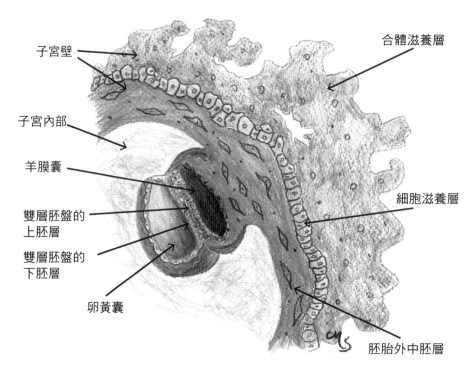

子宮壁

合體滋養層

子宮內部

羊膜囊

細胞滋養層

雙層胚盤的
上胚層

雙層胚盤的
下胚層

卵黃囊

胚胎外中胚層

圖 37：囊內的早期雙層胚盤

引自 T. W. Sadler,《Langman's 醫學胚胎學》（*Langman's Medical Embryology*），11th ed,
International ed., London: Lippincott William & Wilkins, 2010），56, fig.1.

層（hypoblast）與上胚層（epiblast），再形成我們所認識的嬰兒的身體。
圖37顯示了胚胎的雙層胚盤，它只是其在母親子宮壁內創造的整體結
構中的一小部分。

　　具備基礎建設後，身為胚胎主體的細胞團在外觀上第一個出現的明
顯改變，就是突然出現了中軸，也就是原線。原線在懷孕14天後於原
始中軸內出現，可能是因為細胞被不止息的原始中軸的拉力一直向上牽
引，而從胚胎中心上升。隨著細胞的上升，在這二層胚盤間出現了第三

層細胞，成為了三個胚層的胚盤。這時胚胎不再是二層的，而是在二層之間開始有了像三明治夾層的立體填充物。你可能在上生物課時學過胚胎有三層。這三層通常被稱為外胚層（ectoderm），內胚層（endoderm）和中胚層（mesoderm）。之後，胚胎朝發展成為身體邁出了重大的一步，也就是沿著原始中軸在原線的位置發育出脊索（notochord），脊索這相對密實的組織成為了胚胎發育的平衡支點，或說是靜止空間的組織中心，胚胎圍繞著它成長。脊椎與椎間盤圍繞著這條脊索發育而成。**圖38**描繪了早期胚胎中軸神奇的形成過程。

想進一步了解這個現象，可以在 You Tube 上觀賞青蛙從胚胎發育到此一狀態的視頻（https://www.youtube.com/watch？v=IkqBzEzulc4）（這段視頻是這幅插圖的靈感來源之一）。在 You Tube 上還有其它關於這個過程的優秀影片，可以幫助你理解這個變化過程（例如：https://youtu.be/iHmBIJs77ZQ）。

在顱薦生命動力裡，我們感知到原始中軸是沿著脊索的路徑，通過脊椎與椎間盤的中心向上延伸。雖然大部分脊索在胎兒發育後不會繼續存在，但原始中軸對組織形成（organizing）的影響還在。我們可以感知它是一種能量的帶領。在一個健康的個體上，我們可以感覺到原始中軸從薦骨和尾骨向上升起，一直上升到枕骨底、通過蝶骨與篩骨，所有脊椎的形成都與脊索的路徑和原始中軸的能量引導有關。

隨著胚胎的持續發育，所有身體組織都相對著脊索形成。我們可以清楚地看到脊椎圍繞著脊索這個支點為中心組織形成，和其它結締組織一起，體節（somite）此一胚胎組織在脊索兩側形成一種突起，最後連結成為脊椎。

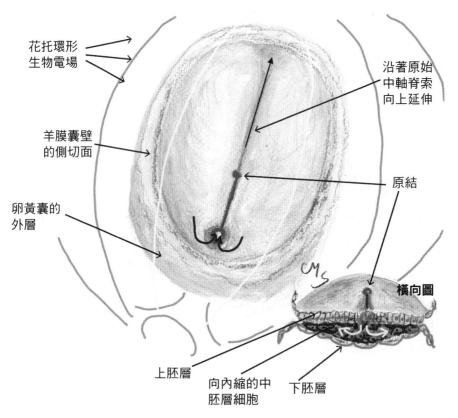

花托環形
生物電場

沿著原始
中軸脊索
向上延伸

羊膜囊壁
的側切面

原結

卵黃囊的
外層

橫向圖

上胚層

向內縮的中
胚層細胞

下胚層

圖 38：在花托環型生物電場裡，原線與脊索沿著原始中軸發展

圖解參考自 https://www.youtube.com/watch? v=IkqBzEzulc4 and Sadler,2010,p.57.

這是一個分化的過程，正如胚胎學家亞普・范德瓦爾（Jaap van der Wal）指出的，胚胎「分裂成不同的身體部位」，但始終都還是一個整體。[137] 最早的細胞團隨著原線出現開始分化，在此之前，胚胎所有細胞基本上都是同樣的，我們無法從外觀上分辨出胚胎的上下及前後左右。但原線出現後一切就改變了。原線就像引導它的原始中軸一樣，從細胞團的尾

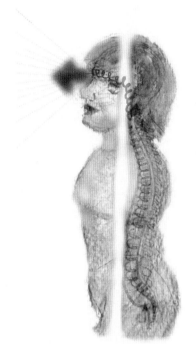

圖 39：原始中軸與量子中軸

部上升，之後我們才能看出頭部和尾部的位置，也會知道原線是出現在胚胎的背面。前面和背面現在有了區別，這也使得我們能夠識別出左右。隨著原始中軸的出現，胚胎開始分化出各個部位。然後，脊索繼續沿著中軸繼續向上，但原線停止在這裡。隨著胚胎長大，原線似乎更退縮，最後只剩下脊索，存在外胚層的深處。我們可以將這液體胚胎視成是花托環形生物電場和原始中軸的第一次凝聚連結行動。這精彩描述了從生物電場轉變為液體—細胞—組織層次的過程。

　　無論你是否像我一樣對胚胎發育感到著迷，但這對我們顱薦生命動

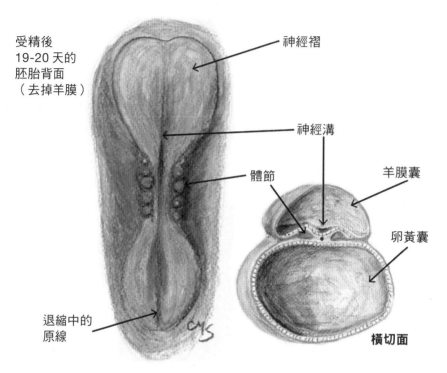

受精後
19-20 天的
胚胎背面
（去掉羊膜）

神經褶

神經溝

體節

羊膜囊

卵黃囊

退縮中的
原線

橫切面

圖 40：體節圍繞著脊索形成

力療法的工作非常重要。正如小小的胚胎遵循生物電場與原始中軸雖看不見但卻可靠的引導一樣，我們一生也受其引導。在顱薦生命動力中，隨著內在治療計劃的展開，會感知到中軸強大的力量對重新組織此一療癒過程的影響。一旦阻滯支點解開了，整個身心系統就可以轉變，不再需要配合這個阻滯支點進行組織。之後我們不但會感覺到受阻滯支點影響的局部組織變得柔軟、鬆開、動得更平順、有連貫性和輕鬆，整個身心系統也會重新再組織。在這個再組織的過程中，感覺就像個案又回到相對液態化、未分化前的胚胎狀態，並能再次對應到原始中軸。

　　了解原始中軸與生物電場都是宇宙之間的生命動力非常重要。身心系統一直努力關注這些力量的引導，以支持健康。當生命狀況產生的力量影響身心系統時，身體組織定向到原始中軸的能力可能會被此狀況產生的力量所影響。當此阻滯支點被解開，且包涵在其中的因狀況產生的力量被釋放時，一直協助抑制這些力量的勢能，就能放手再度發揮作用來支持生命所需要的其他功能，使個案得以重新再使用此原始生命動能。

　　我發現連綿流動技法創始人艾蜜莉・康瑞德的教導對此很有幫助。她用了近五十年的時間以運動和覺知來探索我們的液態本質。她發現，我們的身體組織會隨著環境變化而改變。她提出了「三體」的概念（three tissue anatomies）。[138] 在我們每天汲汲營營的工作狀態裡，我們總是匆匆忙忙、專注做事，因此而精疲力盡。我們的組織就像我們的注意力一樣，緊繃又狹窄。如果我們在這種狀態下拉筋或運動，就很容易受傷，因為我們緊張的組織沒有彈性和韌性。康瑞德稱這種身體組織為「文化體」（cultural anatomy），因為它受我們文化背景的影響。當我們在連綿流動技法的練習中放慢速度時，身體組織就會開始變柔軟，感覺更液態，且不那麼緊實。此時就是就進入了康瑞德說的「原生體」（primordial anatomy）。這時我們像未分化的胚胎，更能感覺整體跟中軸。對我而言，這就像是顱薦生命動力學裡描述的液態體或液態場域，這場域在顱薦反應波下的深處；而顱薦反應波存在表面，較像是文化體。

　　當我們在連綿流動技法中繼續放慢且深化時，我們會體驗到「宇宙體」（cosmic anatomy）。與長潮類似，此時身體會有一種氣化感與通透感。我們會感覺自己懸浮在宇宙這個廣大的能量場域裡，被支持著。請記住，花托環型場域在宇宙自然界中是普遍存在的。我聽康瑞德說過很

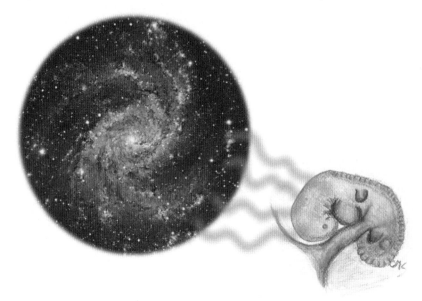

圖 41：胚胎與宇宙共振
螺旋狀星系提供者：NGC6946（HST, Subaru）。引自：NASA, ESA, STScI, R.（Gendler, and the Subaru Telescope（NAOJ）；http://hubblesite.org/image/3678/gallery
圖示來自：A. Grey, Transfigurations（Rochester, VT：Inner Traditions, 2001），77.

多次，「宇宙是螺旋狀的水，胚胎是螺旋狀的水」。在一個更液態的狀態下，胚胎的水與宇宙的水可以藉由共振直接交流。當我們放慢且融化時，我們可以重新與超越我們之外的事物共振。從生命動力的角度解讀，這就是連結生命呼吸更直接的方式，因為我們已進入了長潮與生物電場。懸浮在這個支持性的場域中，我們可以重新形成自己。我們的組織可以在這較不被外力影響的環境下重新塑造自己。

基因之外的旅程

要更全面地理解這種身體重新塑形的概念，得先回到我們小而重要的導師——胚胎。不管你學的生物學是怎麼教你，但在生命的前幾周，主宰胚胎發育的並不是基因。

一位重要的胚胎學家埃里克·布萊赫施密特提出，胚胎細胞的發育是由它們所在的位置決定。他寫道：「細胞團所在的位置決定了它們的形態，進而決定了它們的結構發展。」[139]即使所有細胞都有相同的基因，但它們所在的位置環境，會影響是哪些基因在哪個時間點開啟。

細胞生物學家布魯斯·立普頓更擴大解釋了這個觀點。他解釋說，懷孕婦女感覺自己所處的環境是安全的、滋養的或是充滿敵意的，會影響寶寶在發育過程啟動哪些基因。[140]所以，母親如何看待她所處的環境，會成為寶寶成長的背景，寶寶會在這個背景下，以最好的方式因應，並生存在這個環境中。立普頓的觀點促進了表觀遺傳學（Epigenetics）這一重要領域的發展，是其先驅。

「表觀遺傳學」字面上的意思是「在遺傳（基因）之上、之外，或圍繞遺傳（基因）」。對我來說，這就是說明什麼是生命動力（biodymic force）的最佳方式。我們可以說，基因在這些場域裡面的運作，來自於生命呼吸的能量降轉提供給基因的支持和引導。我很高興現代胚胎學已意識到能量場對細胞發育的影響。就像布萊赫施密特所說的：「在細胞或細胞群中發生的代謝過程不僅是化學的，也會伴隨表現出相應的物理和形態上的特徵。」因此，我們可以把細胞團和器官的形成，視為是局部場域力量的改變。這裡我們所謂的場域，指的是無所不在、小到看不

見的能量粒子，以一種有秩序的方式運動的場域。[141]

形態學指的是胚胎形狀的塑造。原線與脊索的出現是胚胎形狀變化的開始，從一個活的、未分化的細胞團，轉變為一個有不同組成部位、有一條中軸貫穿的生物體。我把這個視為是布萊赫施密特「局部場域力量改變」的一個範例。我們的花托環型生物電場和原始中軸引導這個過程。靠近原始中軸的細胞直接受它指揮，沿著中軸向上延伸，最終形成胚胎的頭部。

在療程中，我們可以再次觀察到形狀的變化。凝滯模式可能在個案細胞一組織場域呈現出某個形狀，但當阻滯支點所組織的模式被解散後，模式造成的形狀就會發生變化，會對著原始中軸重新排序。個案的形體會比療程之前更對稱。這代表著個案已回到了胚胎時期的原始藍圖。

在受孕後的前幾周，所有胚胎看起來都是一樣的。我們個別的基因尚未被啟動。我們都有沿著中軸的原線與脊索。我們看起來很對稱，大部分都是中軸，然後我們開始長出手臂與腿的小芽。從受孕後的第四周起，心臟出現了，我們的器官此時開始成形。心臟最初也是一個中軸結構，在胚胎頭部的位置發育。在第四周當發育中的神經系統覆蓋在心臟上時，胚胎開始折疊，把心臟帶向心臟能量場域的中心。也就是在此時，心臟開始奇蹟般地跳動，經歷另一次的能量點燃。

在療程中，當進入重新組織階段時，我們會感覺到個案的原始中軸作為一種引導的力量，亮了起來，而且會感覺自己的雙手似乎正托著個小胚胎。通常，我們會感覺到胚胎的折疊，似乎個案在重溫這個重要的胚胎發育過程。在這個重新排序的過程裡，我的心常感覺到溫暖和柔軟，彷彿真的抱著一個小胚胎。即使在書寫這段文字時，我都能感受到

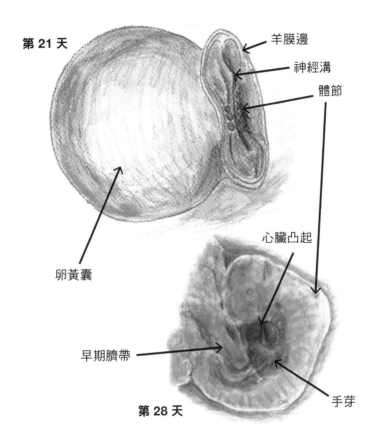

圖 42：胚胎彎曲內摺

圖示引自：G.C. Schoenworlf, S.B. Bleyl, P.R. Brauer, and P.H. Francis-West Larsen's Embryology, 4th ed.。（London: Churchill Livingstone, 2009），109; 和A. Grey, Transfigurations. Rochester, VT: Inner Traditions, 2001, 77.）

自己的心被觸動了。當你閱讀這段文字的時候，也有相同的感覺嗎？

撫摸胚胎的心臟

胚胎的折疊與我們的第一個器官（心臟）的強烈點燃相關，之後心臟開始運作。這發生在受孕後的第四周。根據出生前和出生心理學（prenatal and birth psychology）先驅威廉・愛默生（William Emerson）的說法，這也是發現懷孕和確認懷孕的時候。[142]當然，期待寶寶到來的父母會高高興興地慶祝懷孕的消息，但最常見的情況是伴隨著某種程度的矛盾。即使是渴望懷孕的夫婦，得知懷孕時也會感到驚訝與措手不及。這並不罕見，父母可能覺得自己還沒準備好，時機還不成熟；懷孕甚至可能是非常不受歡迎的消息，甚至引發媽媽或爸媽雙方極端害怕、焦慮、憤怒或其他激烈的情緒。

這飄浮在液體裡的小生命，會很大程度地受父母知道懷孕消息後的反應影響。若父母是高興的，小生命可能會感到安全且有保障；如果他不受歡迎，則可能感覺生命受到威脅。如果父母考慮墮胎，顯然他就會遇到生存問題。認養也可能令這小生命恐懼，因為生理上他需要母親的接納，被拒絕或遺棄的想法在生物學角度上都讓這尚無法自己獨立的小生命覺得危險。不管你對胚胎是否有記憶抱持什麼看法，但現在已經有充分的證據顯示，胎兒階段的經歷會強烈影響這個生命未來的人生會怎麼走。如果你對這說法有不同的意見，不妨想想單細胞生物對外來危險的退縮反應。如果你覺得細胞沒有記憶，那麼想想我們的健康取決於免疫系統對危險的記憶與判斷這件事吧。四個星期大的胚胎其實比單細胞生物複雜多了，可以對危險及因母親極端情緒造成的荷爾蒙變化有反應，其實並不難理解。

　　這些反應，即使是潛意識的，也會影響我們的治療工作，就像影響胚胎的點燃一樣。在具挑戰性或危險的情境下，心臟點燃的強度可能會被抑制。同樣地，如果在不被支持的環境下懷孕，受孕時的點燃可能不如預期有力。在顱薦生命動力療法裡，我們會在適當的情況下，直接協助個案增強點燃的強度。當我們感覺胚胎點燃的強度沒有充分表現在個案的身心系統中時，我們可能也會感覺個案身心系統的遲緩，而且有很多症狀。這時從個案點燃的過程著手，能很好地發揮支持力量。

　　了解與此一時期有關的情緒與心理領域，有助於在為個案進行治療時支持他們。因為這些早期的經驗記憶可能會在治療過程中浮現。在下一章中，我們會討論在顱薦生命動力療法中如何處理創傷，但現在重要的是我們必須意識到，治療可能會包括這些早期的，甚至早到產前的領域。我們不能尋找或期待這些問題出現，因為這會在身心系統中引入外在力量。但如果它們真的出現了，能夠認識並對應這些需求是很有用的。對在胚胎時期不被歡迎或被珍惜的個案，僅僅在能量場域上承認他們當下的存在，對個案就具治療效果了。

　　以花托環型生物電場裡的原始中軸為引導，支持個案懸浮其中，就可以在許多層次上進行深層療癒，阻滯支點也可以被解開。個案的身心系統可以根據代表生命動力的原始中軸重新組織。早期的心理創傷也可以在治療過程中進入層層的場域內治癒，因此細胞、生理功能及結構就可回到原初的胚胎狀態，根據原初的藍圖重新排序。

　　我喜歡把發生的這些事看成是回到我們原初胚胎時的潛能。如果我們像本章的內容一樣回頭思索我們人生的早期階段，我們應該會為單一細胞在受精時不可思議的潛能感到讚歎。我們每個人都是從這麼丁點

大、不起眼的東西開始，不斷地折疊、打開、折疊，最後長成人的形態，這難道不是一種奇蹟嗎？一顆小小的受精卵有能力發展成一個高大的人體，顯然，一定是遵循著一張看不見的、充滿能量的藍圖指示完成的。

在生活中，各種狀況和環境都會對我們產生影響，讓我們偏離了原本的潛能。在顱薦生命動力療法裡，我們有能力回到生命原初的潛能。如果我們可以在每天的生活步調中安頓下來，回到我們安全的關係場域裡休息，勢能是一個永遠準備好的潛在力量，可以幫我們去除烏雲，再次顯現我們真正的本質。如此，生命呼吸才可以輕鬆地穿透我們引導我們。我們記得，我們的細胞和組織也都記得，我們真正的樣子。

體驗原始中軸

下面的體驗設計是讓你認識自己體內的原始中軸。你可以先用自己的聲音預錄下面的指導語再回放，這樣可以讓自己體驗時更加專心。（你也可以使用網路上預錄的指導語：www.birthingyourlife.org/the-breath-of-life-book.）這個體驗的靈感來自連綿流動技法，主要是向自己的原始中軸發出聲音，以增加感知自己中軸的能力。在安頓下來深入自己的身體之前，請花一點時間熟悉原始中軸的路徑，如圖43所示。

如同我們之前所體驗的一樣，花點時間找一個舒適的坐姿，感覺坐好的過程中所有的身體訊息。是什麼感覺告訴你這樣坐著是舒適或不舒適的？你有感覺到自己的呼吸嗎？你可以感覺到身體與你所坐物體接觸的部位嗎？這種接觸的感覺如何？你有感覺到地心引力在支撐著你嗎？有放鬆的感覺嗎？又或者感覺是在地心引力上方徘徊？或是一種抗拒？

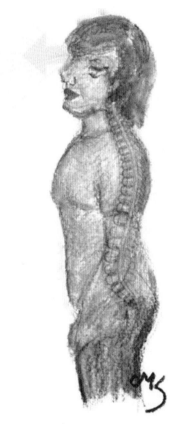

圖 43：原始中軸沿著脊椎往上延伸

還是與這個支撐你的地球有其他不同關係的感覺？以這種方式探索你的
感覺是什麼樣的感受？

　　注意所有安頓、軟化、融化或放慢的感覺；你可能會更有意識地感
覺到全身一體或原始呼吸。當你更進一步深化及安頓時，是什麼讓你感
覺到中軸？

　　當你感覺到自己的呼吸和扎根地面時，讓你的感知範圍再廣闊一

點，超越自己皮膚的界限，但還是要保持扎根地面的感覺。讓自己去感知所有液態感，也許是中潮，一種湧現、充滿、沿中軸上湧的感覺，然後又縮回中軸再往下朝向地球，一分鐘約2-3個周期。讓自己在中潮裡放鬆，並對這裡的勢能、生命力或生命能量（life energy）感覺好奇。

感知中潮一段時間後，讓自己的感知再進一步拓寬，先是擴大到整個房間，再逐漸向每個方向的地平線拓寬，但不要太遠，以免失去對自己和中軸的感覺。先感知自己的中軸，再從這裡開始擴大；或許可以考慮從你的腹部開始擴大，而不是從你的頭部開始，如此才能幫助自己保持穩穩地扎根在地面上。讓自己持續在這個更廣闊的感知場域中靜靜地放鬆休息。也許你會感覺到長潮將你的感知吸引向中軸或吸引向地平線，長潮周期非常緩慢，來回各約50秒。也許你會感覺到閃爍的放射狀光芒，感覺好像自己懸浮在廣闊的能量場域裡。

當你感覺到這廣闊場域的支持時，讓自己感覺原始中軸的存在。它位在脊椎前面，是脊索沿著脊椎骨向上的路徑，感覺是位在身體前後之間正中的位置。要注意所有上升的感覺。有可能會感覺有熱氣上升，像風或火，或像熱氣從通風井裡噴出。你也許會有視覺上的感受，看到有光從中軸上升。如果你沒有馬上有感覺，不要擔心。只要保持好奇，在廣闊的場域中休息，並有意識地感知自己的中軸。在你廣闊的感知場域裡，你會感覺到中軸從所處的花托環型生物電場裡升起。

現在，讓我們用更多方式來喚醒你對原始中軸的意識。請你發出一個聲音並感覺它從你中軸的底部上升。讓我們發一個英文「O」的音。像在哼唱一樣發一個「O」的音。深呼吸、輕鬆地吸氣，如果可以，閉上嘴巴，然後呼氣時發出「O」的音，讓這個音與自己的組織輕輕地、

慢慢地共振。當你發出「O」的音時，讓自己好奇地觀察有什麼感覺出現。當呼氣結束時，再輕鬆地吸一口氣，再呼氣發出一個「O」的音。當你發出「O」的聲音時，想像、感覺，視覺化地想像有聲音從尾椎往腰椎上升，升到胸椎、頸椎、然後到枕骨底部，最後前進到額頭中心到達兩眼之間，這裡就是我們所謂的第三隻眼。需要做多少次就做多少次，直到能到達中軸的頂部。若你熟悉解剖學，請想像這個音通過脊椎的中心，然後通過枕骨底、蝶骨到達篩骨。有人甚至會感覺到這條上升的中軸從篩骨／第三隻眼處向外噴射出去，它被藍道夫·史東命名為「生命的噴泉」（fountain spray of life）。史東是一位整骨醫學醫師，也是極性療法的創始者。[143]

　　花一點時間進行發出「O」音到中軸的練習。這種發音的練習來自連綿流動技法的啟發，我喜歡把它想像成是向身體組織提供聲音的振動。你可以感覺到脊椎或身體其他部位的振動嗎？在中軸上有哪些地方比其它地方更容易感覺到振動？或哪裡有阻塞或更密實？請在這些阻塞處多發一些「O」的音。也許是有阻滯支點在這些地方。我發現，發出「O」的音可以幫助勢能進行治療，你會發現阻塞或密實的地方變柔軟了，感覺有較多能量通過這些區域。

　　當你已經可以用「O」的音到達中軸的頂部，即額頭第三隻眼的位置時，花一點時間停留在連綿流動技法中所謂「開放注意力」（open attention）的感覺上。在這段時間裡，只要單純靜聽。你已經向你的身體組織提供了一份禮物。現在好奇一點，注意你的身體組織如何回應、接收與整合這個聲音。你感覺到什麼？你的呼吸如何？你意識到哪些感覺？你是否在背部、沿著中軸，或身體其他部位感覺到不同的東西？也

許你會感覺到一些自發性的運動？如果你感覺舒適，就讓它自由地動。通常你會感覺到一些流動，例如很慢的搏動、波動或螺旋狀運動。這就是身體組織對「O」的聲音的反應。就像是你用「O」的音攪動了身體中的水，這些運動就是水面的波紋。如果一處的水可以自由波動，就表示那裡是暢通的；但就像河水一樣，波動在阻塞的地方動作較大，就像水碰到河裡的石頭。請注意這些運動是如何衝過較密實的區域並幫助鬆解阻塞。

如果你喜歡這個體驗，可以重複多發幾次「O」的音。在完成「開放注意力」的體驗之後，讓自己再次懸浮在廣闊的場域裡，感覺自己的中軸。現在，中軸給你什麼樣的感覺？

花點時間再感受一下自己的體驗，也許你會感覺到中潮與液態感。然後讓注意力回到自己的身體，感受呼吸與扎根地面的感覺。讓自己的身體舒適地動一動。輕輕將注意力帶回到房間，張開眼睛，向四周看看以確定自己所在的位置。花一點時間把體驗的心得記錄下來。

第七章　從過去到現在

簡介如何處理療程中浮現的創傷記憶

雖然經歷創傷可能像是地獄；但解決了的創傷卻是眾神賜予的禮物——
一次屬於我們每一個人的英雄之旅。

——彼得・列文（Peter Levine）[144]

　　你是否曾有過這樣的一天：一早覺得人生充滿無限可能，但洗澡時
卻突然發現沒有熱水，或找不到你想穿的襯衫？然後又打翻早上喝的咖
啡，濺得襯衫到處都是污漬卻沒時間更換？當你終於吃完早餐準備去換
衣服時，又收到簡訊告訴你某個很親近的人生病了，或說先生外遇棄她
而去？或發生某些其他悲劇，請求你的支持。這一天就這樣持續下去，
直到某個時刻，你覺得再也受不了了。

　　我很抱歉用這麼沮喪的語氣開始這一章，但是對那些經歷過巨大創
傷的人來說，每天可能都感覺是這麼困難。那些有過創傷史的人每天開
始時可能是覺得沮喪且不堪重荷，而不是感覺這世界屬於我。這些未解
決的創傷可能會造成身體慢性疼痛、憂鬱、焦慮，或其他身心障礙。[145]
顱薦生命動力療法會觸及儲存在身心中的舊創傷，很多個案就是為了解
決過去的舊創傷而來找我們。

　　「創傷」不只是身體的受傷，我們的身心是一個整體。我們現在知
道創傷或巨大的壓力事件會影響我們神經系統的功能。身體的創傷會使

得神經系統過度亢奮，導致慢性疼痛、免疫問題和憂鬱症等心理問題。[146] 很多人在接受骨科手術、癌症治療或住院治療之後，會產生創傷後壓力症候群（post-traumatic stress disorder, PTSD）的問題。[147]

　　來到我們這裡的個案通常都有身體問題，這些問題往往又伴隨有心理問題。身體症狀中可能潛藏有未解決的情緒創傷。在治療過程中這些創傷可能會意外浮現出來。這個章節主要是探討這個重要的主題，以及當療程中浮現這些創傷記憶時，我們該怎麼處理。很多個案來接受顱薦生命動力療法的目的是讓自己可以更加平靜、降低焦慮和憂鬱，以及緩解失眠。兒童來接受治療則主要是想解決注意力、學習和行為方面的問題。嬰兒進行治療則常是因為無來由地哭鬧、腸絞痛、其他消化系統問題，或出生過程遇到困難。這些都是創傷問題。為了幫助我們認識與處理療程中出現的創傷，讓我們先來了解創傷的特質。

什麼是創傷？

　　近年來，我們對創傷的理解有了很大的進步。不久之前，社會仍期待曾經歷戰爭或性侵等巨大壓力事件的人，能繼續生活得像什麼都沒發生過一樣。而現在的創傷專家發現，因創傷引起的神經反應會干擾一個人正常生活的能力。一個有創傷後遺症的人有時會覺得此時此刻的感受，就像過去的創傷就在當下發生一樣。「身體經驗創傷療法」的創始者彼得‧列文，對創傷下了一個比較現代化的定義：

　　　創傷是一種深深潛藏在潛意識中的隱藏記憶，但它卻是

構成具體身心問題的基礎。受創者的身體會顯現過去處理威脅與傷害事件時失敗經驗的印記……創傷基本上是一種被高度激活、但不完整的生物反應，被凍結在時間裡。[148]

花時間來定義「創傷」這個詞可能會有幫助，因為即使在心理與醫學領域，這個詞也有許多不同的用法。例如，醫學上的創傷指的是突然出現，且需要緊急醫療處置的身體傷害或疾病。在日常生活中，我們傾向用「創傷」這個詞來形容壓力極大的事件。然而，每個人的創傷經驗不同。有時一個人覺得是創傷的事件，對另外一個人卻很平常。

創傷指的是當事人被特定情境或事件壓倒的感覺。這與事件發生時我們有多少資源有關。例如，如果你睡了一晚好覺、身體健康，對自己、生活和人際關係都很滿意時，就不太可能被壓倒；而如果你一個月都睡不好、又或者感冒剛好、剛結束一段關係、剛好失業或剛生了一個寶寶，這些事都會讓人有壓力。

「壓力」（stress）這個專有名詞最早是由心理學家漢斯・塞利（Hans Selye）所提出，他在1936年時首次描述了壓力反應（stress response）。他定義壓力為，「身體對應變的需求所做出的非特定反應」。[149]塞利指出，對壓力的第一個反應通常是拉警報，接著是戰鬥或逃跑，然後是適應。適應過程需要消耗能量，因此會耗損我們的資源。如果我們不補充這些資源，那我們就會感到精疲力盡，更無法對應壓力。適當的壓力對我們有益。因為沒有阻礙與挑戰，就沒有學習與成長。我們胚胎發育的每一個階段，都是胚胎對應當下環境的挑戰和狀況的一種表現。[150, 151, 152]發育本來就有壓力，但不希望是不堪負荷的。例如，當胚胎長到一

定大小需要更多外來的營養源時，就需要在子宮壁上著床。如果不易著床，那胚胎就會有挨餓的危險。此時著床就可能會成為一種創傷。進行出生前治療（prenatal therapy）時，個案常會記得或感覺自己正在著床，並描述其中經歷的挑戰。在這階段有過創傷的人，通常終其一生都在努力尋找一個能安頓下來並像個家的地方，想被歡迎且被滋養。反之，如果著床及其它發展階段都有良好的支持且相對容易，就能為我們的生活奠定輕鬆和穩定的基礎。

我想到美國手語「春天」的手勢是一隻手穿過另一隻輕握的手向上，就像是一株小苗冒了出來。植物需要土地給它一些阻力才能往上茁壯。你可能曾經播種後把泥土往下拍實，以給植物一點必要的生長阻力。同樣的，從陰道自然產的嬰兒也會有一些有益的阻力，這種阻力對胎兒的身體及其生理有一種按摩和組織身體的作用。剖腹產的嬰兒因為沒有經過自己推出子宮的過程，所以常會出現呼吸與免疫的問題。當然，如果產道內的阻力太大，就可能成為一種創傷。嬰兒與母親都可能感覺不堪負荷。他們的資源被耗盡了。更不用說分娩期間還時常面臨其他壓力，例如長時間的噪音，和來自產房助手及醫院流程的許多刺激。經常會有帶著出生創傷的嬰兒來接受顱薦療法。如果小時候沒有被帶來，長大後的某個時間點也會來，他們通常不太會記得自己出生時的旅程，也不會意識到出生時的創傷對他們後來生活各方面帶來的深遠影響。

去醫院生產的過程也是一個很大的壓力，雖然這通常是計畫好的，而且父母會覺得在醫院生產更安全。但從相對熟悉與安靜的家中被帶到消毒過的醫院，通常還是會相當焦慮與倉促，因為母親需要適應新環境，嬰兒也隨著媽媽需要適應。這個適應過程會削弱媽媽分娩過程需要

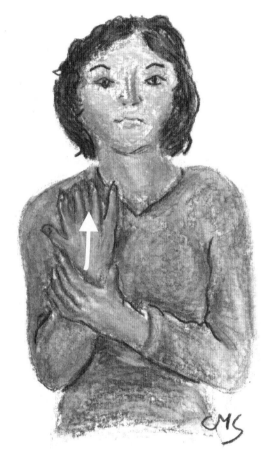

圖44：美國的手語「春天」

的能量。由於壓力荷爾蒙會釋放，因此在去醫院的路上產程通常會減緩
或停止。[153]這有時會導致需要進一步的醫療介入，但即使介入有效，也
會是另一種壓力源。這些都不是自然的經歷，需要母親和嬰兒特別去適
應。就像珍‧萊德羅芙（Jean Liedloff）在她的書《富足人生的原動力》
（*The Continuum Concept*）中所說的，人類歷經了數百萬年的演化，已

經為自然生產做好了準備。[154]

萊德羅芙形容了在進化過程中違反「（我們）物種內在固有的期望」所帶來的壓力。[155]她認為「變化」與進化不同，變化是「用不完整的行為，取代了一個完整的行為。它用更簡單、更難適應的東西，取代了一個更複雜、且適應性較強的東西。因此變化會對系統內外所有錯綜複雜相關因素的平衡造成壓力」[156]。我們現代醫學的分娩方式就是一種破壞性的變化，只用頭腦，沒有充分理解與尊重演化已經建立的事實。

醫療化的分娩就像其他醫療處置一樣，讓人感覺又急又快。這也會增加壓力，因為身體沒有足夠的時間去因應每個步驟的干預和變化。本來應該是自然且潛藏著喜悅的事情，有可能變得過度緊張，結果造成創傷。有一項研究指出，有五分之四的產婦認為她們的生產是一種創傷。有十分之一的女性在分娩後被診斷為患有創傷後壓力症候群。[157]

記住，創傷經驗與當事人當時的資源有多少，或壓力是否可以負荷有關。我建議在閱讀本章時應該練習記住自己的資源，因為我們都經歷過出生與大大小小的創傷事件。重新關注你的資源，關注能支持你的東西，可以幫助你平衡在閱讀時出現的壓力和創傷反應。另一個我在這本入門書中加入創傷章節的理由是，身為治療者，我們應該帶著資源，而不是帶著自己的創傷來面對我們的個案。自我覺察可以幫助自己做到這一點。此刻，你能感覺到自己的呼吸嗎？你能感覺到你的腳接觸地面或臀部接觸椅子嗎？你能感覺到地心引力的支撐嗎？你可以想到任何能支持你的事，讓你可以在閱讀時能放鬆和處於當下嗎？

雖然我們通常認為創傷是指戲劇性的、或是威脅到生命的事件，但是對資源很少的人來說，即使是簡單的日常活動也可能成為一種創

傷。2001年，我自己就有一次深刻的體驗。當時我必須從科羅拉多州的波德（Boulder, Colorado）搬到加州的聖塔芭芭拉（Santa Barbara, California），時間剛好是我博士論文該交的一星期前。因為我必須及時搬到那裡開始在聖塔芭芭拉研究所（Santa Barbara Graduate Institute）擔任教職，所以只能這樣安排。不用說，我住在新家的第一個星期壓力很大。我沒有去買家具、布置或好好安頓下來，而是馬上開始進行博士論文的最後校閱。最後一天交件日是九月十一日。那天早上我正在進行最後修改時，我的新室友敲了我的門。我試圖忽略她並繼續工作，因為離郵寄交件的時間只剩幾個小時了。但我室友堅持說：「不，這很重要。」當然，她是對的。因為不僅整個國家都陷入紐約雙子星大樓被炸毀的創傷中，而且整個郵務系統也停擺了，雖然我已經準備好要郵寄，但也寄不出去了。

　　這就是我剛搬到加州時的狀況。雖然過幾天我順利寄出了郵件，我的審閱老師們也可以體諒我的處境，但事情並沒有因此好轉。搬到這裡後不久，我發現已談好的三個工作全都落空了。除了一點點教學費外我完全沒有收入。而我正在一個新城市和新的州裡，我對這裡一無所知。幾年來，我把所有的積蓄都投入到博士學業中，搬家也讓我耗盡精力，且遠離我熟悉的科羅拉多州。在這種資源耗盡的狀態下，我甚至有時無法出門到商店去買東西。任何人事物都是新的，刺激太多了。我經常站在商店門口卻進不了門，覺得我就是做不到。我就是無法穿過那扇門，無法適應更多新的體驗。經過幾個月，在我復原之後，我才覺得出門買東西不再是困難的事，而且我也可以享受新的刺激與挑戰，並從中成長。有了足夠的能量和資源來適應變化，我又可以再次面對這個世界

了，我又回到了一向好奇的自己。

當我身心俱疲時，連進入一間新的商店都是一種創傷。巨大壓力造成的創傷會產生同樣的影響。同時間要處理這麼多新事件太困難了，需要太多新的適應了。從顧薦生命動力的角度來看，勢能（生命能量）此時是處於保護功能中，被限制在身心系統的阻滯力量中。如果沒有足夠的勢能來應付這些新的外力，外力就會變得難以應對。它的影響會壓倒身心系統，我們就會再度經歷創傷。

創傷的影響之一，是我們面對壓力的調適能力會變差。當勢能抑制住外力形成阻滯時，身體就會傾向保持某些姿勢，某些局部會長期緊張或僵硬。身體組織會因為勢能在這裡凝聚而變得更加緊繃，如果又再面臨壓力，我們就會更進一步固守這些僵化模式。想想看，如果你的髖關節、膝蓋、踝關節受傷，或因關節炎而僵硬時，走路是什麼感覺。或許你還能勉強行走，但意外踩到不平的路面時，你的身體仍會僵硬地按照原本遵循的模式，無法即時適應變化。你會感覺到熟悉的疼痛，無法有彈性地配合地面的變化調整。創傷就是以這樣的方式影響我們對生活的反應。例如，一個在家暴環境下長大的孩子，長期目睹父親對母親的暴力，在未來的生命裡，他因應暴力或使用暴力的狀態也會很像這樣。從戰場倖存回來的士兵，目睹朋友被殺的情境，回家後也往往會發生變化，容易有激烈的情緒和暴力傾向。一樣的，曾因車禍嚇到無法動彈的個案，也常常在面對壓力時再次陷入凍結狀態。

經過多年對創傷的研究與理解，創傷後壓力症候群（post-traumatic stress disorder, PTSD）終於被列入《精神疾病診斷與統計手冊》第五版中（*DSM- 5, Diagnosis and Statistical Manual of Mental Disorders,*

Fifth Edition），這本書是美國精神科醫學會（American Psychiatric Association）出版的必讀聖經。

在最新一版的手冊中，最重要的判斷標準包括：「這個人面臨過死亡、死亡威脅、實際或被威脅的嚴重傷害，實際或被威脅的性暴力」的壓力源。這個後遺症的一個主要表現是「侵入性症狀」，創傷記憶以下面的方式一再重現，如：兒童重複遊戲過程、惡夢、影像閃回，強烈的痛苦和生理反應。這些症狀會造成身心系統反覆重複已經發生過的事，包括在思想、情緒中如此，在身體組織和神經系統模式中也是如此，就像是持續在為未能完全消化整合的經驗尋找解決方案。當這些症候群自發性地出現時，可能會讓人感到害怕與不知所措。但若它們是在一個安全、被支持和療癒性的關係場域裡出現，就可以藉由適當的引導開始解決。本章其它部分將探討這些問題在顱薦生命動力療法過程中出現的形式，以及如何在這種情況下協助解決。

覺察創傷在顱薦生命動力療法中的重要性

個案未解決的創傷在顱薦生命動力的療程中表現的方式可能各個不同。首先，我們可能會發現個案在關係場域中很難安頓下來。就像之前章節提過的，讓個案與治療者之間的關係場域安穩是內在治療計劃展現的關鍵步驟。在安頓下來前，個案身心可能處在一種防衛狀態下。勢能可能被侷限在保護功能中而較無法進行療癒功能。直到個案與治療者的關係能夠安頓下來前，全面整體的轉換也無法出現，或也可說是無法深化。

當面對這種有創傷的個案時，治療者很容易被個案誤認為是以前曾虐待或忽略他們的父母、老師、醫師或其他權威人士。即使是出自善意的醫師、助產士、護理師或其它醫療人員都可能被病人誤認為是不具同理心、太侵犯、不尊重或給人壓力太大。這也包括出生前和出生時的經歷。我們都曾聽說過，子宮裡的小胎兒會把羊膜穿刺的針揮開，[158]或在羊膜穿刺後出現動作減少與心率變異降低的情況。[159]也有觀察到當媽媽伸手拿香菸時，胎兒在肚子裡出現蜷縮並後退的動作。[160]初生嬰兒面對惡劣又步調極快的環境及出生時粗魯的處理方式時，會大叫與退縮也是可以想像的。因為嬰兒無法像成年人那樣快速處理刺激，所以他們在醫院裡很容易被匆忙的活動、燈光、噪音等淹沒。來來去去的醫療人員與家人的探訪、戳戳刺刺的醫療處置，磅體重或清洗的動作，都忽略或不考慮他們的感受。這種出生時生命經驗遺留的創傷可能深刻地影響個人對未來生活的看法和應對方式。

嬰兒在顱薦生命動力的療程中，會清楚地展現出他們對自己出生的記憶。無論這些記憶是否被承認，都會一生跟隨著他們。所以在療程中個案回到嬰兒狀態是很常見的，這時我們會感覺像是抱著一個無助的小嬰兒。這種因刺激到創傷記憶，導致在療程中出現倒退現象的情況，會讓人害怕與不安。但當這些記憶及其造成的神經系統亢奮，被溫和及讓人安心的同理心接納並處理時，療癒與解決創傷的潛力非常巨大。

當個案有未解決的創傷時，他們的神經機制會一直重複遇到的挑戰，並永遠試圖避免挑戰再次發生。但諷刺的是，我們常見到創傷受害者會被吸引到他們一直避免的情境中（往往是無意識的）。曾在童年時期被父母或其他權威人士虐待的個案，可能會在躺在治療床上時出現

凍結反應。有些個案無法像成年人一樣回應或互動，若被接觸時感覺被侵犯，也無法設定界線，因此可能會被治療者不適當地觸摸，或被界限不明確的治療者吸引，這些治療者利用個案的被動來引誘他們，或與他們建立浪漫的關係。個案來接受顱薦生命動力治療時可能有過這類的經歷，他們帶著恐懼、期待與希望來到我們這裡。

如同之前的章節曾提過的，有些個案聽到我問他們對接觸方式感覺如何時，或我告訴他們讓他們感覺舒適很重要的時候，會突然掉下淚來，因為以前沒有人這樣關心過他們。有些人則是躺在治療床上無法動彈或無法在接觸中保持當下臨在感。他們可能無法表達自己不舒服的感覺，即使我已告訴他們有不舒服要讓我知道。本章介紹創傷反應的基本神經科學，描述這些在創傷中常見的行為，及它們如何影響關係場域的建立。好消息是，當我們可以支持這些個案在創傷反應中安頓時，重要的療癒就會發生。這些個案通常會在人際關係中和治療床上體驗到巨大的轉變，因為他們學習到了進入當下。

在治療時，當我們處理身體中某個特定模式時，創傷反應可能會出現。經常有個案是因為頭痛或其他頭顱部問題來接受顱薦療法。當我們的手觸碰顱骨時，我們可能會感覺自己像是捧住了一個新生兒的小腦袋。想想新生兒頭部的大小與母親骨盆的開口大小吧，我們很容易就能體會寶寶頭部通過產道時所承受的壓力。新生兒的顱骨在出生時並未接合，會這樣設計是為了在必要時顱骨能夠移動和相互重疊以通過產道。但若嬰兒出生後能夠安全地在母親懷裡放鬆，聽到母親的心跳在分娩壓力緩解後逐漸減緩，嬰兒的身體組織也會自行回復原位。

嬰兒的顱骨出生後不久就會自然恢復到出生前的位置。但若處在緊

張的環境下，這種放鬆歸位就會受到阻礙。例如嬰兒可能從母親身邊被帶走，送去加護病房或嬰兒室。即使是留在母親身邊，周圍還是可能會有忙碌的騷動與善意的醫療人員、親人的探望，那麼出生過程中產生的壓力荷爾蒙會一直持續到環境安靜下來為止。於是出生時造成的顱骨擠壓可能某種程度上會一直存在。在之後一年多的時間裡，顱骨間的縫隙會接合起來，就這樣固定在變形的頭型上。

在顱薦療法中，我們遇到的許多問題都與早期的出生創傷有關。在生命動力的療程中，個案的身心系統最終都會學到如何感受安全和放鬆。在顱骨部位出現的特殊模式也會因為勢能解決了阻滯力量而消失。但在療程中，出生時的創傷和生理反應可能會浮現。個案可能會感到害怕、焦慮、憤怒，這些情緒會突然出現；也可能會覺得凍結，因為這是嬰兒用來面對巨大壓力的唯一方式。

下方**表1**中列出了一些常見的形式，可以用來識別個案是處於有充分資源的狀態，或表現出創傷被啟動的迹象。有其中哪一項你覺得很有同感嗎？

在顱薦生命動力的療程中，當衝擊或創傷出現時，我們可以感覺到身心系統中的變化。例如，我們可以感覺到個案是解離的，並不真正存在於自己的身體內。有時我們會感覺勢能被鎖定在保護功能上、身體組織的原動性降低、潮的推動力（或說是強度）減弱。當交感神經的戰鬥或逃跑功能在身體裡狂躁地運作，或壓力過大，觸動副交感神經進入裝死狀態時，我們可以感知並處理亢奮的自律神經。

我們可以支持亢奮的神經系統讓它安頓下來，並在個案出現解離狀態時增加個案身體的當下存在感。所有這些都取決於要培養出治療者與

表1

什麼是資源？	充滿資源的跡象
• 支持我們可以處於當下；能應對壓力、能重新關注健康 • 有哪些能在我們內在發揮作用？ • 可幫助我們連接內在資源的外在資源 • 在你生活中有誰（人或動物）是你的資源？ • 或是仙女、女神、靈性修行或心靈導師？ • 或是你最喜歡的事物、活動、衣物、珠寶、地點、影像？	• 有溫暖感 • 能擴大、擴展 • 更寬廣的感受 • 可以保持關係 • 可以連結 • 能放鬆 • 可以放慢 • 感覺軟化 • 能傳遞感覺 • 運動朝向同一方向 • 能感覺充滿 • 能感覺全身一體
什麼是創傷？	創傷被啟動的跡象
• 我們現有資源無法面對與處理的巨大壓力 • 我們的資源已經耗盡 • 同時有太多壓力 • 舊壓力未解決，又有新壓力加入 • 沒有足夠的資源可以處理、解決、整合事件	• 快速、加速 • 摒息、呼吸淺 • 顫抖 • 四肢冰冷 • 極度發熱 • 解離感 • 麻木感 • 震驚、感覺無法負荷 • 混亂、感覺無所適從 • 有執念 • 需要去控制或覺得失控 • 恐懼、無助、焦慮、憤怒

個案之間關係場域的安全感。

安全或防衛：自律神經系統的工作

　　你或許在學校的生物課中已經學過自律神經系統，大部分只教我們兩個部分：交感神經系統（負責戰鬥與逃跑），與副交感神經系統（負責放鬆與修復）。但當生命被極度威脅的情況下，副交感神經系統可能會產生一種極端的停止動作的狀態，也就是裝死。心理治療師稱此為解離凍結狀態（dissociative freeze state），是一種創傷性休克的狀態。我們一般認為，在健康的狀態下，交感神經與副交感神經在體內是平衡的。

　　我們追趕公車、處於壓力之下，或被老虎追趕時，我們的交感神經就會被啟動而加速運作。記得塞利的反應三階段嗎？先是發出警報，接著是戰鬥或逃跑，然後是適應。前二個階段是交感神經的功能。一旦我們逃脫了老虎，趕上了公車，或解決了壓力，這時副交感神經就會發揮作用，讓我們放鬆並修復。交感神經運作時，我們血液會流向大肌群如四肢或下顎的肌肉，準備攻擊或逃跑。緊急情況時不需要的其他身體功能血液循環就會降低，如消化系統與生殖系統。因此，處在長期壓力或極大壓力下的人通常都會有健康問題。因為他們的身體沒有太多修復的機會。

　　我們並不希望長期處在交感神經的警戒狀態下，所以我們如果跑不贏老虎，就是在短時間內被牠抓到。如果我們被老虎抓到，大自然已經設計了一種方式來保護我們免於痛苦。隨著副交感神經系統功能的迅速激增，我們會進入一種凍結狀態。身體會停止動作，讓喜歡活肉的掠食

者對一個有病的或死掉的身體不感興趣。同時，我們也會停止感覺。在解離的狀態下，即使老虎真的要吃我們，我們也不會有任何感覺。我們也許會懸浮在身體上方觀看這個景像，但不會感覺到痛，因為我們不再與我們的感覺相連。這是創傷倖存者常見的經歷，他們曾在創傷事件中與自己的身體分離，所以遇到壓力時往往會再這麼做。

記得第二章波吉斯提到的多重迷走神經理論嗎？波吉斯提到是由古老的迷走神經背側分枝負責副交感神經的凍結反應。另一條較新的迷走神經腹側分枝則從不同的腦幹神經（神經中樞）分枝出來，調節心臟功能，支持自我安撫，並與負責社交互動的顱神經密切相關，包括面部表情、語言、聽、吸吮、吞嚥與關係連結（bonding）等。他稱此系統為社交關係神經系統。因此，波吉斯提出自律神經系統應有三個組成部分，而不僅僅只有交感神經與副交感神經。[161]

社交關係神經系統在哺乳類動物中高度發展，尤其是像我們人類這樣的靈長類動物。波吉斯更發現，副交感神經（迷走背枝）系統、交感神經系統與社交關係神經系統（迷走腹枝）的運作是按照演化先後發展出來的。副交感神經系統最先發展出來。所有生物幾乎都有在受到威脅時讓身體停止動作的能力，即使簡單的單細胞生物也會在遇到危險或毒素時產生退縮反應。副交感神經系統在脊椎動物身上的作用就是定住不動，這是為了放鬆、修復及防衛而設計的機制。

交感神經系統是後來進化出來的，當生物進化到如兩棲動物或爬蟲類動物那樣有四肢，有更多行動能力時，一旦面臨危險，交感神經系統就能讓我們保持警覺，並戰鬥或逃跑。但當進化到哺乳類動物時，第三種自律神經系統出現了，這是為了確保幼兒的安全，直到他們長大到可

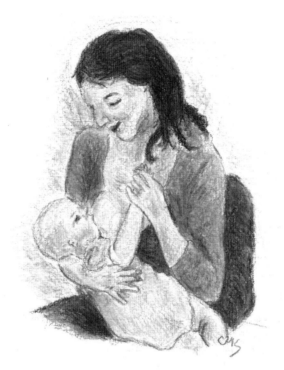

圖 45：社交關係神經系統：哺乳中的嬰兒

以保護自己。社交關係神經系統支持嬰兒與他們的母親（和其它照顧者）之間的連結。這些連結包括討人喜歡的臉部表情、眼神接觸、母親說話的聲音與嬰兒的反應等。它也是哺餵母乳——包括吸吮和吞嚥的基礎。這個系統也促進所有層面的社交互動。正是這個系統讓我們得以認同並增進我們關係連結中的安全感。

　　花一點時間想想一位對你來說很親愛的人，想到這人時你會微笑、你的心會覺得溫暖。他可以是現在你身邊的某人，也可以是你過去的某人，甚至是你喜歡的寵物。重要的是你們中間「愛」的連結。想像當你

看到他們時，會感覺眼睛亮起來，並想像他們看到你也是這樣，感受你看到他時心中的喜悅與溫暖。這就是社交關係神經系統的運作。（感謝約翰・區堤啟發了這個練習）

波吉斯指出，當面臨威脅時，人類會先使用最新進化的神經系統來反應。社交關係神經系統讓我們能夠先環顧四周、閱讀旁人的面部表情、姿勢語言來評估是否處於危險之中。它還支持我們相互溝通和合作，以保護自己。人類是相對弱小的動物，如果只是個人，很容易被掠食，但是，成為一個群體，我們就能成為一股可抗衡的力量。我們可以一起建立村莊、創造庇護所、分享武器、升火，並策略性地保護自己的未來。

我們一出生社交關係神經系統就已經開始發揮作用。即使是新生兒，碰到危險也會先用社交關係神經系統來回應威脅。如果社交關係神經系統無法解決問題，交感神經系統就會來接管。如果我們無法戰鬥或逃跑，那就會回復到最古老的副交感神經系統，進入退縮和凍結狀態，這在嬰兒中很常見。就像之前提過的，你可以從嬰兒的哭聲中聽到這一點。一開始是呼喚媽媽的社交溝通。若媽媽沒有出現而嬰兒還是持續感到危險，哭聲就會開始變得憤怒和不耐煩。如果你曾聽過嬰兒的尖叫聲，就會知道嬰兒的尖叫聲很難被忽視。但若還是得不到幫助，嬰兒就會停止哭泣變得非常安靜。這些「好寶寶」不吵不鬧，但卻是處在一種副交感神經的凍結狀態。這些嬰兒已經無法率直地哭泣，而是呈現一種受到巨大創傷的狀態。讓我們在這裡停下來深呼吸一下。因為這段話讀起來可能讓人震驚。

想想看，這些嬰兒的生存完全依賴他們的照顧者。他們無法行動以

逃離危險。若他們嘗試社交卻得不到回應，他們的交感神經系統就會被啟動。他們的哭聲會越來越大聲，強烈要求回應。然而，他們太小又太弱，無法還擊或逃跑。即使沒有真的會威脅到他們的人或事存在，嬰兒也會因為他們本來就極端脆弱與依賴而感到不安。如果運用交感神經系統還是不能把成年人帶過來拯救他們，他們就沒有保護自己的辦法。所以剩下的唯一反應就是退縮和凍結。就像叢林裡的靈長類動物，沒有父母保護的嬰兒最好的自我防衛就是裝死。哭鬧的嬰兒會引來危險，安靜的嬰兒較不會被發現。

不幸的是，安靜的小孩不只是不會被掠食者發現而已。在現代社會裡，我們常發現被忽視或虐待的孩子處於永久逃避的狀態中，進入副交感神經的壓抑狀態中。雖然有些受過創傷的孩子因為長期被鎖定在交感神經戰鬥或逃跑的狀態中，他們的擾亂行為引起了老師、治療師或醫師們的注意，但也有些孩子可能會變得過度安靜，這些孩子卻更容易被忽視，因為照顧者以為他們沒甚麼問題。事實上，這些孩子很需要幫助，因為他們比那些會嚷嚷的孩子受到的創傷更嚴重。（請注意，我在這裡指的是因為創傷而退縮的孩子。有些孩子天性就比其他孩子還安靜。重要的是，遇到安靜的孩子時，不要只認為他們是天生害羞或內向，也要想想或許他們有過創傷。）有些受創的孩子會交替出現爆發攻擊和安靜退縮的現象，因為他們的交感神經會突然爆發，然後副交感神經跟著隨之凍結。

瞭解這些嬰兒和兒童的創傷反應對顱薦生命動力療法至為重要，即使個案是成年人也是如此。最近一項「童年不良經驗」（Adverse Childhood Experiences, ACEs）的研究報告指出，早期的創傷經歷通常

是後來身心健康問題的根源。[162]每個成年人心裡都住著一個小孩。安靜、退縮的孩子長大後通常會成為一個有各種疼痛、免疫問題、心臟和呼吸問題，或經常發生意外事故的成年人，這可能是因為他們不注意自己的身體。他們對關係連結沒有安全感，因為他們從沒有過感到安全的經驗。雖然他們經常壓抑、關閉自己的情感，但他們可能極端焦慮和恐懼，導致他們不知如何表達或滿足自己的需求。

　　波吉斯指出，我們的感知會隨著是哪部分的自律神經系統在工作而變化。[163]如果我們處在交感神經的戰鬥或逃跑模式下，或處於副交感神經的關閉模式時，那我們就會一直覺得有危險，一直擔心下一次危險會在什麼地點和時間出現。在這種狀態下，即使是別人善意的行為也會被解讀為具有攻擊性，因而引發防衛反應。這是受虐兒童常見的問題，當另一個孩子不小心碰到他們的手臂或伸手想與他們交朋友時，他們可能會產生暴力反應。要能感知友善姿態中蘊含的善意需要社交關係神經系統能正常運作。社交關係神經系統在創傷反應中處於潛伏狀態，而交感神經或副交感神經則一直試圖對應潛在的危險。波吉斯指出，這種情況大部分都是下意識的，是一種他稱之為「神經覺」（neuroception）的過程。神經覺與涉及意識的「知覺」（perception）不同，神經覺是一種「潛意識的偵測」。[164]若社交關係神經系統無法運作，即使我們處於安全狀態，也很難感覺到安全。

　　波吉斯理論最具價值的是在啟發研究方面，它促使人們開始研究尋找刺激社交關係神經系統的方法，尤其對有嚴重社交互動障礙的人，如自閉症與其他發展遲緩的孩子，很有幫助。[165]社交關係神經系統在治療創傷方面也很有幫助，因為它能抑制或降低交感及副交感神經反應，讓

受創的人能感覺自己是安全的。

關鍵在於，只有在我們感到安全時，社交關係神經系統才能恢復正常運作。從神經學的角度來看，我們不是在採取防衛以避免危險，就是轉而關注我們的社交環境。在防衛模式下，我們會注意並對潛在的威脅和聲音採取反應，掃描我們的環境，尋找下一個可能出現危險的地方。交感神經系統持續亢奮會使我們過度警覺且無法在社交互動中放鬆。副交感神經的解離狀態也會干擾健康的社交，因為它會讓我們對當下缺乏現實感，難以察覺安全或危險。如果我們在有解離傾向時勇敢進入人際交往，我們往往發現自己會與有虐待行為的人產生牽扯，讓我們聯想到我們試圖避免的情況。相反地，社交關係神經系統能準確地判斷什麼是友善的，在嘈雜的噪音中，分辨出人的聲音。它能讓我們知道自己並不孤單，並幫助我們與他人連結。

問題是，我們要如何重新啟動已經關閉的社交關係神經系統？我們要如何幫助覺得世界不安全的個案建立安全感？波吉斯發現，刺激檢測高頻人聲的中耳小肌肉群，可以喚醒社交關係神經系統，讓原本孤僻的自閉症兒童表現出社交行為。[166]同樣的，我在連綿流動技法中也發現，運動面部與舌頭的小肌肉，有助於增強社交能力。在顱薦生命動力療法中，我們處理社交關係神經系統的方式是，請個案在治療者接觸個案的面部或迷走神經時，回憶一個與他有愛的連結的人，同時。另一個重要的方式是，支持個案處於當下及與治療者的關係場域裡，在那裡，我們可以開始解決過去的創傷。

與創傷對話：走進當下

　　潛藏的創傷記憶有一種矛盾的轉化方式，就是透過資源與
它面對面（用感覺的方式），它的性質就會自然發生變化。

　　　　　　　　　　　　　　　　　　　　　　——彼得・列文[167]

　　幫助讓個案覺得安全的過程中，其中一個最有效的方式是接納他們
的現況。波吉斯指出，醫療人員或治療者的評估及詢問過程往往會立即
引發個案的防衛狀態。他解釋說：

　　　　我開始告訴臨床醫師們：「試試用不一樣的方法對應個
　　案。」我說：「告訴那些受過創傷的個案，他應該慶幸自己的
　　身體反應，即使這些深深刻劃在他身上的生理和行為反應目前
　　妨礙了他的社交生活。他應該慶幸這些身體反應，因為這些反
　　應讓他能夠生存下來。這些反應挽救了他的生命，減少了一些
　　實質的傷害。因為如果他在攻擊性的創傷事件（如被強暴）中
　　抵抗，可能就會被殺。告訴個案應該慶幸這些身體反應，不要
　　因為身體在社交場合無法正常運作而內疚。然後我們看看會發
　　生什麼變化。」[168]

　　從某個角度來說，這種尊重與接納的態度是顱薦生命動力療法的特
質。我們並不試圖改變任何事。我們關注的是健康及其展現的方式。貝
克醫師指出：「從內在尋求健康是一個從受精開始直到生命臨終時刻的

努力，要靠長久的時間、身體組織與潮共同完成。在每個創傷或疾病的
個體中，我們都可以看到身體生理努力嘗試通過局部壓力區，讓健康之
力得以工作，讓受損部位的功能回到完整的健康。」[169]

如果個案陷入舊創傷的反應中時，我們應該理解並感謝這些反應，
因為它代表過去經驗的價值與健康之力的努力。我們可以支持個案處於
當下，並將注意力集中在關係場域的安全感上。我們之所以能確認這一
點，是因為我們關注的是健康，關注健康還能運作的部分，關注潛藏在
創傷中的潛能。李歐納・柯恩（Leonard Cohen）的這首詩，總是讓我
覺得很感動，希望能藉此提醒我們，因為創傷，潛能（或說是勢能）才
能出現：

> 敲響仍能響起的鐘聲
> 忘記你認為完美的獻禮
> 萬物皆有裂痕
> 正是這樣，光才能進入
> ──《讚美詩》（*Anthem,*）
> 李歐納・柯恩

有趣的是，勢能可以被感知為光。請記住，沙利蘭醫師稱勢能為「液
態光」。

在顱薦生命動力療法裡，我們與個案對話，支持他們在舊創傷浮現
時能保持當下和不被壓垮。我們可以安撫個案，告訴他們身體抽動不是
壞事，而是舊創傷的能量正在釋放，這可能會有幫助。告訴他們我們理

解並能安穩地陪伴他們度過這個過程。通常個案會覺得自己的背負的過往和情緒太過沉重，自己已經難以承受，他人更是難以面對或理解。讓他們知道治療者有能力且願意一起面對浮現的問題，並支持他們面對這些創傷，可以讓他們感到非常安心。

　　身為治療者，要處理個案所面臨的創傷，需要我們自己做好準備。受訓者需要持續、定期地接受療程，以幫助處理自己過去累積的問題，因為當自身的防禦逐漸解開時，這些問題就會浮現出來。接受療程才能讓他們更能處在當下和更可以敏銳地與個案互動。對已執業者，持續接受督導也很重要，這樣可以在處理個案問題時為自己浮現的過去問題提供支持。需要時，心理治療也可以協助處理這個部分。

　　在顱薦生命動力療法中，我們了解到，當創傷記憶浮現時，勢能會凝聚並運作來進行保護，而當個案感覺夠安全且可以在關係場域中安頓下來時，勢能就可以轉變為療癒的功能。勢能會選擇一個阻滯支點來處理，如果個案在有適當資源的情況下且在安全的關係場域裡得到支持，這些存在身體組織裡的阻滯力量就會被解開釋放。隨著創傷被解決，我們可以感覺到組織結構軟化、更有活力，協調性更高。但在這個過程中，我們可能會感覺到個案與此相關的情緒與心理。例如，如果阻滯支點是因為受傷而產生的，受傷時可能含有強烈的恐懼，則個案在治療過程中也可能會感受到這種恐懼。通常這會影響自律神經系統。個案心跳可能會加快、膚色變紅，覺得熱，或可能心煩氣躁，想跳下治療床逃離房間。他們可能會感覺到憤怒、不耐或焦躁不安。治療者在當下接納這些感覺會很有幫助，因為這也許是創傷發生時個案真實的感受。

　　有時候，簡單解釋神經系統如何處理創傷是很有幫助的。重要的是

要了解，人體的設計是一旦壓力結束，我們就能擺脫交感神經能量的影響。如果我們保持凍結狀態，或者被文化因素、善意人士，或藥物影響，讓被困住的能量無法被釋放，那戰鬥或逃跑的衝動就會困在我們的神經系統中，不停尋找機會表現。顫抖、生氣或想逃跑的感覺可能是這種能量的表現。單單只是認同與接受這些反應，就可以使他們緩和。當感覺有挑戰時，找到方法來支持個案並與他們同在，通常會有幫助。接受這些感覺並與它們共處，不要陷入和淹沒在創傷治療師彼得・列文所說的「創傷漩渦」（trauma vortex）裡。[170]

近年來，列文在創傷治療的領域進行了一場革新。他所開發的身體經驗創傷療法與顧薦生命動力療法有很大的互補性。顧薦生命動力療法裡對創傷的處理最早是受核心覺察心理治療影響，之前提過，富蘭克林・席爾斯將核心覺察心理治療放入了顧薦生命動力療法中。核心覺察心理治療是一九八〇年代，在富蘭克林・席爾斯的協助下由莫娜・席爾斯所創立，此療法將佛教的教法納入心理治療中，藉由正念、覺察、處於當下，支持個案學習與自己的創傷共存。我曾聽富蘭克林提過他第一次見到彼得・列文時的情況。他們兩人在同一場會議上發表演講，在聽過彼此的演講後，他們一致覺得兩人處理創傷的方法很相似。在那之後，席爾斯開始把列文創立的學術名詞納入顧薦生命動力療法的教學裡。

當我們處理創傷時，我們必須考慮是在資源豐沛或受創傷的情況下處理訊息。在平常有彈性的狀況下，我們可以輕易地在「從下而上」或「從上而下」的兩種處理模式間轉換。「從下而上」指的是我們身體感官把感覺訊息傳到大腦，等候大腦的評估與回應；「從上而下」指的是我們的大腦皮層先進行分析、並調節從我們全身各處輸入的感覺訊息，最

後做出相應的反應。

　　如果有未解決的創傷，我們就無法在這兩種處理模式間輕鬆轉換。我們可能陷入生存模式中，從上而下的處理能力大幅減弱。我們無法經由思考和整合來處理輸入的刺激，往往被困在壓力循環中反應。所有的刺激都成為額外的壓力。我們的大腦皮層較少用在思考問題，我們被憤怒、恐懼和高度警戒等生存情緒所支配。相關的神經通路變得過度敏感且一觸即發。

　　支持我們的個案處於當下和關注當前關係場域中的安全感，有助於重新喚醒社交關係神經系統與相關的大腦皮質，幫助他們調整壓力反應。我們還可以支持個案的身心系統去感知靜止與更深層的潮（資源），增強在神經亢奮狀態下安頓自己的能力。引導個案關注我們的對話和關係場域可以支持個案進行神經整合，從上而下和從下而上的處理模式可以重新恢復流暢。我們也可以針對過度活躍、過度敏感的神經進行治療，幫助個案回到原始藍圖並親近其原本設定的功能。

與資源再度重逢

　　處理創傷時，治療者的重點之一是保持有足夠的資源並處於當下。第三章中討論的資源，指的是在我們的經歷中能支持我們的事物。開始進行生命動力療法時，我們會協助個案找到並連結資源，這會成為我們共同努力的起點和基礎。我們應該先理解哪些字眼或短句對個案是有幫助的，以便我們在療程中用來提醒個案使用這些資源；當個案浮現創傷反應時，或個案有交感神經啟動的表現時，我們可以幫助他們重新關注

這些資源。這支持他們能夠處於當下，能旁觀創傷的反應或記憶，不致陷入其中。

有些個案會誤解或不信任這個方法，他們像長期碰到的治療師一樣，相信治療創傷應該要回憶事件所有發生過的細節，並宣洩所有與事件相關的情緒。他們擔心當創傷記憶浮現時，連結資源會壓抑記憶並阻礙創傷的處理。但創傷研究的結果正好相反，宣洩情感的技巧與刻意回憶創傷細節可能可以增加對發生狀況的認識，但往往會強化與創傷反應相關的神經通路，導致創傷持續存在。藉由更慢、更可調控的方式重新訪問創傷，並連結資源和支持自己處於當下，可以讓神經系統以自己可控制的方式，釋放與創傷相關的能量，如此創傷記憶才能被統合。當以一種不是太有壓力或會再度造成創傷的方式面對創傷史時，語言和社交關係神經系統的新神經通路才能建立起來。

當創傷浮現時，我們可以簡單詢問個案，「你感覺如何？」「面對這感覺你感覺如何？」「你覺得能處理這感覺嗎？」然後提醒個案想想之前我們討論過的資源。如果我們之前已經協助他們感覺過資源，那麼被提醒時，再連結這種感覺就會更容易。另一個幫助個案處在當下的方式，就是簡單詢問個案，如：「你能感覺我的手觸碰你的肩膀（或其它接觸部位）嗎？你感覺如何？」在顱薦生命動力療法的培訓過程裡，我們會教導與個案溝通對話的技巧。

在顱薦生命動力的療程中，我們幫助個案練習正念覺察。如果有創傷浮現，正念會是一項有用的資源。正念就是觀察正在發生的一切，包括身體的感覺、思緒、情感和情緒。我們在療程中會請個案從身體的角度出發，把各種感覺具體地描述出來。例如，如果我問：「你有什麼感

覺」，你也許會說：「還好」（一個常見的不具體的回答）。所以我會這樣問：「你身體的哪個部分告訴你，你感覺還好？」，或「還好的感覺是在身體的哪一個地方？」然後，你會開始注意到一種放鬆或軟化的感覺，或舒適的溫暖感，或身體在治療床上放鬆休息的感覺。這是一個簡單的正念覺察練習。你可以現在就花一點時間練習，感知你在呼吸與身體中感覺到的事物。

　　研究證明正念可以改變大腦功能，讓我們更能夠處在當下，而不是陷入創傷記憶之中。[171]有過創傷的個案，交感神經中維持警醒與警戒的大腦區域常常過度活躍。例如，之前討論過的杏仁核，它是大腦的哨兵，會一直過濾與篩檢各種輸入的感覺並與過去的記憶比對，尋找危險的跡象。這個功能很重要，但是，如果它過度活躍就會一直刺激交感神經系統，我們就無法放鬆；我們的社交關係神經系統仍會退於幕後，我們仍然會因為過去的經驗，一直尋找潛在的威脅，無法真正處於當下。

　　練習正念可以刺激大腦不同的區域，即前額葉皮層，這部位與意識當下狀態相關。它也與社交關係神經系統密切相關，可以幫助我們與當下真實相處的人建立關係。在個案與治療者建立好關係時，他們可以感覺到安全，不會被反覆出現的過去不安全經驗所影響，然後身體就可以開始釋放過去的束縛，創傷就可以開始被解決。被掩蓋的生命潛能可以自由展現，生命可以步入新章。

第八章　計劃未來

　　在本章中，我想邀請大家回顧你閱讀本書的過程和感受。並自問：是什麼地方讓你覺得感動？是否因為讀了這些而有所改變？有受到啟發嗎？有覺得好奇、疑惑或想進一步了解顱薦生命動力療法的衝動嗎？這一章討論了進一步學習與探究的選項。例如，如何找到一位合格的顱薦生命動力治療者接受療程，是不是要先上初階的入門課程或直接接受為期二年的從業培訓課程。在這一章我也會分享畢業後的發展方向，以及能幫助治療者或受治者深入了解顱薦生命動力的一些課程，可以做為補充、未來學習的預備，或當成一種治療方法。

　　本章第一節我們會討論在進行生命動力之旅時，通常會伴隨產生的思維轉換和個人狀態的變化，以及培訓課程的重點。即使你只打算接受治療而不想自己學習，這一節也可能會引起你的興趣。第二節我會分享如何找到適合自己的顱薦生命動力治療者，並討論接受治療的相關事項。由於成為一名治療者的重點之一是要親自體驗此療法，因此這部分對有意報名相關培訓課程的人，和僅只想接受療法的人都有幫助。第三節我會敘述由可努納學院所教授和發展出來的從業人士培訓課程，並解釋課程設計背後的理論架構，也會說明受訓的先決條件與準備受訓的指引。這對想接受培訓並成為從業者的人，或想深入加強顱薦療法技巧的人很有幫助。有些課程細節與設計也許與其他機構的課程有些不同，但

也可以讓大家對基本訓練課程有基礎的理解。第四節針對已經完成顧薦生命動力課程培訓或想進一步深入學習的人，討論了畢業後進階訓練的選項。結語部分則涵蓋了可供進一步學習的有用資源，包括顧薦生命動力、創傷、出生前與出生問題、解剖學和生理學等主題的書籍、影像與網站資訊。

顧薦生命動力療法之旅：思維轉換與個人轉變

無論你是接受療程的人，或是培訓中的未來從業者，這趟生命動力之旅，勢必對會讓你感知和觀察世界的方式產生劇烈的轉變。這些轉變可能會造成你對生命、健康與個人存在狀態的思維轉換。雖然這種轉變會讓你迷惑，但它也能帶來巨大的回報，用你以前所未有的方式擁抱自己的身體、生活與情感關係。

對許多接受顧薦生命動力療法培訓或療程的人來說，第一個思維轉換是我們與健康及疾病的關係。顧薦生命動力學的理論基礎來自整骨醫學，並從中開始發展。我們關注的是內在固有的健康而非疾病、問題、障礙及如何解決它們。這對大多數顧薦生命動力學的個案與學生來說，都是重要的觀念轉變。在現代西方文化中，我們重視健康但對健康的理解卻不深刻，也很少把焦點放在健康上。當我們去找醫師或健康治療者時，當然是想改善健康狀況，但我們的焦點卻放在讓我們感覺不健康的原因上，我們抱怨背痛、頭痛、焦慮、失眠、無法專注、關節炎、疲勞、過敏等等。當我詢問個案他們在身體中感覺或意識到什麼時，他們的第一反應幾乎總是關於他們的不適。在聽完他們所有的痛苦後，我也

經常問：「現在你身體有哪裡覺得還可以？」我看過個案因為這個問題
而人生產生了重大的轉變。他們可能從來沒想過要想想身體哪裡覺得還
不錯。從小我們就被教導只有在身體出問題時才關注它。你有多少次問
候別人「你好嗎？」的時候，得到的答案是正面、好的感覺與經驗？你
有多常注意自己身體中健康的展現？

　　這趟顧薦生命動力之旅也讓我們關注會帶來改變的各種潛能。顧薦
生命動力療法包括以正念的方式來面對我們的經歷，這包括當下的身體
感覺，及對思想、情緒和感受的覺察。雖然正念在現在越來越受歡迎，
但這種覺察的方式仍然與我們現代西方的思維背道而馳。你也許在學校
學過現代哲學之父勒內・笛卡兒（Rene Descartes）。他是十七世紀的法
國哲學家，他被認為是現代世界普遍身心分離的元凶。「我思故我在」
是他的名言。這句話顯然是源於他對自己感覺的懷疑，使得思考的心智
成為最重要的事。

　　理性思考當然很重要，但顧薦生命動力藉由增強對身體感覺的覺
知，作為幫助處於當下和解決創傷的方式，這兩者都是健康的一部分。
對我們這些從小就習慣忽略或切斷自己身體感覺的人來說，重新回到身
體感覺可能真的會大吃一驚。我們可能會發現我們相信的和所假設的有
多麼不正確。對大部分人來說，如果我們的感覺與身體分離，通常都和
童年時期無法忍受的經歷有關。[172]無論我們認為這些經歷是創傷，或是
社會化過程的一部分，都讓我們學會聽從自己的思考，同時忽略與之相
關的身體感覺。[173]當我們被引導重新將注意力轉向身體感覺時，我們會
開始以不同的方式感知，這感受通常是全新的。

　　藉由顧薦生命動力療法，我們不僅更能覺察到身體，也可能開始有

更多愉快的感覺。隨著神經系統的安頓，我們可以深入凝滯模式底下，可能會有一種身體融化的感覺，原有的舊模式消失且變得不再重要，身體組織也在轉變。這可能導致我們對世界的看法和視野產生轉變。例如，慢性疼痛的病人通常會合併有憂鬱傾向，對世界的看法很負面、覺得沒希望且封閉自己。但當身體組織發生轉變且疼痛減輕之後，憂鬱就可能消失，像重新活過來一樣。

　　我碰過最不可思議的案例是一位被女兒帶來治療的老人家。她患有纖維肌痛症，長時間持續地疼痛。她幾乎沒有什麼生活樂趣，她感覺絕望、封閉、想自殺。但兩次治療後，我驚訝地聽到她女兒說媽媽又開始打橋牌，享受她的人生了。這位女士持續來接受療程，以幫助進一步痊癒，但她的想法已經完全不一樣了。

　　即使不到憂鬱或想自殺的程度，透過顱薦生命動力療法，我們就能體驗到心態和觀念的轉變。大部分人在接受療程期間，都發現自己的想法至少在某些方面產生了改變。

　　接受顱薦生命動力療法的人通常會發現自己變得更加平靜與放鬆。顱薦生命動力療法的主要效果之一就是可以減緩和穩定被啟動的神經系統。這種感覺非常讓人放鬆，但可能也需要一些新的調適。因為在節奏快速的現代社會中，我們可能會感覺放慢速度是不利的，會讓我們覺得脆弱。但這是反映過去的經驗，而不是我們當下的現實。我們已經學習成要經常加快腳步、專注於目標以保護自己，獲得認同、讚賞，或追回失去的愛。放慢步調可能會讓我們面對長年被遺忘或埋藏的自尊心、恐懼、羞愧、被拒絕、被不公平對待的憤怒，或多年來自我防衛所產生的疲累感。但在我們的神經系統安頓下來後，我們可以從關注危險、威脅、

防衛，轉向關注原本的天性，表現出溫暖、處於當下、開放，甚至是愛。我們會像變了一個人似的。

如果我們不再是自己所認識的那個具防衛性格的人，那我們到底是誰？當神經系統中的防衛模式轉變時，我們開始進入另一種不同的經驗處理系統，也就是社交關係神經系統。隨著我們神經機能的轉變，我們不僅更平靜、更處於當下，而且更能真實客觀地感知現在真正和我們在一起的人，而不會把他們看成是過去曾經傷害過我們的人。我們會回到我們內在友善和愉快的一面，回到與生俱來的社交智慧中。但在這個過程中，之前未解決的創傷和問題可能會先浮現，等著被療癒。你的生命動力治療者已經被訓練好，準備支持你面對浮現的問題和保持在當下，不會迷失其中或再次使自己受傷。在這個協助下，你會學到更多可以處於當下的有用技巧，例如本書前面介紹過的讓自己扎根與連結資源的練習。

接受顧薦生命動力療法的個案和學生可能會覺得發生了許多意想不到的變化。看到色彩時覺得更明亮、思維更清晰、擁有更多能量、能更深沉地休息、感覺到生活更有秩序且富有創意，這些都很常見。我曾有個個案治療完成回家後，突然覺得該把房子清理乾淨。你也許會覺得該去散步，該開始運動計畫，或該吃得更健康。當你的身心系統更關注內在固有的健康時，選擇較健康的生活方式就會更容易。

隨著你在這個過程中身體與心靈的開放，你的人際關係也可能會發生變化。你不再容忍被虐待。你可能會發現對自己的需求更加明確和自信。你會感覺對另一半、對朋友或其他人有更多同情心，感覺比過去更有耐心與同理心。我可以向你保證，只要繼續深入這趟生命動力之旅，

變化一定會發生。

我們在後續的章節中，會再更詳細地討論學習與執行顧薦生命動力療法所需要的思維與感知覺的轉變。下面讓我們先來了解如何開始接受療程，如果你還沒有體驗過。

接受顧薦生命動力療程：找到治療者並更深入了解自己

接受顧薦生命動力療程不僅可以幫助個人療癒，同時也是成為一名治療者的重要開始。我們通常會要求申請專業培訓的學員在培訓開始之前先接受療程，以更清楚理解他們即將進入的專業。受訓過程中，學員們需要在課堂上交換練習，同時在課程之間的空檔從已畢業者那裡接受療程。通常，要接受培訓會要求先從一位專業的生命動力治療者那裡接受至少十次療程。這不但可以支持你自身的療癒，而且也藉由自己的身體和治療過程直接更了解此一療法。無論如何，二年內接受十次療程是非常基本的。一般我們會建議一周一次或兩周一次的療程，以幫助持續療癒和改變。我們通常建議要根據個案的狀況和嚴重的程度規劃療程，如果可能的話，在一段時間內每周進行療程。一旦建立了基礎，且個案覺得相對更健康了，治療的次數就可以根據需求減少。

有些個案很喜歡這個療法，想每個星期都接受治療。經常接受此療法並不會有任何不利的影響，因為顧薦生命動力療法並不是運用技巧來改變你的身體，也不會干預身體原本已經在處理的問題。顧薦生命動力療法只是單純支持你的身心系統從亢奮的神經系統和過去的傷害模式中

安頓下來，幫助你與自己內在固有的健康連結。儘管關注的重點轉換會帶來改變，可是這種改變通常是用你可以接受的方式溫和地進行。

儘管如此，但來接受顱薦生命動力療法的個案通常都會有特定的問題。例如頭痛、焦慮、背痛、關節痛或其他慢性疼痛問題；他們可能有慢性神經系統疾病，例如多發性硬化症，或者中風或腦傷。有人想處理創傷後壓力症候群（PTSD），包括出生前或出生時的創傷，有些人有失眠或學習問題，或孩子因為行為問題前來求助。有些個案則只是生活壓力太大希望能夠放鬆。顱薦生命動力療法對這些問題都有幫助，因為它能幫助你的身心系統找到內在健康，重啟你的神經系統，釋放在你體內仍過度活躍的舊創傷。

我建議尋找治療者之前，先釐清自己的需求。你只是好奇？或有明確的健康的問題需要處理？是否有過去某個舊創傷一直困擾著你？或想找一種新方式來緩解壓力或提升整體健康狀態？給自己一點時間好好想一想，寫一段話來描述自己的需求。把這些需求釐清了，你才能知道未來該如何與治療者討論問題，才能找到符合你需求的合適人選。

選擇治療者：開始治療關係

與治療者建立關係在顱薦生命動力療法上就是一種療癒。正如之前提過的，「關係場域」是此一療法的重點。治療者的訓練是支持個案在他們的陪伴下感到安全與穩定。所以在療程中，能與治療者建立舒適的關係非常重要。我建議在進行第一次療程之前先與治療者談一談，感受自己與治療者在一起時的感覺。你覺得跟他談話輕鬆自在嗎？感覺願意和這個人相處嗎？與他交談時，你的身體覺得放鬆嗎？你覺得和他談自

己的問題或想達到的目標很自在嗎？還是與他談話時你的身體更緊張？你是否覺得更焦慮、不安或缺乏信任感？你可能認為這是與人建立關係時的典型反應，但在選擇治療者之前，了解自己這些感覺是很重要的。

這些反應在與人面對面接觸時最容易感覺到。在這個數位通訊發達的年代，上網或透過電子郵件預約治療者的時間很常見，但通常還是可以透過電話約診，或與他們進行簡短的電話交談（若這不是一個選項，你也可以要求）。雖然這種方式比發送電子郵件更花時間，但我建議你決定預約之前先聽聽治療者的聲音。這能提供給你重要的訊息，也可以幫助你在第一次療程中更容易安頓下來。

人類的設計讓我們能透過視覺與聽覺來評估陌生人，這個論點是由史蒂芬・波吉斯提出的。他的多重迷走神經系統理論與先前提過的社交關係神經系統近年來已改變了治療的面貌。波吉斯強調了「語調」的重要性，語調可以幫助個案從防衛機制轉變到更能參與社交的狀態，更能感受到當下關係中的安全感。[174] 聽到治療者的聲音可以讓你確認是不是覺得安全、能不能在他們的陪伴下放鬆。看到治療者的臉也可以提供你有價值的訊息，但聽到聲音也有相同的效果。或你也可以藉由觀看他們在網路上發表的視頻來評估是不是選擇這位治療者。你觀看時，要觀察自己的反應。你覺得放鬆嗎？你想進一步見見這個人嗎？要相信自己的感覺。

說了這麼多，其實選擇治療者也可能只是取決於你自己住在哪裡。顱薦生命動力療法仍然是一種相對新的療法，還在逐漸發展中。在你居住的地方也許沒有很多治療者可供選擇。為了幫助你尋找合適的治療者，這裡有一些建議。

■列出你想問的問題

如果你想找的是顧薦生命動力的治療者，第一件最重要的事是要知道他們的訓練背景。你可以詢問他們採取的顧薦治療是哪一種方向，他們在哪裡或向哪位老師學習，療程如何進行，療程的重點是什麼。同時也要詢問一些實際的細節，例如治療地點，療程長短，收費標準，約診取消的規定等等。如果你有想處理的明確問題，也可以先詢問治療者對此的經驗如何。即使之前沒有類似經驗，但他也可能是很適合你的治療者，你可以從他回答的語氣與內容知道他的治療方式，以及和你相處的方式。你可以好好與這位治療者先聊一聊，感覺自己是否覺得輕鬆自在。因為顧薦生命動力療法取決於一個能夠安頓的關係場域，所以需要找一位你可以信任、可以安心的人。但也可能你選擇治療者時並不是基於理性思考，而只是基於某種直覺，感覺他適不適合你，或此人在此時能幫到你什麼。

如果你對成為從業人員有興趣，那麼你最好能找你計畫去上課的學校受訓的人接受療程。這樣可以讓你對培訓後你該如何執業，以及培訓能為你提供什麼有個概念。如果你計畫參加培訓，從不同治療者那裡接受治療也很具啟發性，因為你可以從每個治療者那裡學習到不同的東西。每位治療者都有自己的風格和方法，這不僅是因為他們所受訓練的影響，還有他們人格特質、臨床經驗和生活經驗的影響。我鼓勵未來的學員多問問題。對你的治療者在做什麼（或不做什麼），還有為什麼這樣做，要有好奇心。雖然不是所有的治療者都能輕鬆且清楚地談論他們的治療，但你可以從能夠這樣做的治療者身上學習。傾聽與自己有共鳴的部分。判斷哪些內容吸引你，哪些對你有啟發。

去哪裡尋找治療者？

　　尋找一位顱薦生命動力治療者有時不是我們想像的那麼容易。在北美，生命動力治療者通常會註冊在北美顱薦生命動力治療協會（Biodynamic Craniosacral Therapy Association of North America, BCTA/NA）中。協會的網址是www.craniosacraltherapy.org，上面提供按州或不同地區列出的從業人員名單。這些從業人員都是BCTA/NA認可的合格教師所訓練畢業的，且他們的教學內容都遵循網站上所列的培訓指南。每年延續註冊資格需接受一定的進階培訓與督導時數。但協會並不規範課程的具體內容。網站上列出的從業人員雖然都使用顱薦生命動力此一專業術語，但訓練方式和做法各有差別。此外，並不是所有從業人員都有在協會註冊。有些學校有自己的畢業生名單。雖然這些名單可以幫助你確認某位從業人員是否從某所學校畢業，但這份名單並不能告訴你這些從業人員是否有繼續接受進階培訓或督導。有些學校會列出高階從業人員名單，這表示這些從業人員接受過一定數量的進階培訓。

■在你的居住地尋找治療者

　　有一些方法可以幫助你找到居住地附近的顱薦生命動力治療者。其中一種方法是聯絡顱薦生命動力學校。例如，可努納學院可以提供你一份在你附近接受可努納學院培訓的治療者名單。世界各地也有可供從業者註冊的協會。我個人較熟悉的是BCTA/NA這個協會，在這個協會註冊的主要都是美國或加拿大的從業人員。協會也提供教師註冊，你也可以藉由這些教師找到你所在地區的治療者。在BCTA/NA的網站上你可

以找到不同地區的治療者與教師。註冊的從業人員在他們名字後面會標
註 RCST®（Registered Craniosacral Therapist，註冊顱薦治療師）的字
樣。這些從業人員不只是接受過合格的培訓，還符合一定的督導與進階
培訓課程的要求，而且遵守專業倫理。英國顱薦治療協會（Craniosacral
Therapy Association of UK, CSTA）也是如此，網址 www.craniosacral.
co.uk 內有提供註冊從業人員名單。值得注意的是，在英國顱薦治療協
會註冊的從業人員並非都是顱薦生命動力治療者，所以需要了解他們的
學習背景。其他國家也有類似的組織，可以幫助你找到有註冊的從業人
員。在撰寫這段文字時，歐洲、南非、澳洲、紐西蘭、以色列、印度等
國家，也都有受訓過的顱薦生命動力從業人員。此一療法似乎已經在世
界各地推廣開來，所以如果你住在此處未列出的地區，請抱持希望並上
網搜尋。你也許會驚訝地發現你家旁邊就住著一位出色的顱薦生命動力
治療者。在後面第九章，我列了各地區協會的資料可供讀者進一步參考。

　　「國際生命動力培訓聯盟」（International Affiliation of Biodynamic
Training, IABT）是一個世界性的組織，最初是為了支持和串聯世界各
地顱薦生命動力療法培訓學校而成立的。該聯盟的網站上提供了這些學
校畢業生的名單。網址是：http://biodynamic-craniosacral.org 或 www.
iabt.org。但要注意的是，畢業生只是指已完成培訓課程的人，這和註
冊及持續保持註冊資格有所不同，只有持續接受進階培訓與督導和符
合專業倫理的人，能持續保持註冊資格。此外，與在北美地區 BCTA/
NA 這類專業協會註冊不同的地方還有，IABT 會給該聯盟學校的畢業生
BCST 的頭銜，這相當於擁有大學畢業的同等學歷。例如，我是一位碩
士畢業的舞蹈／運動治療師，但我必須在美國舞蹈治療協會（American

Dance Therapy Association）註冊，才能從事舞蹈／運動治療師的工作。維持註冊身分每年必需有足夠的進階學習與督導時數。但後來我放棄了這個註冊資格，不再正式從事舞蹈治療。然而，無論我是否執業，我還是永遠擁有這個領域的學位。也就是說，看到某人從某個課程中畢業的資訊，並不代表他目前的執業狀態，只能告訴你他們完成了這個課程。

一些IABT的學校提供「進階生命動力治療從業人員」（Advanced Biodynamic Practitioner, ABP）資格，此一資格在某種程度上幾乎等同在專業協會註冊，因為這個進階生命動力文憑（Advanced Biodynamic Diploma, ABD）代表的是畢業後的再進修。而專業的註冊資格代表有持續在參加進階課程及接受督導，以保證執業品質。同樣的，即使我參加了舞蹈／運動治療的高階課程，也不一定能確保我有專業註冊或正在從事舞蹈／運動的治療。

如果你對某位治療者很有好感，但他並沒有在協會註冊，我會建議在第一次治療前先與他談一談，以確定他進行的方式，以及你想不想接受他的療程。有沒有在協會註冊也許不是那麼重要，重要的是你與他們相處覺得輕鬆自在。

如果你希望找從某特定學校畢業的治療者，那你可以在IABT的網站（http://biodynamic-craniosacral.org 或www.iabt.org）上找到世界各地的教學機構名稱。

讓人困惑的生命動力一詞

尋找生命動力從業人員時你可能會感到困惑，因為「生命動力／生

物動力」（biodynamic）這個專業名詞使用得很普遍，內容不完全像本書中所描述的顱薦生命動力。例如，有些生命動力取向的頭顱整骨醫學醫師（biodynamic cranial osteopaths）向我提過，他們的生命動力做法和我們的做法不太一樣，雖然部分手法與概念是一樣的。一些其他顱薦治療者也使用這個詞彙，但他們的訓練不同，而且方法也不盡相同。更讓人混亂的是，還有一些其他身體療法與心理療法也使用這個名詞，但其方法與顱薦生命動力療法存在相當大的差異。

　　請注意，我用方法不同來形容並不是一種批評，只是區別與澄清。並不是說某一個方法比另外一種更好或更有效。因為確實有許多療法使用類似的名稱，所以很難從名稱看出到底此一療法在做甚麼。如果你想體驗及了解這本書提及的療法，我的目的是想幫助你找到從事此療法的從業者。

　　如果你無法確定，那我建議你先查詢此治療者是否有註冊。但即使他們沒有註冊，他們還是可能以我描述的方式進行療程。同樣地，也有一些有註冊的治療者，但實際上進行的方式並不一樣。所以你可以先與他們談一談，確定他們進行的方式，還有你與他們相處的感覺。

　　尋找治療者時瞭解他們的背景，知道他們在哪裡受訓，受訓內容是什麼也會有幫助。許多生命動力從業者同時也學習其他療法，這可能會影響他們進行的方式。例如，他們可能會將順勢療法或創傷療法融入到顱薦生命動力療法裡，因為大部分的顱薦生命動力教學單位都會要求學員要先具備與健康相關的專業背景。下一節的內容會幫助你了解顱薦生命動力療法的培訓方式，特別是可努納學院與富蘭克林・席爾斯及其團隊在其他地方開設的訓練課程。

準備成為顱薦生命動力療法從業者

你想成為顱薦生命動力療法的從業者嗎？你可能因為想成為從業者而閱讀本書，或讀完這本書後你覺得受到啟發考慮要接受訓練（如果是這樣，我很樂意聽到你的反饋！）或你本來就是一位顱薦生命動力療法的從業者，希望能提升你的技能。在下一章，我會提到想進一步接受進階訓練的方式有哪些。如果你目前從事的是顱薦椎治療（Craniosacral Therapy）[*1]沒有受過顱薦生命動力療法的訓練，接下來我會描述訓練課程的內容，或許你會感興趣。我們經常有頭顱整骨醫學醫師或顱薦椎治療者來學習。下面的內容會提供你一些指引，幫助你選擇你想學習的課程，以及一些其他需要考慮的事項。如果你正在接受生命動力療法的療程，希望能更了解你治療者的受訓背景與專業觀點，下面的內容也能對你有所啟發。

顱薦生命動力療法基本訓練課程概述

顱薦生命動力療法的培訓課程為期至少二年，實際上上課大約五十天。通常這五十天會被分成十個階段，每一階段課程五天。但實際上為

---

*1 顱薦椎治療（Craniosacral Therapy, CST），沒有生命動力（biodynamic）這個字在裡面，不同於顱薦生命動力治療（Biodynamic Craniosacral Therapy, BCST）。前者乃承接顱薦之父沙利蘭醫師早期的徒手療法，以外力手法主動介入調整個案的問題，強調腦脊髓液中的顱薦律動；後者乃延續沙利蘭醫師晚期的研究發現及修正過的理論與介入方法，強調傾聽與感知個案身體內部固有的、與生俱來的生命潛能，引導個案的身心場域尋找這永恆存在的健康之力，強調自我療癒機制的展現，幾乎不介入任何外來的主動手法。此生命潛能稱為生命呼吸（Breath of Life），來自受精時宇宙能量的注入。

了讓學員更容易負擔與參與，也有一些變化和調整，例如減少培訓所需的天數或需交通往返的次數。在北美，顱薦生命動力療法的訓練課程是由BCTA/NA所規範。在美國，授課教師需要經由BCTA/NA認證，才能自己開課。BCTA/NA的網站www.craniosacraltherapy.org上提供了相關的培訓指南，遵守這些指南的教師，該課程的畢業生才能申請在BCTA/NA註冊。但在歐洲和英國，被認可的是教學機構而不是教師。這些學校的畢業生被認為符合基本訓練，可以參加並在當地的組織註冊。需要更多顱薦生命動力和顱薦椎療法組織的資訊，可參考前面提過的〈去哪裡尋找治療者〉一節的說明，或看下一章所列的資訊。

　　本書所提供的課程訊息是來自英格蘭的可努納學院，富蘭克林·席爾斯長年在該學院設計課程，並有專業的教師團隊。在整骨醫學領域之外的大部分顱薦生命動力合格教師，都是跟隨席爾斯、或他的學生學習的。這些年，課程內容也有巨大的變化，不同課程實際上的教學內容差異也很大。所以我建議你在報名受訓之前，先進行一些研究，確定課程內容符合你的需求。所以我再次建議你回顧本書的章節中，哪些內容觸動你最深、最有共鳴，然後與你感興趣的教師或學校面談，確定有包括這些你喜歡的內容。也許你會發現其它機構的教學內容與我們可努納學院不同，有你更喜歡的。我建議你決定上課前先把課程資訊了解清楚。二年十階段的課程要花很多時間、金錢與精力，需要決心才能完成。所以在決定受訓之前一定要想清楚，確保你所選擇的課程是適合你的，是值得的。

　　大部分的培訓都會提供二天至五天的概論課程，讓你了解培訓的內容，確保它符合你的期望。再次強調，二年的培訓是很大的承諾，如

果你決定接受培訓，我幾乎可以確定你自己、你的生活與你的人際關係一定會有深刻的變化。我看過的每一個學生都發生了改變，他們會在某個時間點發現他們開始以不同的方式看待自己、看待他人，甚至看待世界。接著讓我們來看看這些訓練課程的內容，到底是什麼造成了學員的改變。

感知覺的轉換

我聽過有人認為顧薦生命動力療法的培訓是一種感知覺的課程。訓練過程很重要的一部分是深化我們對形體和結構的日常感知，以加強對造成這種結構的背後力量的感知。就像前面提過的，這些力量包括來自宇宙間的生命動力和因特殊生活狀況造成的力量。生命動力是生命呼吸這個神祕源頭的展現。培訓的一個重點是學習感知和支持生命呼吸呈現出來的細微韻律現象，我們稱之為「原始呼吸」，以及更深層次的動力平衡靜止基地。同時我們也會學習辨認因生活狀況所產生的特殊力量。這些力量感覺起來是快速、沒有規則、不連貫的韻律，我們稱之為顧薦反應波，此外還有身體組織中有阻滯、較密集和表現出某種特定模式的部位。

顧薦生命動力療法的精髓在於把我們的感知覺從注意這些身體表面組織的表現轉換到注意造成這些表現背後較深層的力量。這是一種感知覺的轉換，也與〈顧薦生命動力療法之旅〉一節中提到的思維轉換有關。你可能看過如右方的格式塔（Gestalt）圖像，知覺的轉換就像這樣，同一張格式塔的圖看起來像是兩張完全不同的圖，取決於你如何看它，從什麼角度看它。格式塔圖中最著名的就是**圖46**中的「人臉與花瓶」

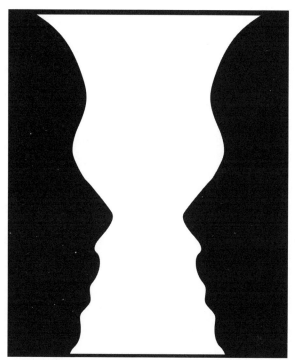

圖 46：圖像與背景：人臉與花瓶

來源：http://en.wikipedia.org/wiki/Figure-ground_%28perception%29#/media/File:Cup_
or_faces_paradox.svg.
引用日期：2015年6月21日。

（Faces-Vase）一圖。

你看這張圖時看到了什麼？你可能會看到中間的白色花瓶或兩側的兩個黑色輪廓（人臉）。在顧薦生命動力學裡，我們練習擴大自己的感知覺領域，才能看到更多整體。你能感知這張圖多少部分？若你是分別看到這兩個圖像，則你的感知是在兩個圖像間交替，需要一段時間才能將整個場景盡收眼底。

在顧薦生命動力療法中，我們的感知能力也是以類似的方式發展。

通常學員來到這裡時，會對「圖像」——也就是對身體的組織和結構有一定的認識。當我們第一次接觸個案身體時，我們可能感覺到手下的身體組織是軟或是硬。我們可能會感覺到快速的搏動，因為在步調緊湊的廿一世紀裡生活是過度刺激的，大家的交感神經都過度亢奮。我們也可能感覺到一種解離的死寂感，身體組織似乎無人居住，就像沒有人在家一樣。我們可能感覺到身體組織往不同的方向被拉扯，呈現出一種慢性問題的存在模式。在顱薦生命動力療法中，這是一個起點。作為治療者，我們要讓自己安頓下來，也幫助個案在這些急躁的搏動下安頓下來，等待更深層次的力量與內在治療計劃的展現。這需要深化和擴大我們自己的感知能力。

就像之前提過的，大多數顱薦生命動力課程的基本要求是學員已經是某種類型的健康相關從業者。許多學員是按摩治療師、針灸治療師、物理治療師、職能治療師、護理師、醫師、整骨醫學醫師、順勢療法醫師、自然醫學醫師，或其他身體療法的從業者。雖然還有些人是來自其它的治療背景，如心理治療或心理諮商，但大多數人至少接受過一些進行身體接觸和覺察身體的訓練。通常他們在自己的專業領域中已有多年的訓練和經驗。他們習慣把重點放在個案的症狀或抱怨上，而且有一整套技巧來幫助解決這些問題。放下他們熟悉的感知模式——也就是分析問題和應用技巧解決問題，對他們有時是一種解放，但通常也是一種挑戰。

學習顱薦生命動力學的感知方式，需要將注意力從表面的「圖像」，轉換到更廣闊的背景上，包括潛藏在其中的力量。而且要學習後退一步，讓個案身體自行運作，而不是主動介入，或運用技術。這不僅是感

知技巧上的轉換，也會讓個人產生改變。當學員學會放棄主動行動的想法，讓自己放鬆進入更多當下「存在」的狀態時，學員自己的生活及互動方式往往也會經歷重大的變化。

這種轉變極具挑戰性，但也會有極大的回報。挑戰之一是顱薦生命動力療法的運作方式與現代西方文化熟悉的方式並不相同。在學校裡，我們學習專注和「集中注意力」。我們孩提時代天生就有的細微感知能力，在學校的社會化過程中，被剝除了。現代西方文化更注重具象的事物。我們的科學拒絕接受任何無法被輕易測量、複製或記錄的證據。儘管量子力學開始影響現代世界，我們對現實世界的觀察因此納入了更細微的領域，但大多數人並沒有被教育要尊重我們最細微的感知能力。

學習顱薦生命動力療法需要學習在更深層次建立信任感。我們必須學會信任我們細微的感知覺，信任我們的內在，並且相信陌生和未知的事物都可能有價值。在培訓過程中，學員要交換練習，也鼓勵他們就所感知到的事物進行交流和回饋。如果我感覺到一種細微的韻律，而我的練習對象也描述到類似的感覺，那我可能更傾向相信這個感知覺。此外，學員還需要在培訓教師的監督下，在課程外練習一五〇個不收費的個案。被練習的個案必須簽署一份同意書，同意成為練習個案，而非真正的個案，並理解這些療程是為了讓學員練習。通常被練習的個案都會從中受益，且學員都已具備了基本技巧、要經常練習，需要有機會進行嘗試。這些練習非常重要，因為它們提供了一個機會，讓學員不再扮演無所不知的專家角色，而是成為從錯誤中學習、獲得練習個案回饋，並嘗試新技能的角色。對已經收費幫病人治療的忙碌專業人員來說，這種練習過程有時是一種挑戰。

　　顱薦生命動力療法的培訓中，最大的挑戰之一就是學習回到佛教所說的「初心」（beginners' mind）。雖然培訓課程包括學習相關解剖學、生理學和神經學知識，但重要的是，如同沙利蘭醫師多年前的建議，我們學習需要知道的知識，但要將這些「放在幕後」，[175] 正如席爾斯解釋的：

　　　　你需要運用你所有的知識、理解和技能，但要把它們都放在幕後，像不知道一樣。你必須赤裸裸地進入「環繞我們的海洋」（SeaAroundUs），不需要改變任何事，不需要分析或診斷任何事，只要開放心胸去感知當下，傾聽「生命呼吸」的療癒計畫。[176]

　　學習以這種虔敬的方式處於當下和感知，是一種思維的轉換，所以我們的課程才會需要至少持續兩年。雖然一開始它是一年的課程，但席爾斯意識到一年的時間無法讓學生深入體會並感知生命動力真正工作的領域。正如第一章顱薦生命動力學的歷史中所提到的，這個課程經過很多年的發展，在2002到2006年間有了重大的改變。席爾斯與可努納學院的教師團隊意識到他們的教學內容與臨床治療的方式並不完全相同。因為席爾斯一開始的課程設計較偏重他在整骨醫學院所學到的生物機械力學理論與手法。之後他理解到這些並不真正適用於生命動力的治療模式，甚至可能會妨礙學習生命動力的感知技巧。

　　許多整骨醫學的訓練並不包括生命動力療法的技巧，且通常會先強調生物機械力學的方法。他們跟隨沙利蘭醫師頭顱部技巧發展過程中的

感知之旅，從發現顱骨骨骼間的運動開始，然後發現軟組織、體液的運動，最後才發現背後組織形成它們的能量。當沙利蘭醫師發現這種不那麼生物機械力學的方式時，已到了他生命的最後十年。

雖然席爾斯認為課程中包含生物機械力學的技巧很重要，但也逐漸意識到感知和處理更深層的力量，並不需要對身體組織和體液進行大範圍的介入。他指出，擁有更多生物機械力學的技能實際上可能會阻礙自己感知更細微的生命動力。生物機械力學的治療方式需要非常具體的知識和技能，用以評估及改變身體組織的特殊模式。但顱薦生命動力的治療方式卻要求放下這些細節，放下對這些身體特殊模式的掌控，讓我們能安頓在組成這些表面問題的深層力量底下，讓奧妙的「大寫 I 的智慧」發揮作用。

以這種方式放棄主動控制權再次需要信任感。這也是對我們的挑戰，讓我們放下自我，放下想知道、想成為專家、想拯救、想矯治，或追求成功的自我。一段時間後我們會了解，勢能的智慧（也就是存在體液中的具體生命力量），比我們更知道問題在哪裡，該從哪裡工作起。就像貝克醫師所說的：「重要的是要記住，在每一種情況下，共振的過程才是重點，如何達成及它所帶來的結果並不是你應該關心的事。重點是共振，而不是達成。除了共振本身，其他所發生的一切只是一種表達，是一種體現。如果你把『效果』視為是自己達成的，那你就弄混了，你回到了自我中心的狀態。」[177]

我們的任務是跳脫自我中心並安頓下來，讓自己接受超越我們、難以定義、描述或具指導力的神祕智慧引導。當我們學會向這個智慧的力量臣服時，我們不僅能成為生命呼吸的載體，也可以接收它所賜予的禮

物。當我們與個案一起見證療癒的過程時，我們會發現，我們的心在打開、有一種愛的感覺在心中湧現。我們也可能會發現，我們開始以不同的方式生活。

顱薦生命動力療法的課程內容

顱薦生命動力療法的課程內容因學校而異。下面分享的內容是可努納學院所發展且教授的課程，也在紐約市的「靜止點」（Stillpoint）顱薦生命動力學校使用這個課程。富蘭克林・席爾斯協助創立這所學校，他在這所學校教授一系列的基礎訓練課程時，也培訓了該校的教師。他現在還是這所學校的客座教師，也教授畢業生的進階課程。

就像先前提過的，顱薦生命動力療法從業者的訓練課程通常至少為兩年。在此期間，學員必須參加三五〇個小時的課程，並在各階段間的空檔完成三五〇小時的作業。回家作業包括每周進行二次練習（至少需要完成一五〇次練習）。其它一星期需花二至三小時的作業，包括把練習心得以書面記錄交給培訓教師，以獲得回饋與督導。書面記錄通常需包括描述你對所練習技巧的感知體驗和相關解剖學研究，這通常需要繪製或追蹤與該階段相關的解剖結構。第二年，學員需要完成一個臨床項目，其中包括執行兩位不同個案各十次的臨床練習。每次練習都要寫下記錄，以及對其中一位個案完成一份臨床病理的簡短研究報告。這個臨床項目的目標是為了幫助鞏固課程上所學到的技巧，並為學員的臨床能力做好準備。

培訓第一年的目標是幫助學員練習完成感知覺的轉變，才能進行這麼美麗而微妙的治療。訓練的第二年則是引導學員進入感知的具體層

面，包括來自出生過程的力量、對療程中出現舊創傷的理解與處理技巧等。下面就是每階段課程的內容描述：

■第一階段課程

在第一階段課程中，我們會進行課程介紹並請學員們自我介紹。我們會練習感知技巧並練習在關係場域中安頓，就像我們開始進行療程時所做的一樣。我們會花時間討論關係建立的基本需求，以及如何才能在療程中的安全關係場域裡滿足這些需求。我們會練習以心為中心來接受並相互支持。我們會探索資源的感覺、練習正念冥想。學習建立治療者自己的支點，讓治療者能安全、穩定、扎根地處於當下。練習協商舒適的身體接觸方式，以及兩人間舒適的能量距離。

在第一階段課程中，我們也會介紹三體，即物質身體（physical body），中潮液態體與長潮氣態體或說是潮汐體，並且透過三體氣功練習在我們的身心系統中感受它們。我們會介紹原始呼吸，尤其是中潮的液態體，因為它是原始呼吸在人體中的一種具體表現，這場域有助於保持扎根及彼此同在當下，且通常比長潮更容易被感知。我們會從簡單、安全的接觸足部開始，也會練習接觸顱骨與薦骨，同時練習傾聽的技巧。我們會介紹動力平衡靜止狀態和練習支持靜止點——這是進入動力平衡靜止狀態的前哨站，可以讓被啟動的交感神經系統穩定。我們會練習關注靜止中的停頓並練習在其中放鬆來增強靜止點，這種停頓在中潮呼期或吸期尾端會自然發生。在第一階段課程，我們會關注呼期的靜止點，因為它有助於穩定交感神經系統。支持吸期的靜止點通常對副交感神經的解離狀態較有幫助，在課程後期我會再做說明。

■第二階段課程

在第二階段課程中，我們會回顧並繼續深化第一階段課程中介紹過的技巧，包括覺察潮。到這裡，學員們通常已注意到在他們練習的過程中有一種安頓的感覺。因為已經知道什麼是安頓的感覺了，接下來我們會介紹全面整體的轉換，以及它做為一個起點的重要性。我們會介紹一些顱骨的接觸手法，讓學員可以有機會輕鬆地接觸個案，並開始感知顱骨內的原動性（細胞組織隨著液態潮而運動）。我們會開始介紹壓力反應，我們也會教一些以正念為基礎的口語技巧，可以幫助個案（與學員）在創傷出現時，能與自己身體及與創傷同在當下。整個課程中，我們都會介紹和練習口語及處理創傷的技巧。

■第三階段課程

到了第三階段課程，學員們大概都可以輕鬆感覺到液態潮了，此時，他們通常會開始感覺到身體組織中的特殊模式。我們會介紹組織阻滯支點的概念，包括生命動力的自然支點，也就是沙利蘭醫師所說的，會配合潮的呼吸沿著中軸上下「自主移動」（automatically shifting）的平衡支點。我們也會討論來自生活環境和創傷產生的各種力量所導致的阻滯支點，及如何感知到這些支點。即使我們介紹了「張力交替膜」的解剖學概念，我們也會強調生命動力的方法是把重點放在我們感知到的力的組織形式上，而不是結構層面的結果。感知方式可以幫助我們找到阻滯支點，但我們並不試圖改變這表層特殊模式。我們會說明貝克醫師的三步驟，因為這是內在治療計劃在液態潮層次常見的療癒方式。我們也會繼續教授正念覺察與處理創傷的技巧，包括壓力反應的基本神經學

知識與如何處理過度亢奮的神經問題。雖然我們已介紹過長潮與動力平衡靜止，但我們仍會繼續強調液態潮穩定扎根的特質。我們會透過練習提供學員更多的回饋。每位學員都會以培訓教師為個案進行練習，練習結束後教師會提供學員回饋，其中包括接觸的技巧，以釐清學員感知到的感覺。

■第四階段課程

　　課程到了第四階段，大部分的學員應該已經可以輕鬆感知到液態潮了，也能在療程中覺察到靜止與長潮。藉由練習貝克醫師的三步驟，學員會注意到有時身心系統無法安頓下來進入平衡狀態，會持續尋找動力平衡。此時我們會介紹增強的手法，在中潮吸期時慢慢細微地增強勢能與加大吸期的幅度。這時我們從手上可以感覺到中潮吸期的細微運動。這個技巧平常並不常用，但碰到強大頑固的阻滯支點、個案場域很難安頓下來時，我們會嘗試以這個手法來輔助。尤其是用在處理顱骨間的骨縫時。通常這階段我們也會介紹胚胎發育的過程，這可以幫助建立治療性關係，以及瞭解在我們整個生命中持續進行的液體力量。我們也會繼續深入傳授創傷處理的口語技巧。介紹心理學上的移情與反移情概念，因為它們會影響到關係場域，也會影響我們支持個案、與個案同處於當下的能力。在第四與第五階段的課程中，學員會以教師為對象，練習前幾階段課程的技巧，由教師給予回饋，必要時修正學員的技巧。我們也會介紹執業需知，例如從第一階段課程中的個案研討著手，示範如何向新個案或一般有興趣的人介紹顱薦生命動力療法。

■第五階段課程

　　在第五階段課程裡，我們會介紹如何與脊椎與骨盆一起工作。在課程的這個階段，當大部分學員在感知方面更加平靜和敏銳時，我們開始學習更多長潮的技巧。作為與身體中軸的脊椎一起工作的基礎，我們會先練習關注原始中軸，原始中軸是長潮的現象之一，也是我們之前提過的花托環型生物電場的中心。它是脊索的能量通道，在胚胎形成和整個生命過程中，它是所有身體組織的平衡支點。治療者關注、感知個案的原始中軸，有助於在個案的身心系統被因生活狀況產生的力量影響時，重新連結自己的原始中軸。我們有時會發現個案的原始中軸不容易感覺，因為被過去的創傷或其它未解決的事件所遮蔽。當我們把中軸與不同脊椎結構和不同層次的潮的場域連結在一起時，我們就會感覺到中軸越來越明顯、問題也被解決。在使用特定的脊椎和頸椎手法接近特定脊椎結構之前，我們會先練習感知個案身體組織與原始中軸合為一體的整體感，然後再把局部身體結構納入我們的整體感知範圍。

■第六階段課程

　　在第六階段課程中，我們會介紹出生動力學（birth dynamic），並探討與出生有關的顱底（cranial base）模式。我們會介紹蝶枕骨基底連結處）常見的問題，這裡是顱骨裡一個會主動且自然移動的平衡支點。我們會傾聽感知顱底骨相對於此支點的原動性，以及其它阻滯支點如何影響顱底模式的原動性。我們會練習如何支持自然支點，透過練習貝克醫師的三步驟，幫助它們回到該有的平衡狀態。我們會介紹出生動力學，這在顱底特殊模式中經常出現。我們會練習與解離相關的創傷處理

口語引導技巧，並練習使用增強吸期靜止點的手法，這對處理解離狀態很有幫助。這是第二年培訓階段的開始，學員要從這個時候開始進行臨床研究。學員要為二位新個案進行至少十次治療，以體驗長期療程中的變化。這個研究要在第六階段課程與第九階段課程中間完成，包括一篇針對其中一位個案臨床病理的研究報告。

■第七階段課程

在第七階段課程中，我們會持續探討內在治療計劃，尤其是長潮，它是治療計劃的啟動者。在身體組織層面，我們會介紹不同部位間的橫向關係（例如骨盆、呼吸橫膈膜與胸廓入口）。我們會繼續沿著中軸往上，研究枕三角區（頸椎、頭頸交接處與枕骨）的重要性，並持續練習關注原始中軸。在這階段我們也會探討中樞神經系統，包括痛覺途徑（偵測疼痛與危險）、誘發過程（facilitation process）與腦幹。誘發是指當神經通路變得太敏感或過度活躍時很容易就被啟動，換句話說，變得很容易亢奮。這在慢性疼痛的個案身上很常見，這通常與長期處在壓力下相關，包括經常伴隨慢性疼痛出現的憂鬱現象。除了相關的頭顱骨治療方法之外，這階段也會持續練習創傷處理的口語技巧，以幫助調節過度敏感的壓力反應。

■第八階段課程

在此階段的課程中，我們會繼續探討神經系統，我們會介紹史蒂芬・波吉斯的多重迷走神經理論與交感、副交感、社交關係神經系統三位一體的關係。我們會特別強調社交關係神經系統。這對處理面部骨

骼、硬顎與顳顎關節（temporomandibular joint, TMJ）的問題很有幫助。為處理這些部位的阻滯支點，我們會深化增強手法的訓練，包括特別關注追隨中潮吸期幅度自然增強的勢能。我們會持續在神經系統及與面部相關的治療中練習創傷處理的口語技巧。在第八及第九階段課程裡，我們會第二次要求學員為培訓教師進行療程，這是為了協助學員進步，同時也評估學員是否有跟上學習進度可以在第十階段課程後畢業。

■第九階段課程

在第九階段課程裡，我們會回顧中樞神經系統動力學、多重迷走神經理論、下視丘—腦下垂體—腎上腺軸（hypothalamus-pituitary-adrenal axis, HPA）的功能。我們會討論壓力反應常見的神經誘發現象。我們也會探討器官，傾聽消化器官、骨盆腔器官、心臟與肺臟的原動性，並探討第七階段課程中討論過的痛覺誘發現象與器官功能的關係。至於心臟的原動性部分，我們會介紹點燃的概念和探討增強點燃力量的技巧。點燃指的是「每次呼期結束或吸期開始時，在長潮層次啟動原始呼吸」的過程。在課程中我們會探索三個與早期發展有關的原始點燃（primary ignitions）。心臟點燃與受精四周後心臟開始跳動的重要時刻有關。這個時間點與父母發現懷孕或確認已懷孕的時間點相吻合。在此時，如果父母對於懷孕有任何遲疑或拒絕，將會導致胎兒心臟點燃的過程減弱，而這會影響未來此一個體的能量水平和對自己身體和生活的態度。增強心臟點燃的力量可以對一個人的生活、人際關係、心臟功能和原動性產生深遠的影響。在這個階段中，我們也會探討如何治療小嬰兒與兒童。我們也會鼓勵對此領域有興趣的學員，可以繼續接受進階課程以提升這

部分的技巧，尤其是提升面對那些還不會說話的幼兒所需的特殊技巧。

■第十階段課程

　　第十階段課程是二年培訓的終點，是令人感動的時刻。通常這時，一起踏上這個旅程的教師與學員都能感覺到彼此深刻的變化。十個階段的課程大家產生的關係連結是深入而且觸動人心的，尤其是在像可努納學院這種住宿型的培訓中。第十階段的課程主題當然與「完成」相關，即將畢業的最後階段就像是出生前的過渡階段，最適合用來探討出生前與出生的相關議題。我們會探討出生前及出生的經驗對個人心理發展、人格形成、情感關係傾向、信念、人生態度與一般行為處事的影響。這些早期的經驗可能會在治療過程中浮現，我們需要從嬰兒的角度來回顧這些早期經驗，以及嬰兒的神經系統功能是多麼容易受驚嚇及受到創傷影響。我們會繼續練習處理這些問題需要的口語及創傷處理技巧。我們還會講解如何處理出生時的點燃問題，這與嬰兒出生開始呼吸空氣及臍帶停止搏動的時間相關。在現代西方的分娩方式中，臍帶往往在停止搏動之前就被剪斷，這可能會減弱出生時的點燃。增強臍帶的點燃可以提升一個人對自己是獨立個體的感知覺，從而成為獨立的個體。最後我們會處理懷孕時的點燃（conception ignition）問題，這與受精的當下相關。藉由增強受精時的點燃，我們可以解決歸屬感和想要存在地球上的困惑。這些點燃可能會受我們所處環境的影響，或因我們隨生命帶來的業力而減弱。在這些微妙且深入的療程之後，我們會討論尚未討論過的執業管理的重要問題，例如接受督導及選擇進階課程等。然後我們就可以慶祝畢業了。

　　讀到這裡時，你大概對顱薦生命動力學有了初步的了解。下一章「進一步學習的資源」會提供更多有關生命動力協會、相關閱讀書籍與影像的資訊，以及進階學習的選擇。下一章也會說明完成從業人員培訓應具備的先決條件，例如補充解剖學或生理學的知識等。

第九章　進一步學習的資源

　　這一章主要是提供參考，以支持你邁出下一步的行動。在前一章中，討論了如何尋找顱薦生命動力治療者並接受療程，在你申請顱薦生命動力療法的培訓之前，我極力推薦你這麼做。而這章一開始會建議你補足上課前基本能力要求的方法，接下來會提供你進階學習的選擇，包括創傷療法和出生前與出生療法等。本章最後會列出相關的書籍與影像，以及其他能幫助你學習顱薦生命動力療法的資源。

邁向培訓：達成規定的基本能力

　　當你接受過顱薦生命動力的療程並決定接受培訓時，下一個步驟就是尋找可以就讀的課程。正如前一章提過的，合格的教學機構與教師名單都可以在他們所屬的生命動力協會的網站上找到。我建議你上網研究，尋找哪些課程或教師是你感興趣的。但你會讀這本書也可能是因為你「偶然發現」或「神奇地」被某位顱薦生命動力治療者吸引，想去他畢業的機構學習。很多人是在對這項療法知之甚少的情況下，憑直覺被某個課程吸引。如果這就是你，要知道，你並不孤單。

　　無論你是經由哪一種方式進入這個課程，了解申請受訓所需的條件會有幫助。大部分的課程都會要求你具備基本時數的解剖學與生理學學

分。這些學習時數通常可以藉由從網路課程或實體上課來完成。

　　在錄取之前通常需要面試。教師會面試你，評估你參與及學習課程內容的能力。這包括很實際的問題，例如是否能負擔學費並準時支付。因為課程很長，你需要確定你自己未來二年內的生活穩定，沒有太大的壓力，或沒有太多過去的創傷未解決。如果有這種情況，你可能會被建議先去接受顱薦生命動力療法、心理治療或創傷療法一段時間後再來上課。我們在訓練過程中也常建議使用這些療法做為輔助。

　　正如之前提過的，這個訓練課程會要求學員具備某種健康專業相關背景並提供證明。若你不符合任何一種從業人員資格，那你需要去補足這部分資格。通常大家都會先參加一個按摩治療課程，再來上顱薦生命動力療法的課程，這是一個相對快速的準備方式。雖然按摩是一個完全不同的療法，但其中所學的觸碰手法與解剖知識對學習顱薦生命動力療法很有幫助，也能讓你獲得可執行觸碰的專業執照。通常按摩治療課程所教授的基本解剖與生理學，是可以符合受訓基本資格的要求的。

　　其他可幫助你把這個專業學得更好的就是創傷療法與正念的課程，雖然並不需要具備這些能力才能接受顱薦生命動力療法的課程。這些我放在下一段畢業後的進修中討論。

繼續和深化你的顱薦生命動力之旅：持續進修的選擇

　　完成顱薦生命動力療法的基本培訓，你就能以專業身分開始執業。但記住，這個課程只是為你提供基礎，讓你能進一步學習。

　　每當我看到學員從十階段的課程中畢業時，我常常想到自己完成職能治療（occupational therapy）學位後的經歷。雖然畢業時我已經有許多在不同臨床情境下的實習時數與經驗，但當我開始第一份職能治療師工作時，還是覺得在學校中學到的知識不足以應對工作中的各種情況。我認為大部分職業都是如此，包括顱薦生命動力療法也是。我記得在接受基礎培訓時我心想，我永遠不會停止學習這門專業，它有這麼多層面和微妙的地方。頭顱整骨醫學醫師的先驅威廉·沙利蘭醫師為此付出了四十年的時間，就我所知，他從來沒有停止過學習。他的感知覺終其一生都在持續深化進步，我覺得這和我的顱薦生命動力療法之路相似。每一次治療都是一次新的體驗。我不斷為每次治療中出現的事物感到驚訝和敬畏，為感知到的事物、為生命呼吸的智慧而驚歎，我相信只要我繼續進行治療，這種感覺就會持續下去。

　　也許用這種方式來推薦進階學習的資源可能太過冗長。但基本的訓練課程只是一個開始，是通往一條終身學習之路的門戶。本節中的訊息是為了指導你繼續這趟旅程。

　　在畢業後繼續顱薦生命動力研究的簡單方式是，參加進階學習的課程。你接受培訓的機構可能可以提供此類課程。下面是一些顱薦生命動力學的進階課程，以及深入學習創傷治療、出生及出生前心理學、胚胎學、正念冥想等相關領域的課程。除了專門的顱薦生命動力進階課程之外，這些領域都可以做為培訓前的準備，也可以在畢業後學習。接受督導和心理治療也是執業的重要輔助手段。

可努納學院與世界各地提供的進階課程

　　許多開設基本訓練課程的機構同時也會開設進階課程。這些課程可能專門針對顱薦生命動力學的畢業生設計，也可能對沒有生命動力背景的頭顱骨治療者開放。在可努納學院我們提供許多不同主題的進階課程。大多數課程是連續五天，有些是三或四天。如果你是頭顱骨治療者想在治療中納入生命動力的方法，或者希望複習、釐清與深化你對顱薦生命動力學的理解和專業能力，我們建議你從我們的課程「生命呼吸：三體與勢能的三種功能」開始。在這個課程中，我們會回顧三體與原始呼吸的基礎概念，包括：在以心為中心的當下臨在（heart-centered presence）中安頓關係場域、全面整體的轉換，與勢能功能相關的內在治療計劃及動力平衡靜止。我們還提供其他主題的生命動力課程，著重在探討出生前與出生的影響，我們會教導口語引導技巧和徒手創傷處理技巧，以及創傷的神經機制。我們會介紹點燃的過程，內臟的處理與長潮。其他的進階課程主題還有「喚醒心臟」（Awakening the Heart），「原始中軸」（Primal Midline），「勢能的三種功能」（Three Functions of Potency），還有「大腦、心臟，與生命的存在」（Brain, Heart and Being）。富蘭克林・席爾斯與我在歐洲與北美的可努納學院和其它地方共同教授這些課程。寫這本書時，我們正打算減少巡迴教學，計畫推出線上教學課程：www.resourcingyourlife.org，上面也提供顱薦生命動力療法的課程。

　　其他顱薦生命動力的教學機構也提供進階課程，正如第七章所提到的，你可以在IABT的網站：http://biodynamic-craniosacral.org 或www.

iabt.org上查詢。有些機構也提供其它主題的課程，例如胚胎學與創傷處理技巧。下一節我會介紹一些其他輔助療法的個別課程。

學習、體驗與接受其他輔助療法的訓練

正如你所看到的，顧薦生命動力療法的重點在於治療者能處於當下，才能和個案一起建立安全的關係場域。這要我們自己可以處於當下，我們也必須先理解和治療自己的創傷經驗（包括出生前或出生時的早期經歷）。本節提供了一些可以進一步學習的建議。

創傷治療現在是一個非常流行的領域。除了顧薦生命動力療法的課程可以增加你處理創傷的技能外，也有大量其他的課程可供你選擇。最著名的就是彼得・列文所創立的「身體經驗創傷療法」。這個訓練課程遍布全世界，也有經認證的專業人員可以與你合作，幫助增加你的技能和解決自己的創傷。這個訓練課程有六個階段，需要三年的時間完成。你可以從身體經驗創傷療法的網站www.sosinternational.org找到這些課程的訊息，並找到你所在地區的相關從業者。

除了接受身體經驗創傷療法的訓練與治療外，也有很多很棒的創傷治療相關訊息可以上網查詢，而且世界各地都有課程。我其中最喜歡的一個訊息來源是由心理學家露絲・巴欽斯基（Ruth Buczynski）成立的美國「國家行為醫學臨床應用研究所」（National Institute for the Clinical Application of Behavioral Medicine, NICABM）。他們的網站www.nicabm.com上提供創傷治療、神經科學及其他相關研究的專家線上訪談和短期課程，許多課程都可以在一段時間內免費使用，或可以支付合理的費用以隨時使用課程的錄音。創傷課程的講者包括貝賽爾・范德寇

（Bessel van der Kolk）、彼得・列文、露絲・拉尼厄斯（Ruth Lanius）、丹尼爾・席格（Dan Siegel）和史蒂芬・波吉斯。我建議你可以在顧薦生命動力學習的旅程中閱讀這些講師的著作（建議閱讀的書籍請參考本章結尾所附的書目）。

「國家行為醫學臨床應用研究所」同時也提供正念如何運用在心理治療與創傷治療的課程，這與我們顧薦生命動力療法非常相關。這些課程包括正念的神經科學研究成果。創傷治療與正念冥想之間存在重要的重疊。在現代對創傷治療的研究中，已發現處於當下的感覺對改變創傷反應和創傷後壓力症候群的神經通路至為重要。練習正念可以增加大腦對現在時間的定向感，以及增加大腦整合訊息和形成意義區塊的功能，這些功能在未解決的創傷和長期過度亢奮的壓力反應下可能會被干擾。

除了藉由「國家行為醫學臨床應用研究所」及其他課程，和閱讀了解正念在所有類型治療中的價值和運用外，深入練習正念也可以幫助進行顧薦生命動力療法。對此有許多課程可以選擇。例如「正念減壓」（mindfulness-based stress reduction, MBSR）的教師開設的八星期正念課程。這個技巧是由喬・卡巴金所創立的，他將內觀冥想的技巧運用在醫療與心理衛生機構中。你也可以選擇不同時長的冥想和靜修課程培養與深化你的正念技巧。內觀冥想是用正念的方式關注呼吸與感覺的技巧。在內觀禪（Insight Meditation）的網站上 www.insightmeditation,org 與內觀（Vipassana）的網站上 www.dhamma.org 都有課程資訊。越南佛學大師一行禪師也在世界各地教授正念冥想，包括在他位於法國的閉

關中心梅村（Plum Village）*1。對他的教學有興趣的讀者可以到網站：https://plumvillage.org 觀看。還有許多一行禪師與教授內觀的老師們如塔拉・布萊克、約瑟夫・戈爾茨坦（Joseph Goldstein）和傑克・康菲爾德（Jack Kornfield）寫下的許多鼓舞人心的書。

　　另一個有教授正念的課程是核心覺察心理治療（Core Press Psychotherapy），這是莫娜・席爾斯在富蘭克林・席爾斯的協助下所設立的療法。這是一個奠基於佛教處於當下概念的心理治療課程，教導以正念為基礎的心理治療與創傷處理技巧，包括出生前與出生的創傷處理。如果你已經是某個職種的治療師，包括已完成顱薦生命動力療法培訓的專業人員，都可以在可努納學院註冊研讀為期兩年的在職進修碩士學位課程，也可以選擇為期三年的核心覺察心理治療臨床培訓。這兩種課程再加上一年的臨床實習就可以成為一名有認證的心理治療師（這是英國的規定，其它地區的情況請參照當地的規範）。

出生前與出生心理學及相關治療

　　出生前與出生心理學與治療對所有創傷研究和治療都是至關重要的一個領域。通常我們不會意識到我們出生前與出生時有過怎樣的創傷，但這些創傷普遍存在，且通常我們意識不到。但我們的身體會記得這些記憶，這些過去的創傷可能會表現在我們的行為、情感關係或行為傾向裡。當我們處於過渡或開始新事物的階段時，這些影響就特別明顯，如開始學習或進行顱薦生命動力療法就是一個例子。

---

*1　一行禪師已於2022年1月過世，但他所創立的閉關中心仍持續運作。

正如你在閱讀關於督導的部分時所看到的，顱薦生命動力療法處理的問題可能源自非常早期的經驗，例如在子宮內、出生時或出生後及童年階段的事件。同樣的，我們頭顱部與身體出現的特殊模式、對緊張狀態的表現方式，和神經系統過度亢奮的傾向，可能在早年還不會說話時就已經建立。雖然接受顱薦生命動力療法可以幫助解決這些問題，但了解出生前與出生時的經歷和相關的心理學，對認識這個領域及瞭解如何處理非常有幫助。有機會與出生前及出生創傷治療師一起合作也很有用。在課程或小組中學習與討論，可以有效幫助治療，學習瞭解此一生命階段的意識狀態和面臨的挑戰也同樣重要。

對非常早期的創傷，通常我們不會意識到它的影響或存在。雖然現在有很多證據顯示，嬰兒在他們出生前就具有高度的感知力和意識；但人們普遍對待這階段嬰兒的態度是，他們是可愛的小東西，要保持清潔、餵飽並盡可能保持安靜。但卻很少考慮或處理嬰兒對這些事的感受，幸運的是，現在人們對嬰兒智慧和感知能力的認識正在增加。那些研究出生前與出生心理學的學者正努力提出證據告知大眾嬰兒出生前和出生後幾個月內就表現出認知、記憶、學習和智慧。雖然嬰兒已逐漸開始被尊重，但人們仍然用缺乏同理心、粗魯的方式對待他們；快速、且通常不必要的分娩介入也持續發生，不與就在眼前且願意配合的嬰兒進行溝通。

嬰兒處理刺激的速度遠比成人慢，因為這對他們仍在發展的大腦與神經系統都是新的。輕柔緩慢的處理方式及簡單明瞭的解釋，有助於他們做出正確反應並理解發生的事情及原因。儘管我們不知道他們如何理解這些對他們說的話，但只要給予機會，他們就會適當且聰明地反應。

例如，當有人向他們解釋他們的姿勢不利於自然生產，只需要朝某個方向動一動就可以避免剖腹產時，他們通常會配合地轉身。且嬰兒一出生就知道如何進行社交溝通，他們的社交關係神經系統已經啟動。他們對尋找媽媽的眼睛比對尋找媽媽的乳房進食更有興趣。他們會對聲音的語調與周遭的活動程度有不同的反應。當嬰兒進入一間明亮的房間、看到許多陌生人戴著口罩且快速移動，往往還會帶來身體疼痛時，他們會感到震驚和害怕。

在出生過程中，大大小小的事件與刺激都有可能對嬰兒造成創傷。我的目的不是要列舉可能的創傷，而是要強調，經歷這些創傷會影響我們一輩子的感知覺、行為、個性與傾向。了解與同理這些經歷，可以成為解決這些創傷或學習與它們相處的重要第一步。因為所有的創傷都一樣，過去的經歷不會消失，但我們與它的關係會發生巨大的變化。這在很多方面都能解放我們，並在我們面對個案及生活中的其他人時，有助於保持當下和富有同情心。

重要的是，要知道，這種來自出生前、出生時與說話前的創傷不會存在我們有意識的、可以用言語表達出來的記憶中。因為不知道有這些創傷存在，所以往往會下意識地重複演繹，不斷將自己視為無力改變環境的受害者，就像是依賴某位醫師把我們從子宮裡拉出來，幫助我們呼吸一樣。這種早期經歷是我們潛意識裡主要的陰影，直到我們意識到它的存在。要解決這種早期創傷，需要處在一種不同的、更敏銳且資源豐沛的環境裡。顱薦生命動力療法可以提供這種環境，而且針對生命中的這段時期專門進行處理，可能會獲得更多療癒與覺察。

有幾種方法可以更深入瞭解這個生命階段，並改變我們與自己早

期創傷的關係。如同之前提過的，找到出生前與出生心理學的專業治療師進行治療是一種方式。出生前與出生心理與健康協會（Association of Prenatal and Perinatal Psychology and Health, APPPAH）的網站上www.birthpsychology.com 列有此領域從業者的名單。APPPAH 最近也開設了出生前與出生的網路課程。這些課程可以幫助我們學習認識生命中的這個階段，並開始探索你與它的關係。也有很多這類主題的書籍，我把它們列在本章的結尾。APPPAH網站上也有很長的書單可以參考。

為了從這些早期的印記和認知中蛻變，讓你面對個案的問題時可以更全然地保持同在，更多的體驗式課程是必不可少的。我覺得最有效的方法是雷蒙德・加斯特利諾（Raymond Gastellino）所開發的「出生歷程工作坊」（Womb Surround Process workshops）（www.castellinotraining.com）。這種小型的工作坊通常由 3-8 名參與者，配合1-2位助教及主持者組成。每位參與者在工作坊期間都有機會在整個小組的支持下處理自己的問題。加斯特利諾設計這個工作坊主要是想為每一位學員建立安全的支持性環境，讓大家可以在這裡調節他們被過度刺激的神經系統，這對解決創傷是非常重要的。這是學習瞭解早期創傷經歷並得到治療的最佳方式。在帶領這些出生歷程工作坊時，我經常發現自己目睹並促進了發生在參與者之中，會影響他們一生的療癒，及對創傷的深入理解。

另外一個出生前與出生心理學的先驅是威廉・愛默生（William Emerson），他提供許多較大規模的團體課程，參與者通常以2人或3人一組的方式，在愛默生與助教的協助下探索自己的早期經歷。愛默生使用引導式回溯（guided regression or egression）的方法，也包括對生命的靈性探索。愛默生的網站是：www.emersonbirthrx.com。

　　愛默生與加斯特利諾都為有意從事出生前與出生療法，或想將此一角度融入自己工作的從業者提供培訓。從我個人參加過這兩位先驅者課程的經驗來說，我覺得這些課程對處理早期經歷的技巧與發展洞察力很有幫助。

　　另外一個選擇是來可努納學院與我和富蘭克林・席爾斯一起學習。我們的出生前個人（Prenatal Person）培訓課程有六個階段，只提供給從業者（http://karuna-institute.co.uk/prenatal-person.html）學習。我們也開設提供畢業生進階學習的其他類似課程，例如胚胎學及出生前及出生問題的課程，這些主題都可能在顧薦生命動力的課程中出現。我們新成立的網路學校（www.resourcingyourlife.org）提供線上研討會和課程，包括：出生前和出生心理學、以正念為基礎的創傷處理技巧、顧薦生命動力學，和以透過身體動作來探索這些領域的連綿流動技法（關於連綿流動技法的訊息請見288頁）。

胚胎學

　　和出生前與出生經驗相關，另一個有助於深入了解顧薦生命動力的選擇，是學習胚胎學。胚胎發育既迷人又與顧薦生命動力有很大的關連。生命動力影響胚胎的形成和我們的一生。在顧薦生命動力的療程中，我們發現當身體的阻滯支點鬆解時，勢能會從保護和療癒模式轉移到重新組織的功能。此時，我們會感知到個案的身體組織依照最早胚胎形成的原始藍圖重新組成。我們會覺得手上好像捧著一個胚胎，細胞與身體組織朝向原始中軸重新定位。了解胚胎發育可以幫助我們更了解個案內在治療計劃展開的過程，更了解出生前與出生時早期發育問題的創

傷，以及伴隨著創傷消失而進行的重新組織過程。

　　我最喜歡的胚胎學家亞普・范德瓦爾。他深受施泰納與歌德哲學 *2 的影響（施泰納啟發了華德福教育與生物動力農法），這為他的教學融入了一種胚胎學中不常見的靈性觀點。他也是一位很棒的說故事專家，尤其在我們花幾個小時聆聽胚胎如何在子宮內成長的故事時，這點非常有用。范德瓦爾在世界各地都有開課。他的課程、研究成果和精彩影像都可以在他的網站上找到：www.embryo.nl。本章結尾也提供了更多其他與胚胎學有關的學習資源。

　　在身體感知的層面上，我也在世界各地開設了藉由連綿流動技法探索胚胎學的工作坊。這些「體驗胚胎期工作坊」（Embodying Embryology workshop）藉由投影片分享關於胚胎發育的各個面向，並結合連綿流動技法進行呼吸、聲音、細微身體動作和自我覺察的體驗式探索。我認為這是一種了不起的方式，可以連結胚胎原初的潛能，因為在連綿流動技法中，我們很容易就可以自然地進入原初的液態狀態，就像胚胎時期的狀態。

連綿流動技法與其他體感動作練習

　　連綿流動技法是由已故的艾蜜莉・康瑞德以近五十年的時間發展出來的，有專門的教師與從業人員團體（www.continuumteachers.com）。

---

*2 約翰・沃夫岡・馮・歌德（Johann Wolfgang von Goethe）的哲學強調在研究自然現象時，要從整體、關聯、相互作用的角度出發，去觀察並分析自然事物的各種表現形式。它鼓勵人們通過對生命現象的觀察和研究，進一步認識世界和人類自身的本質。

這個深刻的體感練習（somatic practice）對顱薦生命動力療法是很好的
輔助。透過特定的呼吸、發聲，有意識和自發的動作，以及正念的技巧，
流綿流動技法帶我們進入與顱薦生命動力很相似的感知場域。我常常在
顱薦生命動力的課程中使用它作為教學工具，以幫助學生在自己的身體
中體驗生命動力的概念，以及解剖學與胚胎的知識。和顱薦生命動力療
法一樣，連綿流動技法有助於在日常生活和過去的創傷中緩慢、安頓下
來，深入沉澱到平靜的液態體中，與資源連結。在連綿流動技法裡，我
們會感覺自己像液態的胚胎一樣，在子宮裡移動、漂浮和存在，就像顱
薦生命動力中的液態體；或者，我們也可能會感覺自己就像是懸浮在一
個寬敞的宇宙場域中，類似在顱薦生命動力中對長潮的感覺。

　　因為連綿流動技法強調對身體的感官知覺和正念覺察，包括對動
作、感覺和身體模式的觀察，讓我認為連綿流動技法就是一種感知身體
的正念練習。就像其他正念練習一樣，我發現連綿流動技法對療癒創傷
很有幫助，因為它可以放慢我們的節奏，幫助調節神經系統。它還導入
了開心、愉悅的感覺，這些感覺可以培養療癒資源，支持心理韌性。早
期創傷的主要影響之一是讓我們與身體分離，無法全身心地體驗生活。
連綿流動技法可以藉由加強身體感官體驗來打破這個阻隔，透過正念增
強我們接納所發生一切的能力。

　　我的許多連綿流動技法課程也包含感知與親近早期讓胚胎發育的力
量。這些課程的目的不是探索個人的創傷，而是藉由提升自我覺察讓我
們重獲因創傷而失去的胚胎原始藍圖的潛能，以療癒早期發展時所受的
創傷。

　　就像之前提過的，連綿流動技法是顱薦生命動力療法很好的輔助療

法，也是為自己進行顱薦動力治療的一種方式。它可以自然地帶我們進入與顱薦生命動力相似的場域，並產生類似的療效。我開設的另一個進階課程是「體驗生命動力療法」（Embodying Biodynamics），綜合連綿流動技法與治療床的形式來探索顱薦生命動力的重要原理。

其他運動與體感動作練習也可以支持我們的顱薦生命動力之旅。太多方式無法一一列舉，但太極拳、氣功、瑜伽、身心平衡技法（body-mind centering, BMC）和身體心理治療（somatic psychotherapy）*3都是其中之一。

接受督導是療癒、學習與支持的途徑

很多剛接觸顱薦生命動力療法的從業人員會很驚訝地發現，督導制度極受重視，且通常是在協會註冊的必要條件。其他身體療法可能認為督導是用來幫助解決技能問題，或是釐清與個案的情感關係。當然這是督導的重要功能，但對顱薦生命動力這種極度重視關係的專業來說，督導至關重要。

在前面的章節中，我們已經探討了在顱薦生命動力療法中關係場域的重要性。個案需要有足夠的安全感，神經系統才能在防衛模式下深化，進入全面整體的轉換，讓勢能可以從保護功能轉換為療癒功能。個案與治療者的關係是最重要的，但也容易產生問題。有時個案會把治

---

*3 身體心理治療（somatic psychotherapy）。它是一種將身體感覺和運動納入心理治療過程中的方法，這種療法認為身體和心理是密不可分的，可以通過身體感受來探索和解決精神問題。

療者當成是過去生活中的某個人，這在心理動力治療（psychodynamic therapy）中稱為移情。個案把治療者當成是之前的某位權威人物，通常是父母、老師、宗教領袖，甚至是其他治療者。因為治療者也是人，也有自己的過往，有時也會回應個案的移情，或者將個案當成是過去的某個人，這我們稱之為反移情。出現這些心理動力現象可能會讓人困惑也頗具挑戰性，但也有潛在的治療效果。在少數由女性撰寫的顱薦治療書籍中，作者麗茲・卡琳羅瓦斯基（Liz Kalinowska）和狄絲卡・海頓（Daska Hatton）提到：「瞭解移情與反移情，對身體療法的從業人員比對傳統以對話為主的心理治療師更重要，因為這牽涉到碰觸和感知覺，有時會很難掌握」。[178]

移情與反移情通常都是潛意識的現象，需要外部的觀察者才能讓當事人覺察到並看清問題，以防進一步的傷害，且無意識地活在過去的陰影裡。督導在這裡非常重要，督導可以提供客觀的支持，確認療程能夠安全並符合專業倫理地進行。

因為督導在一般身體療法領域裡不是很受重視，很多人對它的目的不是很清楚。因此剛畢業的顱薦生命動力療法從業人員對這種督導要求有時會忿忿不平，不了解它的重要性和貢獻。那麼，到底什麼是督導？為什麼它如此重要？

督導是什麼？為什麼需要督導？

督導制度就是從業人員需要定期與督導者會面，討論治療中遇到的問題。督導不一定要有顱薦生命動力的訓練與經驗，儘管了解顱薦生命動力療法可能會有幫助，且你註冊的機構也可能會這樣要求。但重要的

是這位督導要有過指導和支持個案處理個人情感和行為問題的經驗，例如有心理治療或創傷治療的訓練，特別是有專業的督導訓練。督導的目的是要支持從業者在面對挑戰時能與個案保持同在當下。雖然有時督導的工作可能類似心理治療，但它的目的和心理治療不同。督導的重點在於讓被督導者的個案可以受益，而心理治療的目的是在讓接受心理治療的個案受益。因為治療者釐清自己的問題對個案有益，所以督導就像是解決治療者自己問題的療程。

不管治療者有多少經驗，在治療過程中都會有許多挑戰產生。對新加入的從業者來說，督導的支持大都是建立從業人員的信心，並處理對治療過程的疑惑、害怕和不安，以及如何藉由廣告或網路讓大眾知道自己的執業訊息。我喜歡督導新從業者，因為我發現這就像他們在經歷誕生的過程，這是我最喜歡的事。

進入新職業是人生的一個新起點。因此，這是一個重要時刻，可能會呼應一個人的出生經驗。如果出生是容易的、是有安全感且受歡迎的，那進入新職業可能也會同樣輕鬆且順利。但很多人的出生並不是那麼順利，生活中新的開始或轉變往往會重新點燃出生時未解決的問題。新加入的從業者可能覺得自己沒那麼好，不應該為自己的服務收費，或他們可能不好意思宣傳自己的服務，因為自己的個人經驗告訴他們隱藏起來比較安全，因而猶豫不決或拖延；或他們可能難以設定界線，例如將療程限制在事先約定的時間之內等等。無論在執業的任何階段，從業者都可能有討好個案的傾向，例如想被喜歡、擔心個案不再來、或擔心他人發現自己能力不夠好，或急著想解決個案的問題，希望個案的痛苦可以快點減緩。這些問題都反映出某些心理面向，且也可能干擾傾聽和

信任內在治療計劃進行，需要以不評斷、同理和支持的方式面對。

投入新工作所面臨的挑戰往往會反映出個人潛藏在深處、潛意識的自我價值感、進步能力、獨立自主、是否願意被看到等問題。這些問題可能與非常早期的經驗有關，例如你在子宮中被發現時的感受、出生前或出生時發現自己性別時的感受，在子宮中、出生時或出生後感受到的培育與照顧；或在兒童時期是如何被看待、被聽見、被尊重、被接納與被欣賞等。雖然心理治療對處理這些問題會有幫助，也是必不可少的，但督導也可以幫助你發現及面對這些問題，為你建立一個不同的支持場域，讓你能放心地跨入這個新世界。

如果你同意在新領域中開始新專業且又使用一種新專業思維幾乎就像是一種出生，那麼你正邁向全新的生活。在這個旅程中，你應該獲得支持。如果這個概念對你很陌生，那你更需要被支持！許多從業者在給別人支持上面遠比讓自己接受支持要做得好。也許你從本書前面的內容或從執業的經驗中已經學到，顧薦生命動力療法與「接收」有很大的關係。對你而言，這可能是思維轉變的一部分。請允許自己在這個過程中得到支持。

即使上面這些挑戰都沒有出現，但承認我們的工作壓力很大也很重要，因為個案帶著他們的痛苦前來，也與我們分享他們的痛苦。而且因為個案隱私的問題，即使壓力再大，我們也不能回家和家人或朋友討論療程中發生了什麼。督導就是為了在這種情況下支持我們。如果我們有定期接受督導，並與某位讓我們感覺安全的督導建立信任關係，我們就能被支持，也能更加地支持個案。

我認為督導是讓我們能在各個支持場域中放鬆的一個重要原因。我

們身體的細胞組織懸浮在液態體內，又一起懸浮在長潮的潮汐體中，這些又都懸浮在督導的支持場域中。對我來說，這就像生命初期嬰兒需要被抱著的情況一樣。嬰兒被母親抱著，母親被另一半支持，兩人又都得到家族、助產士和社區的支持。如果沒有這整個支持系統，母親可能會過於緊張，而且很容易被壓垮。她抱著的小孩也會因為缺乏支持而受到影響。不幸的是，這種情況在現代社會很常見，社交孤立和分娩過程的孤立非常普遍。我們發現如果媽媽有被適當支持，許多母嬰間的問題都可迎刃而解。例如當新生嬰兒無法找到媽媽的乳房順利吸吮時，只需要抱著母親，幫助她感覺安全並進入全面整體的轉變，這種情況就會大大改變。同樣，若治療者能夠得到所需的支持，我們的個案往往可以更深沉、更容易安頓下來。

有鑑於督導對顱薦生命動力療法是如此重要，所以有些機構會要求註冊會員要接受督導。例如在英國的CSTA與北美的BCTA都對督導有最低時數要求。在英國，畢業後頭兩年需要接受每年四次或兩年八次的督導。北美協會也有類似要求，且現在還包括需進修有助個人成長的課程，以幫助治療者在面對人際關係問題時，能更與個案處於當下。這些課程包括出生前與出生問題處理、心理治療、家族排列治療（family constellations work）等著重治療過程的課程。

這些課程都可以幫助治療者更清楚地覺察到自己的創傷如何被與個案的關係所影響，但我仍然認為持續接受督導是支持治療者的關鍵。這種治療者與督導的關係可以有很深的療癒效果，也有進入外部支持性場域放鬆休息的機會。我強烈建議你可以持續定期接受讓你感覺舒適的人的督導，以在需要之時幫助你。我發現，即使執業多年之後，持續接

受督導也能讓我保持好奇心。即使現在我進行治療時已不會遇到太多困難，但我常常在治療時詢問自己，若是我的督導會怎麼處理這個問題，或我該怎麼處理可以更加成長。接受督導就像心理治療，可以幫助我們進步與成長。記住，進步是為了迎接新的挑戰，當挑戰出現時，有支持可以幫助我們迎接挑戰並從中學習，而不是被壓垮或因不屑一顧而錯失良機。除了支持我們的不安全感外，督導也能在我們感覺不安全而遲疑不前時幫助我們覺醒並繼續呼吸，在我們傲慢時鼓勵我們開放心胸和探索新的發現。

　　學習與從事顱薦生命動力療法的經驗告訴我，這是一個可以無限學習與成長的領域。也是這種體認讓我投入這個療法的教學與培訓。許許多多治療個案的經驗讓我不斷成長。我覺得顱薦生命動力療法永遠學不夠、也永遠學不完，且其中永遠有挑戰與支持。如果你也有同樣的感動，我希望你也能走上這條健康與療癒之路，我期待與你在這個領域中相遇。

> 在某個地方，
> 在是非對錯的感知之外，
> 有一個場域……我會在那裡與你相遇
>
> ——魯米

進一步閱讀、聆聽與觀看的推薦資源

現在有越來越多的網路課程與書籍，下面列出來的只是幫助你有一個開始。

顱薦生命動力學

雪莉歐娜·曼柴—席爾斯，《顱薦生命動力療法入門》。書中指導練習的錄音可在網站：http://www.birthingyourlife.org/the-breath-of-life-book/. 中聆聽

Sills, Franklyn. *Foundations in Craniosacral Biodynamics, Volumes 1 and 2.*

Sills, Franklyn. *Craniosacral Biodynamics: Foundations and Core Principles,* DVD series, 閱覽網站：Whole Being Films. http://wholebeingfilms.com/.

創傷、發展與人際關係的神經生物學

Badenoch, Bonnie. Being a Brain-Wise Therapist: A Practical Guide to Neurobiology.

彼得·列文，《解鎖：創傷療癒地圖》.

NICABM. www.nicabm.com.

Porges, Stephen. http://stephenporges.com.

Sensorimotor Psychotherapy, developed by Pat Ogden and others. https://www.sensorimotorpsychotherapy. org.

Sills, Franklyn. *Being and Becoming: Psychodynamics, Buddhism, and the*

Origins of Selfhood.

Sills, Franklyn. *Craniosacral Biodynamics: Foundations and Core Principles*, DVD series, 閱覽網站：Whole Being Films. http://wholebeingfilms.com/.

Somatic Experiencing, the work of Peter Levine. https://traumahealing.org.

Van der Kolk, Bessel. *The Body Keeps the Score: Mind, Brain and Body in the Transformation of Trauma.*

正念

Brach, Tara. https://www.tarabrach.com.

Insight Meditation. http://www.insightmeditation.org.

喬‧卡巴金，《正念療癒力：八週找回平靜、自信與智慧的自己》

NICABM. www.nicabm.com.

Thich Nhat Han. https://plumvillage.org.

Vipassana. www.dhamma.org.

解剖與生理學

Acland, Robert. *Acland's Video Atlas of Human Anatomy.*

弗蘭克‧奈特，《奈特人體解剖學彩色圖譜》Clemente, Carmine D. *Anatomy: A Regional Atlas of the Human Body.*

Nolte, John. *The Human Brain.*

Paulsen, Friedrich, and Jens Waschke. *Sobotta Atlas of Human Anatomy.*

Wilsen-Pawels, Linda, et al. *Cranial Nerves.*

胚胎學

Blechschmidt, Erich, and Raymond F. Gasser. *Biokinetics and Biodynamics of Human Differentiation: Principles and Applications.*

Blechschmidt, Erich, and Raymond F. Gasser. *The Ontogenetic Basis of Human Anatomy: A Biodynamic Approach to Development from Conception to Birth.*

Schoenworlf, Gary C., Steven B. Bleyl, Philip R. Brauer, and Philippa H. Francis-West. *Larsen's Embryology.*

Van der Wal, Jaap. Excellent articles and DVDs available on his website as well as his worldwide teaching schedule. http://www.embryo.nl.

出生前與出生心理學與治療

Association for Prenatal and Perinatal Psychology and Health. An excellent source of information on the field of prenatal and birth psychology, includes online courses, conferences, and reading lists. ww.birthpsychology.com.

Emerson Seminars. Website of Prenatal and Birth Therapy pioneer William R. Emerson. http://emersonbirthrx.com.

Ray Castellino Trainings. Includes womb surround process workshops and training. www.castellinotraining.com.

其他可利用的網站

Karuna Institute. http://www.karuna-institute.co.uk.

Menzam-Sills, Cherionna. Website and blog. www.birthingyourlife.org.

Video blog: birthingyourlife.blogspot.co.uk.

Blog: cherionna.blogspot.co.uk.

Pacific Distributing Books & Bones. Distributes cranial and osteopathic-related books and supplies. https://www.booksandbones.com.

Resourcing Your Life. Online school of Franklyn Sills and Cherionna Menzam-Sills.

www.resourcingyourlife.org.

Sills, Franklyn. Website. http://www.craniosacral-biodynamics.org.

Stillpoint Biodynamic school in New York City. Franklyn Sills helped establish this school, designed the curriculum for it, and continues to supervise and guest teach there. www.stillpointcst.com.

顱薦生命動力治療或顱薦治療協會（依國家排列）

這些協會網站會包括已註冊治療者名單與培訓課程的相關資訊。有些國家有自己的顱薦生命動力學協會，有些國家的顱薦治療協會（umbrella Craniosacral Therapy associations）則是綜合性的，顱薦生命動力治療被包括在其中。

國際生命動力培訓聯盟（International Affiliation of Biodynamic Training, IABT）：這是培訓機構的國際聯盟組織，網站上列有各個培訓機構的畢業生（請注意，名單中的畢業生有可能並未執業）。網址：http:// biodynamic-craniosacral.org.

澳洲／紐西蘭／亞洲／加拿大：太平洋顱薦療法協會（Pacific Association of Craniosacral Therapists, PACT），提供顱薦生命動力從業者名單及相關訓練課程資訊。請參閱網站：http://www.bcst.info.

奧地利：奧地利顱薦療法聯合會（Cranio Austria: Austrian Federation for Craniosacral Work）：包含顱薦生命動力從業者名單及相關訓練課程的綜合性組織。

比利時：國際顱薦療法協會（International CranioSacral Association, ICSA）：包含顱薦生命動力從業者的綜合性組織。網址：http://www. icsa-belgium.be.

丹麥：丹麥顱薦療法治療師協會（Foreningen Af Kranio-Sacral Terapeuter）包含顱薦生命動力從業者的綜合性組織。網址：http://www. kstforeningen.dk/.

法國：法國顱薦療法協會（Association Francaise de Therapie Cranio-Sacrale Biodynamique，AFTCSB）。網址：http://www. therapiecraniosacrale.fr.

德國：德國顱薦療法協會（Craniosacral Verband Deutschland）包含生命動力培訓機構和業者的綜合性組織。網址：http://www.cranioverband. org/.

愛爾蘭：愛爾蘭顱薦療法協會（Irish Association of Craniosacral Therapists, IACST）。包含顱薦生命動力從業者的綜合性協會。網址：http://www.iacst.ie.

義大利：義大利顱薦療法協會（Associazione Craniosacrale Itali）。網址：http://www.acsicraniosacrale.it.

荷蘭：有幾個包括顱薦生命動力療法的組織。

1. **荷蘭顱薦療法協會**（the Nederlandse Cranio Sacraal Vereniging, NCSV, 網址：www.cranio-sacraal.org.）這是一個顱薦療法組織，是由 Peirsman 顱薦療法學院（the Peirsman Cranio Sacral Academie, 網址：www.pcsa.nu）訓練出來的顱薦療法從業人員組成，其中也包括顱薦生命動力療法的概念。

2. **荷蘭顱薦療法註冊協會**（Register Craniosacraal Therapeuten in Nederland, RCN, 網址：www.register-rcn.nl.）這是一個由在荷蘭阿普利哲機構（the Upledger Institute Nederland, 網址： www. upledger.nl.）訓練出來的合格顱薦治療師組成的協會。這個協會已經開始包含顱薦生命動力療法的概念，同時也提供生命動力療法課程的認證。

3. 顱薦療法荷蘭聯盟（Upledger Craniosacraal Therapie Nederland, UCN, 網址：www.ucncranio.nl）。荷蘭阿普利哲專業顱薦治療師組成的聯盟。此聯盟與富蘭克林‧席爾斯及可努納學院的資深教師合作，提供顱薦生命動力療法的入門課程。

俄羅斯：俄羅斯顱薦療法學院（Russian Craniosacral Academy）在這本書出版期間，俄羅斯的顱薦生命動力療法協會正在籌組中。網址：http://cranio-acad.ru.

南非：南非顱薦療法協會（Craniosacral Therapy Association of South Africa,），包括顱薦生命動力療法的綜合性協會。網址：http://www.cranial.org.za.

西班牙：西班牙顱薦生命動力療法協會（Asociacion Espanola de Terapia Biodinamica Craneosacral, AETBC）網址：http://www.asociacioncraneosacral.com.

瑞士：瑞士顱薦療法協會（Cranio Suisse, The Swiss Society for Craniosacral Therap）這是一個包含生命動力學培訓機構和從業人員的綜合性協會。自2015年9月起，顱薦療法被認定為是一種輔助療法（Complimentary Therapy），因此從業人員需要具備一定的醫學背景才能執業。相關學校及入學要求的訊息可以在該協會的網站上取得。網址：http://www.craniosuisse.ch。此外，還有另外一個新成立，列有取得瑞士官方輔助療法文憑治療者名單的網站，其中包括顱薦治療專業：網址：www.oda-kt.ch.

英國：顱薦治療協會（Craniosacral Therapy Association, CSTA）這是總部設在英國的顱薦治療協會，其中也提供顱薦生命動力從業者名單及

相關認證課程資訊。網址：http://www.craniosacral.co.uk.

美國與加拿大：北美顱薦生命動力療法協會（Biodynamic Craniosacral Therapy Association of North America）。網址：www. craniosacraltherapy.org.

美國／奧勒岡州：西北顱薦協會（Northwest Cranial Association）。這是一個由不同專業背景的顱薦從業人士組成的協會，協會會員彼此交流、學習與相互支持，並推廣大眾對此療法的認知。網址：http:// nwcranial.com.

顱薦治療協會與專業監管機構

顱薦生命動力療法的畢業生或許符合當地監管機構的註冊資格，但這些機構並不一定都符合顱薦生命動力療法的取向。例如在英國，顱薦治療協會（Craniosacral Therapy Association, CSTA）同時接受顱薦椎治療與顱薦生命動力治療的從業者註冊。其他國家的協會，例如義大利與西班牙，就有自己的顱薦生命動力療法協會。

我所列的資料也許不夠全面，要詳列全世界教授顱薦生命動力療法的機構是不可能的。我主要是列出富蘭克林・席爾斯所發展並培訓的系統。請參考列出的協會，以獲取你所在地區的具體課程訊息。若你居住地區的附近沒有任何學習機構，不要急，顱薦生命動力療法正在向全世界渴望學習的專業人士慢慢前進中。

我希望這本書與所列的這些資源可以幫助你追求和更深入了解這美妙的領域，鼓舞你想追求的企圖心。

願你無論走向何方，都能感受到生命呼吸永遠的支持。

誌謝

出於我內心潮動之處的真誠，我衷心感謝這本書得以出版並分享給全世界。首先，感謝顱薦生命動力療法這個美好的專業與它深刻的療癒成效，我相信，對個案、從業者和整個地球都有潛在的療癒作用。我感念那些多年來一直試圖闡釋這項療法的先進們，他們將其發展到適合一般人理解與學習，尤其是那些有興趣沉浸在健康奧秘之中的人。在感謝名單中，首先，我要謝謝我無法親自認識的一些領航者：整骨醫學之父安德魯・泰勒・史堤爾醫師、頭顱整骨醫學之父威廉・加納・沙利蘭醫師，以及羅林・貝克醫師，他進一步將沙利蘭醫師晚期的治療方式發揚光大，並從中發展出顱薦生命動力療法。

在個人層面，我要感謝我親愛的先生富蘭克林・席爾斯。首先，是因為他持續發展顱薦生命動力的療法，並且規劃出教科書及一套有條理的課程，才讓它走出了整骨醫學的世界。目前，顱薦生命動力療法已經在世界各地由不同專業背景的從業者教授和執行。現在此療法也包括了以正念為基礎的當下關係及創傷處理技巧，能提供個案整體的支持。

更進一步，我還要謝謝富蘭克林在我寫這本書時的一路支持。一開始，是他覺得需要有一本顱薦生命動力療法的入門書，接著，他幫助我澄清許多顱薦生命動力的觀念，鼓勵我應用我沉睡多年的藝術技法繪圖說明，他甚至為一些插圖擔任模特兒。在我需要時，他還幫我按摩背部，並在我為趕截稿日程而必須長時間工作時格外地體諒。沒有他，這本書可能不會出現在你們手中。

　　我也感激我的生命歷程讓我能進入此一美妙的領域。我感謝在我學習「能量平衡」（Rebalancing）課程時接觸到顱薦椎療法，隨後在我搬到科羅拉多州的波德市（Boulder, Colorado）時，有人告訴我還有另外一種顱薦療法課程。在接受過朋友在我身上練習顱薦生命動力療法數次後，我無法抗拒地投入學習這個領域，因此我參加了富蘭克林的學生約翰與安娜‧區堤的課程。與大多數其他學習者一樣，我發現學習顱薦生命動力療法的同時也改變了我的身體與生活。我非常欣賞區堤夫婦的教學，這讓我也開始教授顱薦生命動力學的課程，尤其是安娜老師，她「以心為中心」從事教學的女性特質，影響我的後續教學甚鉅。

　　此外，我也要感謝我顱薦生命動力療法的同事們、老師與學生們，這裡無法一一列舉他們的名字。感謝他們一路的支持與鼓勵。其中，我要特別感謝麥克‧康恩（Michael Kern），他大方無私地提供編輯上的建議，還有凱瑟琳‧烏克利亞（Katherine Ukleja），她和我一起探索此一療法中的女性觀點。這本書的寫作風格則要感謝我在紐約市教學時教師團隊的建議，他們說治療者與受治者都很期待這本書。因此，我調整寫作方向，把受治者或潛在的受治者都納入讀者範圍內。

　　另外，我也要感謝陪我一路走來的老師們，他們支持我寫作與繪製插畫，並鼓勵我放入身體探索的內容。我也不能漏掉我親愛的導師艾蜜莉‧康瑞德，她是連綿流動技法的創始者。這種正念的運動影響我所做的一切，在這本書的字裡行間也看得到它的影子。艾蜜莉老師也鼓勵我寫作，她曾對我說，「就算你將來無法從事顱薦生命動力療法的工作，至少還可以寫作」。謝謝妳，艾蜜莉！我真的寫書了。

　　除此之外，我也由感謝此書的編輯群與北大西洋圖書（North

Atlantic Books）的所有員工，他們給了我最溫暖的協助，也在出書的
過程中給了我專業的指導。

　　最後，我要感謝我的朋友們不斷給我回饋並鼓勵我創作。感謝他們
耐心的等待，期待我完成此書後有時間可以與他們相聚。感謝所有對我
有信心、相信我可以出一本值得讀的書的人。願此書帶給大家更深層次
的健康、平靜與幸福。

註解

1   L. N. Vandenberg, R. D. Morrie, and D. S. Adams, "V-ATPase-Dependent Ectodermal Voltage and pH Regionalization Are Required for Craniofacial Morphogenesis," *Developmental Dynamics* 240 (2011): 1889–1904.

2   Bonnie Gintis, *Engaging the Movement of Life: Exploring Health and Embodiment Through Osteopathy and Continuum* (Berkeley, CA: North Atlantic Books, 2007), 79.

3   Franklyn Sills, *Foundations in Craniosacral Biodynamics: The Breath of Life and Fundamental Skills*, Vol. 1 (Berkeley, CA: North Atlantic Books, 2011), 207.

4   Rollin E. Becker, *Life in Motion: The Osteopathic View of Rollin E. Becker* (Portland, OR: Stillness Press, 1997), 157.

5   Erich Blechschmidt and R. F. *Gasser, Biokinetics and Biodynamics of Human Differentiation: Principles and Applications* (Springfield, IL: Charles C. Thomas, 1978).

6   Oxford English Living Dictionary, s.v. "morphology," https://en.oxforddictionaries.com/definition/morphology.

7   John Upledger, *Your Inner Physician and You* (Berkeley, CA: North Atlantic Books, 1991).

8   Andrew Taylor Still, *Philosophy and Mechanical Principles of Osteopathy* (Kirksville, MO: Osteopathic Enterprises, 1986), 44–45.

9   William Garner Sutherland, ed. A. L. Wales, *Teachings in the Science of Osteopathy* (Fort Worth, TX: Sutherland Cranial Teaching Foundation, 1990), 3–4.

10   Adah Strand Sutherland, *With Thinking Fingers: The Story of William Garner Sutherland* (Indianapolis, IN: The Cranial Academy, 1962), 34.

11   Sills, *Foundations in Craniosacral Biodynamics*, 7.

12   William Garner Sutherland, *The Cranial Bowl: A Treatise Relating to Cranial Articular Mobility, Cranial Articular Lesions and Cranial Technic* (Berkeley, CA: The Free Press, 1978), 3.

13   William Garner Sutherland, *Contributions of Thought: The Collected Writings of William Garner Sutherland*, D.O., ed. A. D. Sutherland and A. L. Wales (Fort Worth, TX: Sutherland Cranial Teaching Foundation, 1998).

14   Sutherland, *Teachings in the Science of Osteopathy.*

15   Becker, *Life in Motion.*

16   Ibid., 203.

17   Ho, Mae-Wan, *The Rainbow and the Worm: The Physics of Organisms*, 3rd ed. (London: World Scientific Publishing, 2008).

18   Tufts University, "The Face of a Frog." YouTube video posted July 22, 2011, https://www.youtube.com/watch?v=ndFe5CaDTlI.

19   Sills, *Foundations in Craniosacral Biodynamics.*

20   Sarah Knapton, "Bright Flash of Light Marks Incredible Moment Life Begins When Sperm Meets *Egg,*" *The Telegraph*, April 26, 2016, http://www.telegraph. co.uk/science/2016/04/26/bright-flash-of-light-marks-incredible-moment-life-begins-when-s.

21   Sutherland, *Contributions of Thought.*

22   Andrew Taylor Still, *Philosophy of Osteopathy* (Kirksville, MO: A.T. Still, 1899), 28.

23   Becker, *Life in Motion*, 157.

24   Sutherland, *Contributions of Thought*, 14.

25   Becker, *Life in Motion.*

26   Sutherland, as cited in Becker, *Life in Motion.*

27   Franklyn Sills, personal communication.

28   Sills, *Foundations in Craniosacral Biodynamics.*

29   Begley as cited in Bonnie Badenoch, *Being a Brain-Wise Therapist: A Practical Guide to Interpersonal Neurobiology* (New York: W. W. Norton, 2008).

30   e.g., Masaru Emoto, *The Hidden Messages in Water*, trans. David A. Thayne (Hillsboro, OR: Beyond Words Publishing, 2004); and William A. Tiller, Walter E. Dibble, Jr., and Michael J. Kohane, Conscious Acts of Creation: The Emergence of a New Physics (Walnut Creek, CA: Pavior, 2001).

31   Anna Chitty, personal communication, Boulder, CO, 2003.

32   David Bohm, *Wholeness and the Implicate Order* (London: Routledge, 1980), 13.

33   Bruce Lipton, "New Biology Healthcare Revolution: Genes Do Not Control Biology," *World Summit of Integrative Medicine*, 2015, http:// worldsummitintegrativemedicine.com/dr-bruce-lipton/.

34 Karel Schrijver and Iris Schrijver, *Living with the Stars: How the Human Body Is Connected to the Life Cycles of the Earth, the Planets, and the Stars* (Oxford: Oxford University Press, 2015).

35 Donald W. Winnicott, *The Maturational Processes and the Facilitating Environment: Studies in the Theory of Emotional Development*, rev. ed. (London: Karnac, 2007).

36 Ibid., 47.217

37 e.g., Daniel J. Siegel, *The Mindful Brain: Reflection and Attunement in the Cultivation of Well-Being* (New York: W. W. Norton, 2007).

38 Tara Brach, "The Reality of Change: Embracing This Living Dying World" (podcast) May 24, 2017, https://www.tarabrach.com/reality-change/.

39 Stephen W. Porges, "The Polyvagal Theory: Phylogenetic Substrates of a Social Nervous System," *International Journal of Psychophysiology* 42 (2001): 123–46.

40 Ravi Dykema, "How Your Nervous System Sabotages Your Ability to Relate: An Interview with Stephen Porges about His Polyvagal Theory." *Nexus: Colorado's Holistic Health and Spirituality Journal* (March/April, 2006), https://nexusalive.com/articles/interviews/stephen-porges-ph-d-the-polyvagel-theory/.

41 Rollin McCraty, *The Energetic Heart: Biomechanic Interactions Within and Between People* (Boulder Creek, CA: HeartMath Institute, 2003), 1.

42 Frédérick Leboyer, *Birth without Violence* (New York: Alfred A. Knopf, 1975).

43 Dykema, "How Your Nervous System Sabotages Your Ability to Relate."

44 Sills, *Foundations in Craniosacral Biodynamics*.

45 Sills. *Being and Becoming*, 4.

46 Winnicott, *The Maturational Processes and the Facilitating Environment*, 47.

47 Tara Brach, "Interview with Tami Simon," *Insights from the Edge* (podcast), August 13, 2013. http://www.soundstrue.com/podcast/transcripts/tara-brach.php?camefromhome=camefromhome.

48 Laura Dethiville. *Donald W. Winnicott: A New Approach*, trans. Susan Ganley Lévy. (London: Karnac, 2014), 6.

49 Winnicott, *The Maturational Processes and the Facilitating Environment*.

50 e.g., Carl R. Rogers, "The Necessary and Sufficient Conditions of Therapeutic Personality Change," *Journal of Consulting Psychology* 21 (1957): 95–103; and Young, 2010.

51 e.g., Dykema, "How Your Nervous System Sabotages Your Ability to Relate."

52 Rollin McCraty and Doc Childre, *The Intuitive Heart: Accessing Inner Guidance to Raise Our Consciousness Baseline* (Boulder Creek, CA: HeartMath Institute, 2014), 12.

53 Diane Poole Heller and Laurence S. *Heller, Crash Course. A Self-Healing Guide to Auto Accident Trauma and Recovery* (Berkeley, CA: North Atlantic, 2001), xx.

54 Personal communication, Franklyn Sills, November 26, 2014.

55 Winnicott, *The Maturational Processes and the Facilitating Environment.*

56 Margin Buber, *I and Thou*, 2nd ed., trans. Ronald Gregor Smith (New York: Scribner' s, 1958), 28.

57 e.g., R. Block and N. F. Krebs, "Failure to Thrive as a Manifestation of Child Neglect." *Pediatrics* 116, no. 5 (2005): 1234–37.

58 e.g., Lipton, 2005.

59 e.g., Peter W. Nathanielsz, *Life in the Womb: The Origin of Health and Disease* (n.p.: Promethean Press, 1999).

60 Gabor Maté, *Scattered: How Attention Deficit Disorder Originates and What You Can Do About It* (London: Plume, 2000), 43.

61 Donald W. *Winnicott, Playing and Reality* (London: Penguin, 1971), 103.

62 Winnicott, *The Maturational Processes and the Facilitating Environment.*

63 Franklyn Sills, *Foundations in Craniosacral Biodynamics: The Sentient Embryo, Tissue Intelligence, and Trauma Resolution*, Vol. 2. (Berkeley, CA: North Atlantic Books, 2012).

64 Donald W. Winnicott, *Playing and Reality.*

65 Lynne McTaggart, *The Field: The Quest for the Secret Force of the Universe, updated ed.* (New York: Harper, 2001), 66–67.

66 Ibid.

67 Lynne McTaggart, *The Intention Experiment: Use Your Thoughts to Change the World* (New York, Harper Element, 2008); and Lynne McTaggart, *The Power of Eight: Harnessing the Miraculous Energies of a Small Group to Heal Others, Your Life, and the World* (New York: Atria, 2017).

68 James L. Oschman, *Energy Medicine: The Scientific Basis* (Edinburgh: Churchill Livingstone, 2000).

69 Rollin McCraty and Annette Deyhle, *The Science of Interconnectivity: Exploring the Human-Earth Connection* (Boulder Creek, CA: HeartMath Institute, 2016).

70 e.g., Masaru Emoto, presentation at the University of California, Santa Barbara, May 18, 2005.

71 Ibid.

72 Masaru Emoto, *The Hidden Messages in Water* (New York: Pocket, 2005).

73 William A. Tiller, Walter E. Dibble, Jr., and Michael J. Kohane, *Conscious Acts of Creation: The Emergence of a New Physics* (Walnut Creek, CA: Pavior, 2001).

74 William A. Tiller, and Cynthia R. Reed. "White Paper XVI: The Effect of Intention on Decreasing Human Depression and Anxiety Via Broadcasting from an Intention-Host Device-Conditioned Experimental Space," 2005, www.tiller.org.

75 Emilie Conrad, "The Art of Self Renewal: The Fluid System," *Continuum Movement*, accessed December 16, 2015, http://www.continuummovement.com/ov-fluid.php.

76 Genesis 2:7 (King James Bible).

77 Genesis 2:6 (King James Bible).

78 Still, *Philosophy and Mechanical Principles of Osteopathy*, 44–45.

79 Sutherland, *With Thinking Fingers*, 13.

80 e.g., Sutherland, *Contributions of Thought*.

81 Still, *Philosophy and Mechanical Principles of Osteopathy*, 44–45.

82 Sutherland, *Contributions of Thought*, 142.

83 Sutherland, *Teachings in the Science of Osteopathy*, 14.

84 Michael Kern, *Wisdom in the Body: The Craniosacral Approach to Essential Health* (Berkeley, CA: North Atlantic, 2005), 138.

85 e.g., Malcolm Hiort "C.R.I. Rates: A Critical Review of the Literature Reporting the Rate of the Cranial Rhythmic Impulse," research project at Victoria University of Technology, 1997, http://craniofascial.com/post-number-1/; and Nicette Sergueef, Melissa A. Greer, Kenneth E. Nelson, and Thomas Glonek. "The Palpated Cranial Rhythmic Impulse (CRI): Its Normative Rate and Examiner Experience," *International Journal of Osteopathic Medicine* 14, no. 1 (March 2011): 10–16.

86 Sills, *Foundations in Craniosacral Biodynamics*, 119.

87 Ibid., 145.

88 Rollin E. Becker, *The Stillness of Life: The Osteopathic Philosophy of Rollin E. Becker* (Portland, OR: Stillness Press, 2000), 49–50.

89 William Seifritz, "Protoplasm of a Slime Mold: The Stuff of Life." 1954. Published on You Tube as "Seifritz on Protoplasm—Full Film," June 24, 2015. https://youtu.be/_ihSxAn4WR8.

90 e.g., Vince Stricherz, "Listening to the Big Bang—In High Fidelity (audio)," University of Washington: UW Today, April 4, 2013, http://www.washington.edu/news/2013/04/04/listening-to-the-big-bang-in-high-fidelity-audio/.

91 Sills, *Foundations in Craniosacral Biodynamics*, 17.

92 Becker, *The Stillness of Life*, 30.

93 Ibid., 30.

94 Ibid, 30–31.

95 Bohm, *Wholeness and the Implicate Order*, xv.

96 Hongzhi, *Cultivating the Empty Field: The Silent Illumination of Zen Master Hongzhi*, trans. Taigen Daniel Leighton (San Francisco: North Point, 1991), 5.

97 Psalm 46:10 (King James Bible).

98 Becker, *The Stillness of Life*, 122.

99 Sills, *Foundations in Craniosacral Biodynamics*, 311.

100 Ho, *The Rainbow and the Worm*, 2008.

101 Sills, *Foundations in Craniosacral Biodynamics*, 292.

102 Mary Oliver, "The Messenger," *Thirst: Poems* (Boston: Beacon, 2006).

103 Becker, *The Stillness of Life*, 46.

104 Ibid, 43.

105 Sills, *Foundations in Craniosacral Biodynamics*, 51.

106 Becker, *Life in Motion*.

107 Thich Nhat Hanh, *Peace Is Every Step: The Path of Mindfulness in Everyday Life* (New York: Bantam Books, 1991), 77.

108 Online Etymology Dictionary, accessed July 1, 2017, http://www.etymonline.com/.

109 Still, *Philosophy of Osteopathy*, 28.

110 Becker, *Life in Motion*, 125.

111 Ibid., 157.

112 Franklyn Sills, *The Three Functions of Potency* (unpublished manuscript), 2015.

113 Lizzie Velasquez, "How Do YOU Define Yourself at TEDxAustinWomen," published on YouTube December 20, 2013, https://youtu.be/c62Aqdlzvqk.

114 Becker, *Life in Motion*, 183.

115 Sills, *Foundations in Craniosacral Biodynamics*, 52.

116 Jon Kabat-Zinn, *Full Catastrophe Living* (New York: Delta, 1990), 161.

117 Seifritz, "Protoplasm of a Slime Mold."

118 Becker, *The Stillness of Life*, 113.

119 Franklyn Sills, *Foundations in Craniosacral Biodynamics*, rev. ed. (Berkeley, CA: North Atlantic, 2016).

120 Sills, *Foundations in Craniosacral Biodynamics*, 53.

121 Ibid.

122 Rollin McCraty and Doc Childre, "Coherence: Bridging Personal, Social and Global Health," *Alternative Therapies in Health and Medicine* 14, no. 4 (2010): 10–24.

123 Sills, *Foundations in Craniosacral Biodynamics*, 214.

124 Ibid., 226.

125 Becker, *Life in Motion*.

126 Sills, *Foundations in Craniosacral Biodynamics*, 234.

127 Becker, *Life in Motion*, 182.

128 Ibid.

129 Knapton, "Bright Flash of Light Marks Incredible Moment."

130 Francesca E. Duncan, Emily L. Que, Nan Zhang, Eve C. Feinberg, Thomas V. O' Halloran, and Teresa K. Woodruff. "The Zinc Spark Is an Inorganic Signature of Human Egg Activation," *Scientific Reports* 6, published electronically April 26, 2016, doi: 10.1038/srep24737.

131 Franklyn Sills, *Foundations in Craniosacral Biodynamics*, 226.

132 Alick Bartholomew, *Hidden Nature: The Startling Insights of Viktor Schauberger* (Edinburgh: Floris, 2003), 66.

133 Ibid., 60.

134 Ibid., 27.

135 Arthur T. Winfree, *When Time Breaks Down: The Three-Dimensional Dynamics of Electrochemical Waves and Cardiac Arrhythmias* (Princeton: Princeton University Press, 1987).

136 Vandenberg, Morrie, and Adams, "V-ATPase-Dependent Ectodermal Voltage and pH Regionalization."

137 Jaap Van der Wal and Guus van der Bie, "The Incarnating Embryo—The Embryo in Us: Human Embryonic Development in a Phenomenological Perspective," chap. 10 in *Osteopathic Energetics: Morphodynamic and Biodynamic Principles in Health and Disease*, ed. Torsten Liem (Pencaitland, Scotland: Handspring, 2016).

138 Emilie Conrad, *Life on Land: The Story of Continuum, the World-Renowned Self-Discovery and Movement Method* (Berkeley, CA: North Atlantic, 2007).

139 Erich Blechschmidt and R. F. Gasser, *The Ontogenetic Basis of Human Anatomy: A Biodynamic Approach to Development from Conception to Birth* (Berkeley, CA: North Atlantic, 2004), 61.

140 Bruce Lipton, *The Biology of Belief: Unleashing the Power of Consciousness, Matter, and Miracles* (Carlsbad, CA: Hay House, 2005).

141 Blechschmidt and Gasser, *The Ontogenetic Basis of Human Anatomy*, 61.

142 William Emerson, personal communication, July 1994.

143 Sills, *Foundations in Craniosacral Biodynamic*, 300.

144 Peter Levine, *Waking the Tiger: Healing Trauma* (Berkeley, CA: North Atlantic, 1997), 12.

145 e.g., Bessel Van Der Kolk, *The Body Keeps the Score: Mind, Brain and Body in the Transformation of Trauma* (New York: Penguin, 2015); Peter Levine, *Waking the Tiger*; Peter Levine, *In an Unspoken Voice: How the Body Releases Trauma and Restores Goodness* (Berkeley, CA; North Atlantic, 2010); Peter Levine, *Trauma and Memory: Brain and Body in Search of the Living Past: A Practical Guide for Understanding and Working with Traumatic Memory* (Berkeley, CA: North Atlantic, 2015); and Gabor Maté, *When the Body Says No: The Cost of Hidden Stress* (Toronto: Random House, 2012).

146 e.g., Maté, *When the Body Says No; and Sills, Foundations in Craniosacral Biodynamics* Vol. 2.

147 Ruth Buczynski, "Recognizing the Risk of PTSD in Our Patients, NICABM, accessed June 17, 2015, https://www.nicabm.com/nicabmblog/recognizing-risk-ptsd-patients/.

148 Peter Levine, "Memory, Trauma, and Healing," *International Trauma-Healing Institute*, accessed August 24, 2016, http://healingtrauma.org.il/resources/articles/memory-trauma-healing.

149 Sandor Szabo, "The Creative and Productive Life of Hans Selye: A Review of His Major Scientific Discoveries," Experientia 4, no. 5 (1985): 564.

150 Blechschmidt and Gasser, *Biokinetics and Biodynamics of Human Differentiation*.

151 Blechschmidt and Glasser, *The Ontogenetic Basis of Human Anatomy*.

152 Van der Wal and van der Bie. "The Incarnating Embryo."

153 Sarah J. Buckley, *Gentle Birth, Gentle Mothering: A Doctor's Guide to Natural Childbirth and Gentle Early Parenting Choices* (Berkeley, CA: Celestial Arts, 2009).

154 Jean Liedloff, *The Continuum Concept: Allowing Human Nature to Work Successfully* (New York: Addison-Wesley, 1994).

155 Ibid., 24

156 Ibid., 26.

157 C. Beck, referenced by Penny Simpkin, *The Significance of Childbirth to the Birthing Person: Influences of Care and Place for Birth* (webinar) 2015, https://www.goldlearning.com/lecture-library/live-webinar/significance-of-childbirth-public-detail.

158 David Chamberlain, "What Babies Are Teaching Us About Violence," *Journal of Prenatal and Perinatal Psychology and Health* 10, no. 2 (1995): 51–74.

159 David Chamberlain, *The Mind of Your Newborn Baby* (Berkeley, CA: North Atlantic, 1998).

160 Thomas Verny and John Kelly, *The Secret Life of the Unborn Child* (New York: Delta, 1981).

161 e.g., Porges, "The Polyvagal Theory," 123–46; and Stephen Porges, *The Polyvagal Theory: Neurophysiological Foundations of Emotions, Attachment, Communication, and Self-Regulation* (New York: W. W. Norton, 2011).

162 e.g., Vincent J. Felitti, Robert F. Anda, Dale Nordenberg, David F. Williamson, Alison M. Spitz, Valerie Edwards, Mary P. Koss, and James S. Marks, "Relationship of Childhood Abuse and Household Dysfunction to Many of the Leading Causes of Death in Adults," *American Journal of Preventive Medicine* 14, no. 4 (1998): 245–58; and Vincent J. Felitti, "Adverse Childhood Experiences and Adult Health," *Academic Pediatrics* 9 (2009): 131–32.

163 Dykema, "How Your Nervous System Sabotages Your Ability to Relate."

164 Steven W. Porges and Ruth Buczynski, "The Polyvagal Theory for Treating Trauma," accessed June 17, 2015, http://stephenporges.com/images/stephen%20 porges%20interview%20nicabm.pdf, 11.

165 Ibid.

166 Ibid.

167 Levine, "Memory, Trauma, and Healing."

168 Porges and Buczynski, "The Polyvagal Theory for Treating Trauma."

169 Becker, *Life in Motion*, 125.

170 Levine, *Waking the Tiger*.

171 e.g., Siegel, *The Mindful Brain*; and Daniel J. Siegel, "Mindfulness Training and Neural Integration: Differentiation of Distinct Streams of Awareness and the Cultivation of Well-b eing," *Social Cognitive and Affective Neuroscience* 2, no. 4 (2007): 259–63.

172 Christine Caldwell, *Getting Our Bodies Back: Recovery, Healing and Transformation Through Body-Centered Psychotherapy* (Boston: Shambala, 1996).

173 e.g., Antonio Damasio, *Self Comes to Mind: Constructing the Conscious Brain* (New York: Vintage, 2012).

174 e.g., Stephen W. Porges, "The Polyvagal Perspective," *Biological Psychology* 74, no. 2 (2007): 116–43.

175 Becker, *The Stillness of Life*, 243.

176 Sills, *Foundations in Craniosacral Biodynamics*, 357.

177 Becker, *The Stillness of Life*, 32.

178 Lisa Kalinowska and Daska Hatton, *Every Body Tells a Story: A Craniosacral Journey* (London: Singing Dragon, 2016), 10.

參考書目

American Psychiatric Association. *Diagnostic and Statistical Manual of Mental Disorders*. 5th ed. Washington, D.C.: American Psychiatric Association, 2013.

Badenoch, Bonnie. *Being a Brain-Wise Therapist: A Practical Guide to Interpersonal Neurobiology*. New York: W. W. Norton, 2008.

Bartholomew, Alick. *Hidden Nature: The Startling Insights of Viktor Schauberger*. Edinburgh: Floris, 2003.

Becker, Rollin E. *Life in Motion: The Osteopathic View of Rollin E. Becker*. Portland, OR: Stillness Press, 1997.

——. The Stillness of Life: *The Osteopathic Philosophy of Rollin E. Becker*. Portland, OR: Stillness Press, 2000.

Blechschmidt, Erich, and R. F. Gasser. *Biokinetics and Biodynamics of Human Differentiation: Principles and Applications*. Springfield, IL: Charles C. Thomas, 1978.

——. *The Ontogenetic Basis of Human Anatomy: A Biodynamic Approach to Development from Conception to Birth*. Berkeley, CA: North Atlantic, 2004.

Block, R., and N. F. Krebs. "Failure to Thrive as a Manifestation of Child Neglect." Pediatrics 116, no. 5 (2005): 1234–37.

Bohm, David. *Wholeness and the Implicate Order*. London: Routledge, 1980.

Brach, Tara. "Interview with Tami Simon." *Insights from the Edge* (podcast). August 13, 2013. http://www.soundstrue.com/podcast/transcripts/tara-brach.php?camefrom home=camefromhome.

——. *The Reality of Change: Embracing This Living Dying World* (podcast). May 24, 2017. https://www.tarabrach.com/reality-change/.

Buber, Martin. *I and Thou*, 2nd ed. Translated by Ronald Gregor Smith. New York: Scribner's, 1958.

Buckley, Sarah J. *Gentle Birth, Gentle Mothering: A Doctor's Guide to Natural Childbirth and Gentle Early Parenting Choices. Berkeley*, CA: Celestial Arts, 2009.

Buczynski, Ruth. "Recognizing the Risk of PTSD in Our Patients." NICABM. Accessed June 17, 2015. https://www.nicabm.com/nicabmblog/recognizing-risk-ptsd-patients/.

Caldwell, Christine. *Getting Our Bodies Back: Recovery, Healing and Transformation Through Body-Centered Psychotherapy*. Boston: Shambala, 1996.

Chamberlain, David. "What Babies Are Teaching Us about Violence." *Journal of Prenatal and Perinatal Psychology and Health* 10, no. 2 (1995): 51–74.

——. *The Mind of Your Newborn Baby*. Berkeley, CA: North Atlantic, 1998.

Conrad, Emilie. *Life on Land: The Story of Continuum, the World-Renowned Self-Discovery and Movement Method*. Berkeley, CA: North Atlantic, 2007.

——. "The Art of Self Renewal: The Fluid System." *Continuum Movement*. Accessed December 16, 2015. http://continuummovement.com/the-art-of-self-renewal-the-fluid-system/.

Damasio, Antonio. *Self Comes to Mind: Constructing the Conscious Brain*. New York: Vintage, 2012.

Dethiville, Laura. *Donald W. Winnicott: A New Approach*. Translated by Susan Ganley Lévy. London: Karnac, 2014.

Duncan, Francesca E., Emily L. Que, Nan Zhang, Eve C. Feinberg, Thomas V. O' Halloran, and Teresa K. Woodruff. "The Zinc Spark Is an Inorganic Signature of Human Egg Activation." *Scientific Reports* 6. Published electronically April 26, 2016. doi: 10.1038/srep24737.

Dykema, Ravi. "How Your Nervous System Sabotages Your Ability to Relate: An Interview with Stephen Porges about His Polyvagal Theory." *Nexus: Colorado's Holistic Health and Spirituality Journal* (March/April, 2006). https://nexusalive.com/articles/interviews/stephen-porges-ph-d-the-polyvagal-theory.

Emoto, Masaru. *The Hidden Messages in Water*. Translated by David A. Thayne. Hillsboro, OR: Beyond Words Publishing, 2004.

——. *The Hidden Messages in Water*. New York: Pocket, 2005.

——. Presentation at the University of California, Santa Barbara, May 18, 2005.

Felitti, Vincent J. "Adverse Childhood Experiences and Adult Health." *Academic Pediatrics* 9 (2009): 131–32.

Felitti, Vincent J., Robert F. Anda, Dale Nordenberg, David F. Williamson, Alison M. Spitz, Valerie Edwards, Mary P. Koss, and James S. Marks. "Relationship of Childhood Abuse and Household Dysfunction to Many of the Leading Causes of Death in Adults." *American Journal of Preventive Medicine* 14, no. 4 (1998): 245–58.

Gintis, Bonnie. *Engaging the Movement of Life: Exploring Health and Embodiment Through Osteopathy and Continuum*. Berkeley, CA: North Atlantic, 2007.

Grey, Alex. *Transfigurations*. Rochester, VT: Inner Traditions, 2001.

Heller, Diane Poole, and Laurence S. Heller. *Crash Course: A Self-Healing Guide to Auto Accident Trauma and Recovery*. Berkeley, CA: North Atlantic, 2001

Hiort, Malcolm. "C.R.I. Rates: A Critical Review of the Literature Reporting the Rate of the Cranial Rhythmic Impulse." Research project at Victoria University of Technology, 1997. http://craniofascial.com/post-number-1/.

Ho, Mae-Wan. *The Rainbow and the Worm: The Physics of Organisms*, 3rd ed. London: World Scientific Publishing, 2008.

Hongzhi. *Cultivating the Empty Field: The Silent Illumination of Zen Master Hongzhi*. Translated by Taigen Daniel Leighton. New York: North Point, 1991.

Kabat-Zinn, Jon. *Full Catastrophe Living*. New York: Delta, 1990.

Kalinowska, Liz, and Daska Hatton. *Every Body Tells a Story: A Craniosacral Journey*. London: Singing Dragon, 2016

Kern, Michael. *Wisdom in the Body: The Craniosacral Approach to Essential Health*. Berkeley, CA: North Atlantic, 2005.

Knapton, Sarah. "Bright Flash of Light Marks Incredible Moment Life Begins When Sperm Meets Egg." The Telegraph, April 26, 2016. http://www.telegraph.co.uk/science/2016/04/26/bright-flash-of-light-marks-incredible-moment-life-begins-when-s.

Leboyer, Frédérick. *Birth without Violence*. New York: Alfred A. Knopf, 1975.

Levine, Peter. *In an Unspoken Voice: How the Body Releases Trauma and Restores Goodness*. Berkeley, CA: North Atlantic, 2010.

——. "Memory, Trauma, and Healing." *International Trauma-Healing Institute*. Accessed August 24, 2016. http://healingtrauma.org.il/resources/articles/memory-trauma-healing.

——. *Trauma and Memory: Brain and Body in Search of the Living Past: A Practical Guide for Understanding and Working with Traumatic Memory*. Berkeley, CA: North Atlantic, 2015.

——. *Waking the Tiger: Healing Trauma*. Berkeley, CA: North Atlantic, 1997.

Liedloff, Jean. *The Continuum Concept: Allowing Human Nature to Work Successfully*. New York: Addison-Wesley, 1977.

Lipton, Bruce. *Biology of Belief. Unleashing the Power of Consciousness, Matter, and Miracles*. Carlsbad, CA: Hay House, 2008.

——. "New Biology Healthcare Revolution: Genes Do Not Control Biology." *World Summit of Integrative Medicine*. 2015. http://worldsummitintegrativemedicine.com/dr-bruce-lipton.

Maté, Gabor. *Scattered: How Attention Deficit Disorder Originates and What You Can Do About It*. London: Plume, 2000.

——. *When the Body Says No: The Cost of Hidden Stress*. Toronto: Random House, 2012.

McCraty, Rollin. *The Energetic Heart: Bioelectromagnetic Communication Within and Between People*. Boulder Creek, CA: HeartMath Institute, 2003.

McCraty, Rollin, and Doc Childre. "Coherence: Bridging Personal, Social and Global Health." *Alternative Therapies in Health and Medicine* 14, no. 4 (2010): 10–24.

——. *The Intuitive Heart: Accessing Inner Guidance to Raise Our Consciousness Baseline*. Boulder Creek, CA: HeartMath Institute, 2014.

McCraty, Rollin, and Annette Deyhle. *The Science of Interconnectivity: Exploring the Human-Earth Connection*. Boulder Creek, CA: HeartMath Institute, 2016.

McTaggart, Lynne. *The Bond: The Power of Connection*. Carlsbad, CA: Hay House, 2013.

——. *The Field: The Quest for the Secret Force of the Universe*. Updated ed. New York: Harper, 2001.

——. *The Intention Experiment: Use Your Thoughts to Change the World*. New York: Harper Element, 2008.

——. *The Power of Eight: Harnessing the Miraculous Energies of a Small Group to Heal Others, Your Life, and the World*. New York: Atria, 2017.

Nathanielsz, Peter W. *Life in the Womb: The Origin of Health and Disease*. n.p.: Promethean Press, 1999.

Oliver, Mary. "The Messenger." *Thirst: Poems*. Boston: Beacon, 2006.

Oschman, James L. *Energy Medicine: The Scientific Basis*. Edinburgh: Churchill Livingstone, 2000.

Porges, Stephen W. *The Polyvagal Theory: Neurophysiological Foundations of Emotions, Attachment, Communication, and Self-Regulation*. New York: W. W. Norton, 2011.

——. "The Polyvagal Theory: Phylogenetic Substrates of a Social Nervous System." *International Journal of Psychophysiology* 42 (2001): 123–46.

——. "The Polyvagal Perspective." *Biological Psychology* 74, no. 2 (2007): 116–43.

Porges, Stephen W., and Ruth Buczynski, "The Polyvagal Theory for Treating Trauma." Accessed June 17, 2015. http://stephenporges.com/images/stephen%20porges%20interview%20nicabm.pdf.

Rogers, Carl R. "The Necessary and Sufficient Conditions of Therapeutic Personality Change." Journal of Consulting Psychology 21 (1957): 95–103.

Sadler, T. W. (2010). *Langman's Medical Embryology*. 11th ed. International ed. London: Lippincott Williams and Wilkins, 2010.

Schoenwolf, Gary C., Steven B. Bleyl, Philip R. Brauer, and Philippa H. Francis-West. *Larsen's Hyman Embryology*, 4th ed. Edinburgh: Churchill Livingstone, 2009.

Schrijver, Karel, and Iris Schrijver. *Living with the Stars: How the Human Body Is Connected to the Life Cycles of the Earth, the Planets, and the Stars*. Oxford: Oxford University Press, 2015.

Seifritz, William. "Protoplasm of a Slime Mold: The Stuff of Life." 1954. Published on You Tube as "Seifritz on Protoplasm—Full Film," June 24, 2015. https://youtu.be/_ ihSxAn4WR8.

Sergueef, Nicette, Melissa A. Greer, Kenneth E. Nelson, and Thomas Glonek. "The Palpated Cranial Rhythmic Impulse (CRI): Its Normative Rate and Examiner Experience." *International Journal of Osteopathic Medicine* 14, no. 1 (March 2011): 10–16.

Siegel, Daniel J. *The Mindful Brain: Reflection and Attunement in the Cultivation of Well-Being*. New York: W. W. Norton, 2007.

——. "Mindfulness Training and Neural Integration: Differentiation of Distinct Streams of Awareness and the Cultivation of Well-Being." Social Cognitive and Affective Neuroscience 2, no. 4 (2007): 259–63.

Sills, Franklyn. *Being and Becoming: Psychodynamics, Buddhism, and the Origins of Selfhood*. Berkeley, CA: North Atlantic, 2008.

——. *Craniosacral Biodynamics, Vol 1: The Breath of Life, Biodynamics, and Foundational Skills*. Berkeley, CA: North Atlantic, 2001.

——. *Foundations in Craniosacral Biodynamics: The Breath of Life and Fundamental Skills, Vol. 1*. Berkeley, CA: North Atlantic Books, 2011.

——. *Foundations in Craniosacral Biodynamics: The Sentient Embryo, Tissue Intelligence, and Trauma Resolution, Vol. 2*. Berkeley, CA: North Atlantic Books, 2012.

——. *Foundations in Craniosacral Biodynamics*. Revised ed. Berkeley, CA: North Atlantic, 2016.

——. "The Relational Field and Empathy." *Craniosacral Biodynamics*. 2012. Accessed November 26, 2014. http://www.craniosacral-biodynamics.org/articles-relational-field-empathy.html.

——. "The Three Functions of Potency." Unpublished manuscript. 2015. Simpkin, Penny. *The Significance of Childbirth to the Birthing Person: Influences of Care and Place for Birth*. Webinar filmed 2015. https://www.goldlearning.com/lecture-library/live-webinar/ significance-of-childbirth-public-detail.

Still, Andrew Taylor. *Philosophy of Osteopathy*. Kirksville, MO: A.T. Still, 1899.

——. Philosophy and Mechanical Principles of Osteopathy. Kirksville, MO: Osteopathic Enterprises, 1986.

Stricherz, Vince. "Listening to the Big Bang—In High Fidelity (audio)." University of Washington: UW Today. April 4, 2013. http://www.washington.edu/news/2013/04/04/listening-to-the-big-bang-in-high-fidelity-audio/.

Sutherland, Adah Strand. *With Thinking Fingers: The Story of William Garner Sutherland*. Indianapolis, IN: The Cranial Academy, 1962.

Sutherland, William Garner. *Contributions of Thought: The Collected Writings of William Garner Sutherland, D.O.* Edited by A. D. Sutherland and A. L. Wales. Fort Worth, TX: Sutherland Cranial Teaching Foundation, 1998.

——. *The Cranial Bowl: A Treatise Relating to Cranial Articular Mobility, Cranial Articular Lesions, and Cranial Technic*. Berkeley, CA: The Free Press, 1978.

——. *Teachings in the Science of Osteopathy*. Edited by A. L. Wales. Fort Worth, TX: Sutherland Cranial Teaching Foundation, 1990.

Szabo, Sandor. "The Creative and Productive Life of Hans Selye: A Review of His Major Scientific Discoveries." *Experientia* 4, no. 5 (1985): 564–67.

Thich Nhat Hanh. Peace Is Every Step: The Path of Mindfulness in Everyday Life. New York: Bantam Books, 1991.

Tiller, William A., Walter E. Dibble, Jr., and Michael J. Kohane, *Conscious Acts of Creation: The Emergence of a New Physics*. Walnut Creek, CA: Pavior, 2001.

Tiller, William A., and Cynthia R. Reed. "White Paper XVI: The Effect of Intention on Decreasing Human Depression and Anxiety Via Broadcasting from an Intention-Host Device-Conditioned Experimental Space." 2005. www.tiller.org.

Tufts University. "The Face of a Frog." Published on YouTube July 22, 2011. https:// www.youtube.com/watch?v=ndFe5CaDTlI.

Upledger, John. *Your Inner Physician and You: Craniosacral Therapy and Somatoemotional Release*. Berkeley, CA: North Atlantic, 1991.

Vandenberg, L. N., R. D. Morrie, and D. S. Adams. "V-ATPase-Dependent Ectodermal Voltage and pH Regionalization Are Required for Craniofacial Morphogenesis." *Developmental Dynamics* 240 (2011): 1889–1904.

Van der Kolk, Bessel. *The Body Keeps the Score: Mind, Brain and Body in the Transformation of Trauma*. New York: Penguin, 2015.

Van der Wal, Jaap, and Guus van der Bie. "The Incarnating Embryo—The Embryo in Us: Human Embryonic Development in a Phenomenological Perspective." Chap. 10 in *Osteopathic Energetics: Morphodynamic and Biodynamic Principles in Health and Disease*, edited by Torsten Liem. Pencaitland, Scotland: Handspring, 2016.

Velasquez, Lizzie. "How Do YOU Define Yourself at TEDxAustinWomen." Published on YouTube December 20, 2013. https://youtu.be/c62Aqdlzvqk.

Verny, Thomas, and John Kelly. *The Secret Life of the Unborn Child*. New York: Delta, 1981.

Winfree, Arthur T. When Time Breaks Down: *The Three-Dimensional Dynamics of Electrochemical Waves and Cardiac Arrhythmias*. Princeton: Princeton University Press, 1987.

Winnicott, Donald W. *The Maturational Processes and the Facilitating Environment: Studies in the Theory of Emotional Development*. Revised ed. London: Karnac, 2007.

——. *Playing and Reality*. London: Penguin, 1971.

顧薦生命動力療法入門
——來自生命呼吸的療癒力量

The Breath of Life: An Introduction to Craniosacral Biodynamics

作者 雪莉歐娜・曼柴－席爾斯（Cherionna Menzam-Sills PhD）

譯者 黃惠聲

封面設計 陳俊言

行銷業務 王綬晨、邱紹溢、劉文雅

行銷企畫 黃羿潔

副總編輯 張海靜

總編輯 王思迅

發行人 蘇拾平

出版 如果出版

發行 大雁出版基地

地址 新北市新店區北新路三段207-3號5樓

電話 02-8913-1005

讀者服務信箱E-mail andbooks@andbooks.com.tw

劃撥帳號 19983379

戶名 大雁文化事業股份有限公司

出版日期 2024年3月初版

定價 600

ISBN 978-626-7045-70-1

歡迎光臨大雁出版基地官網
www.andbooks.com.tw

國家圖書館出版品預行編目資料

顧薦生命動力療法入門：來自生命呼吸的療癒力量／雪莉歐娜・曼柴－席爾斯
（Cherionna Menzam-Sills）著；黃惠聲譯. -- 初版. -- 臺北市：如果出版：大雁
出版基地發行, 2024.3
　　面；　公分
譯自：The breath of life: an introduction to craniosacral biodynamics
ISBN 978-626-7045-70-1（平裝）

1. CST：骨療法　2. CST：自然療法

418.995　　　　　　　　　　　　　　　　111017953